AMRA

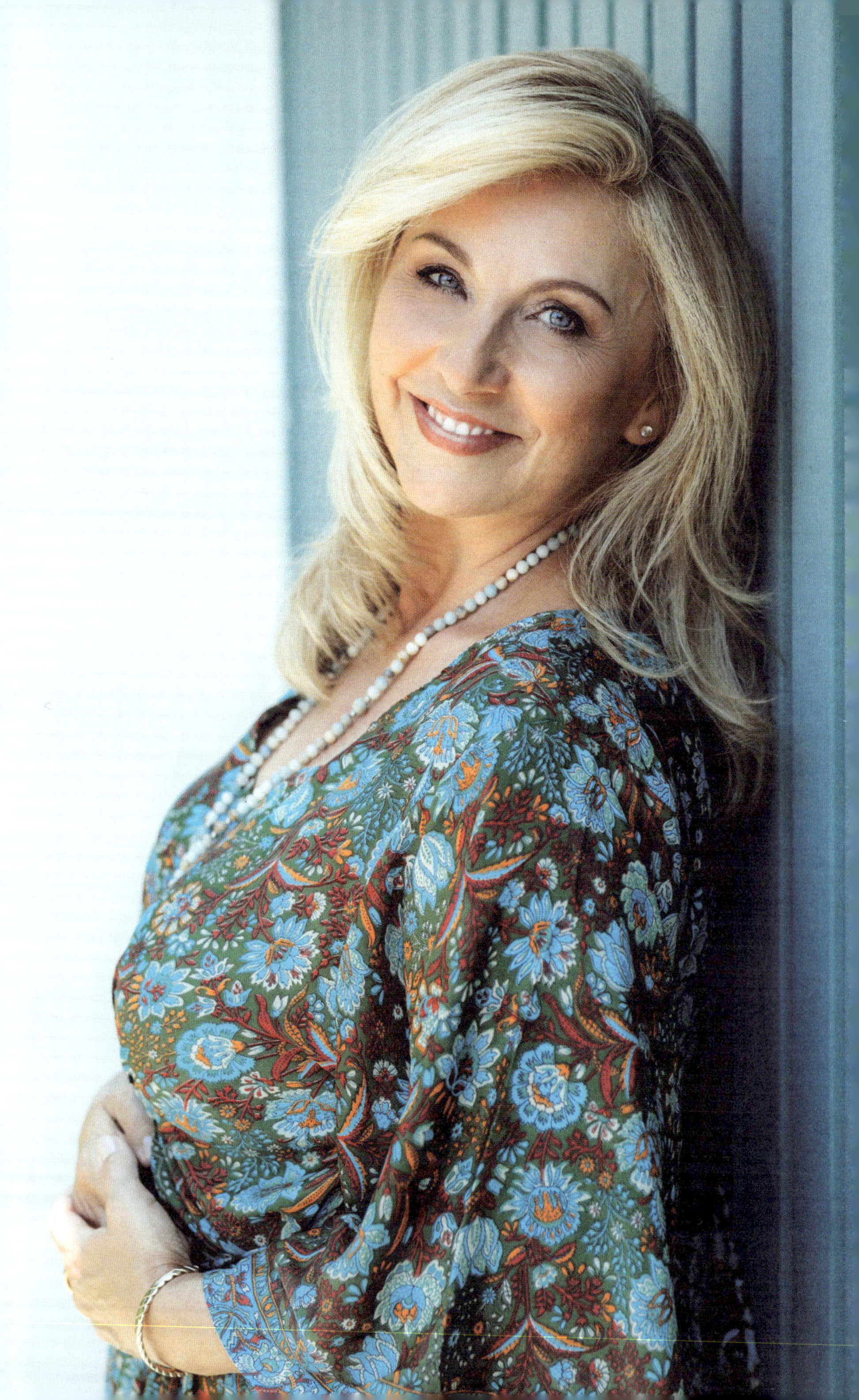

Pavlina Klemm

KOSMISCHE HEILAPOTHEKE

Aktivierungen zur Plejadenheilung – das Praxisbuch für jeden Tag

AMRA

Besuchen Sie uns im Internet:
www.AmraVerlag.de

Ihre 80-Minuten-Gratis-CD erwartet Sie.
Unser Geschenk an Sie … einfach anfordern!

2. Auflage

Eine Originalausgabe im AMRA Verlag
Auf der Reitbahn 8, 63452 Hanau
Hotline: + 49 (0) 61 81 – 18 93 92
Service: Info@AmraVerlag.de

Herausgeber & Lektor	Michael Nagula
Einbandgestaltung	Guter Punkt
Layout & Satz	Birgit Letsch
Autorenfotos	Melanie Daoud
Druck	Tschechien

ISBN 978-3-95447-663-3 (Buch)
ISBN 978-3-95447-664-0 (eBook)
ISBN 978-3-95447-450-9 (Kartenset)
ISBN 978-3-95447-454-7 (Übungs-CD 8)

Aurasprays mit Plejaden-Essenzen erhältst du auf www.AmraVerlag.de
Kostenloses Selbstliebe-Webinar auf www.Selbstliebe-Webinar.de

Folgende Bücher zum Plejaden-Thema sind bei uns erhältlich:
Pavlina Klemm – Lichtbotschaften von den Plejaden (9 Bände)
Eva Marquez – Heilungscode der Plejader – Anleitung (3 Bände)
Pavlina Klemm – Kosmische Heilapotheke (Farbbuch & Kartenset)
Daniella Fenton – Hybride Menschen – Vorwort: Erich von Däniken
Susanne Hirsch – Semjase bringt Kosmische Heilung von den Plejaden
Monika Cardinal – Kosmisches Wissen von den Plejaden – Anleitungen
Pavlina Klemm – Heilsymbole & Zahlenreihen 1 & 2 (Buch & Kartenset)

Für alle Menschen,
die sich entschieden haben,
zu ihrer Natürlichkeit
und ihren göttlichen Fähigkeiten
zurückzukehren.

Inhalt

Liebe Lichtbotinnen und Lichtboten!

Wir segnen euch für eure Gewogenheit und für eure Liebe. Wir sind glücklich, dass wir dank der Energie dieser Heilsymbole, die aus der Kosmischen Heilapotheke zu euch kommen, und eurer Arbeit mit dem vorliegenden Buch, das der Welt und euch Heilung bringt, Eingang in euer tägliches Leben finden dürfen. Wir sind glücklich, dass wir uns dank eurer Hingabe mit dem Licht eures Herzens und eurer Seele verbinden dürfen.

Es ist uns eine Ehre, euch Schritt für Schritt bei eurer eigenen Heilung und der Heilung eures Planeten helfen zu dürfen.

Ihr Lichtarbeiter werdet immer lichtvoller und euer Bewusstsein entwickelt sich mehr und mehr.

Ihr werdet zu Wesen, die sich kraft ihres Herzenslichts mit dem Licht des Universums verbinden.

Die Arbeit mit den Heilsymbolen dieses Buches bringt euch nicht nur eine Heilung eurer eigenen Systeme, sondern auch eine tiefe und stabile Verbindung mit der kosmischen Welt und ihren Wesen, denn die Symbole bringen euch eine lichtvolle Frequenz, die euch selbst zu immer feinstofflicheren Wesen werden lässt. Eure DNA kann sich dadurch leichter mit den lichtvollen Matrixsystemen des Universums und seiner friedliebenden Wesen verbinden. So findet ihr Zugang zu den liebevollen Bewusstseinssystemen der höheren Bewusstseinswelten.

Die Lichtwesen sehen euer Handeln und freuen sich über eure erworbene Feinstofflichkeit. Ihr werdet wieder fähig sein, euch mit euren früheren natürlichen Gaben und in Leichtigkeit auszutauschen. Dank eurer feinstofflichen Sinne werdet ihr der klaren Kommunikation mit eurem Körper fähig sein.

Ihr werdet wieder fähig sein, die Sprache eurer Organe und der Systeme eures Körpers zu verstehen.

Jeder von euch ist ein wesentlicher Bestandteil der Evolution eurer Zivilisation. Ihr befindet euch in einer Zeit, die nach dem Untergang von Atlantis am bedeutungsvollsten ist.

Diese Zeit bringt euch die Rückkehr eurer natürlichen Fähigkeiten und eurer ursprünglichen Kraft.

Und je mehr und umfassender eure Systeme ihre belastenden Programme der künstlichen Matrix abgeben, desto müheloser könnt ihr kosmische Frequenzen integrieren, zu denen ihr über Jahrtausende hinweg keinen Zugang hattet.

Die Heilsymbole in diesem Buch sind wahrhaft göttlicher Natur und erfüllt von göttlicher Intelligenz. Sie erleichtern euch die Integration der lebensspendenden kosmischen Energie, die euch in die positive Zukunft begleiten wird.

Ihr werdet zu kosmischen Wesen im menschlichen Körper.

Und wir haben die Ehre, an eurer Seite zu gehen.

Frieden mit euch, Frieden mit uns.

Eure plejadischen Begleiter

Liebe Leserin, lieber Leser!

Es ist mir eine unermessliche Freude, hier einen weiteren Höhepunkt und vermutlich den Schlussstein setzen zu dürfen für ein wichtiges Projekt in Bezug auf die Menschheit, das meine plejadischen Begleiter mit mir als Medium in jahrelanger Arbeit verwirklicht haben. Schon vor Entstehen dieses Buches habe ich immer wieder Informationen und Impulse zur Kosmischen Heilapotheke erhalten. Sie stand mir eines Tages vor Augen und sollte nicht mehr weichen. Begeistert und fasziniert habe ich die verschiedenen Etappen des Projekts mitgetragen.

Jetzt hältst du die als Buch inkarnierten Gedanken meiner plejadischen Begleiter in Händen – eines Großprojekts, das mit einer Durchgabe in Band 7 der *Lichtbotschaften von den Plejaden* begann und im Laufe der Zeit immer umfassender wurde. Die wesentlichen Aussagen und Anleitungen aus Band 7 flossen dann in die Übungs-CD 8 ein, damit gesprochene Anleitungen und Meditationen die Anwendung der Heilapotheke weiter erleichtern; sie liegt auch als Download vor. Schon bald meldeten sich die Plejader jedoch mit dem Wunsch, auch ein Kartenset mit Heilsymbolen zu channeln, und fast zeitgleich baten sie um ein Auraspray, eine Plejaden-Essenz, die meine gute Freundin Melanie Missing mit mir entwickelte und der die Plejader den Namen *Aktivierung der Selbstheilung* gaben. Diese Essenz steht in feinstofflicher Verbindung mit der Kosmischen Heilapotheke.

Und dann durfte endlich dieses Buch entstehen, das alle wesentlichen Informationen zur Heilapotheke zusammenführt. Enthalten sind hierin auch alle Symbole, die für das Kartenset gechannelt wurden, energetische Visualisierungsschablonen, die dich mit den feinstofflichen Präparaten verbinden. Schon allein, wenn du diese Symbole ansiehst und auf dich wirken lässt, verbindest du dich mit der intelligenten Blaupause deines Seins, die sich in der göttlichen Quelle befindet.

An der Realisierung dieses Projekts waren nicht nur die Plejader beteiligt, sondern auch eine enorme Menge an Lichtwesen und kosmischen Helfern, deren Schwingung von unseren plejadischen Begleitern in bezug auf das jeweilige feinstoffliche Präparat für besonders hilfreich und geeignet befunden wurde.

So viele hochentwickelte Wesen stehen hinter der Kosmischen Heilapotheke und haben mit dem Kosmischen Rat und der göttlichen Intelligenz an diesem Projekt gearbeitet. Dank der feinstofflichen Präparate erhalten wir alle, jeder Einzelne von uns, die Möglichkeit, in unserer geistigen, körperlichen und seelischen Entwicklung noch einen Schritt weiterzugehen, denn sie tragen dazu bei, all unsere Systeme zu durchleuchten, zu heilen und neue Erfahrungen mit dem Lichtkörperprozess zu machen.

Die feinstofflichen Präparate der Kosmischen Heilapotheke, vermittelt durch die Visisualisierungsschablonen der Symbole und erfüllt und getragen von der Energie des Herzens, verbinden uns mit höheren Bewusstseinsdimensionen. Durch sie können wir jetzt, in unserem aktuellen physischen Körper und in diesem materiellen Raum, die Verbindung mit der kosmischen Welt erleben.

Ich freue mich sehr auf deine Erfahrungen bei der Arbeit mit der Kosmischen Heilapotheke. Ich freue mich darüber, dass ich dich dank dieses unermesslich wertvollen Geschenks auf deinem Weg zum lichtvollen Sein in einem gesunden Körper, mit einem gesunden Geist und einer gesunden Seele begleiten darf.

Ich freue mich auf weitere Begegnungen mit dir.

Genieße jetzt den Zustrom der heilsamen Energie bei deiner energetischen Arbeit mit der Kosmischen Heilapotheke.

Von Herz zu Herz!

Deine Pavlina

Liebe Lichtbotin, lieber Lichtbote!

Ich, Orella, melde mich hier zu Wort, um dir mitzuteilen, dass in der Kosmischen Heilapotheke alle Naturessenzen und Naturheilmittel existieren, die du für deine Heilung benötigt. Die Aktivierung dieser unendlich vielen Mittel geschieht stets über dein Herz ... durch die Frequenz der Dankbarkeit und mithilfe der Zahlenreihe **8787**, die du vor deinem Herzen visualisierst. Diese Zahlenreihe verbindet dich mit allen Vitaminen, Mineralien, Aminosäuren, Kräutern, Pflanzenextrakten, Bäumen, Essenzen, Aromastoffen, natürlichen Hormonen, kolloidalen Metallen ... mit allem, was dein Körper, dein Geist und deine Seele für ihre Entwicklung und ihre Heilung benötigen.

Deine geistigen Helfer und Lichtwesen programmieren auf deinen Wunsch hin die Mittel der Heilapotheke auch gerne in ein Glas Wasser, das du für diesen Zweck bereitgestellt hast. Dabei gibt es keine Überdosierung. Die Mittel tragen eine eigene Intelligenz in sich und können die für dich erforderliche Menge selbst dosieren. Sie lassen sich auch nur dann abrufen, wenn du sie wirklich brauchst. Sind sie bereits in deinem System vorhanden oder finden dort gerade keine Resonanz, gelangen sie gar nicht erst zu dir. Die Intelligenz dieser Präparate ist göttlich, denn ihr Ursprung befindet sich in der göttlichen Quelle.

Die Programmierung auf Wasser ist die beste Art, mit der Kosmischen Heilapotheke zu arbeiten. Die so gewonnene Essenz wird alles enthalten, was dein Körper, deine Seele und dein Geist benötigen. Aber falls es dir lieber ist, kannst du auch in der Meditation um das Präparat bitten, das du gerade brauchst, und es als Schwingung direkt empfangen, über dein Herz. Durch die Programmierung auf Wasser erhältst du allerdings eine Essenz, die du deinem Körper jederzeit und in der von dir gewünschten

Dosierung zuführen kannst, weil sie sich beim Trinken durch die Zellintelligenz in alle Bereiche deines Körpers ausbreitet, die Unterstützung oder Hilfe benötigen.

Die Kosmische Heilapotheke bietet unendliche Möglichkeiten. Sie hält auch Farben, geometrische Formen und Klänge bereit. So können sich deine Chakren noch durch andere Darreichungsformen reinigen. Das bringt deinem Körper und deinen Organen unsägliche Erleichterung. Deine gesamte Energie wird sich dadurch erhöhen – und dann verbinden die Bewusstseinsfelder der Chakren deine einzelnen Organe mit den kosmischen Bewusstseinsfeldern dieser Organe. Deine Organe können dann wieder in der Sprache der Planeten und Sterne kommunizieren, an die sie mit ihrer Matrix angebunden sind.

Übrigens: Wenn du Wasser für dein Lieblingstier programmieren möchtest, musst du einen etwas anderen Zugang wählen. Die Zahlenreihe **8787** bietet lediglich den Zugang zu den morphogenetischen Feldern der Menschheit, mit denen die Kosmische Heilapotheke arbeitet. Den Zugang zu den Feldern der Tiere erläutern wir dir am Ende des Buches.

Sobald du die Absicht hast, dich mit der Kosmischen Heilapotheke und ihren Mitteln und Präparaten zu verbinden, ganz gleich, ob für die Programmierung auf Wasser, durch Betrachten, Visualisieren oder in einer anderen Darreichungsform, kommt es sofort zu einer entsprechenden Reaktion – und du erhältst das benötigte Mittel in Gedankenschnelle.

Frieden mit dir, Frieden mit uns.

Deine Orella

Liebe Lichtbotinnen und Lichtboten!

Jetzt sprechen zu euch eure plejadischen Begleiter Vilalata, Ramuel, Wahou, Rahul, Milin, Orin und Orella. Wir alle zusammen haben uns nach Beratung mit dem Kosmischen Rat dafür entschieden, euch die Anbindung an die Kosmische Heilapotheke und die energetische Arbeit noch einfacher zu machen. Seit der Veröffentlichung von Band 7 der *Lichtbotschaften von den Plejaden* und der Übungs-CD 8 durften wir beobachten, dass mit jedem Tag mehr und mehr Menschen die heilsamen, vorteilhaften Eigenschaften der Heilapotheke nutzen. Wir durften miterleben, wie viele Menschen darauf vertrauen und mit Hilfe der feinstofflichen Präparate der Kosmischen Heilapotheke deutlich wahrnehmbar Heilung erfahren. Deshalb hat der Kosmische Rat jetzt seinen Segen dazu erteilt, dass wir euch den Umgang mit der Kosmischen Heilapotheke weiter erleichtern und eure Verbindung mit ihren unzähligen morphogenetischen Feldern vertiefen.

Der Zugang zur Kosmischen Heilapotheke wurde der menschlichen Gemeinschaft in eurem Jahr 2021 erstmals wieder ermöglicht. Orella berichtete darüber in Kapitel 5 von Band 7 der *Lichtbotschaften von den Plejaden*. Es war uns eine große Ehre, für euch den Zugang zu dieser lichtvollen, feinstofflichen Heilapotheke neu herzustellen. Bis zum Untergang von Atlantis war das menschliche Wesen an die Heilapotheke angebunden, danach wurde euch der Zugang zu ihren feinstofflichen Präparaten verwehrt. Tausende von Jahren konntet ihr diese Art der Heilung für euch und andere Menschen nicht mehr nutzen. Aber in der jetzigen Zeit, da die Menschheit immer mehr aus 3D aussteigt, hat sich der Zugang zur Kosmischen Heilapotheke für euch erneut geöffnet, und damit ist jetzt die Regeneration und Heilung des menschlichen Wesens auf allen Ebenen seines Seins wieder möglich.

Wir sind sehr dankbar dafür, dass uns der Kosmische Rat erlaubt hat, den Zugang für euch in vollem Umfang zu reaktivieren. So erhält das menschliche Wesen Gelegenheit, den Weg zurückzufinden zu seiner Natürlichkeit, seiner ihm innewohnenden Gesundheit und Langlebigkeit. Die Beschränkungen seines Geistes und Bewusstseins fallen, die Dimensionen öffnen sich wieder für euch, und ihr werdet mit jedem Tag feinstofflicher und lichtvoller. Ihr entwickelt euch jetzt schneller dank der kosmischen Frequenzen, die auf dem Planeten Erde eintreffen. Euer Bewusstsein erreicht leichter höhere Dimensionen und die vielen Lichtwesen im Universum. Der Mensch beginnt, sich wieder verstärkt mit der Lichtwelt und mit sich selbst zu verbinden.

Es ist uns eine solche Ehre, euch bei diesem Prozess zu begleiten und euch Anleitungen und aktuelle Informationen für diese kosmische Heilmethode zu bringen.

Es ist uns eine solche Ehre, euch mit den energetischen Kodierungen und lichtvollen Essenzen der Kosmischen Heilapotheke und ihren Wesen zu verbinden.

Wir sind sehr glücklich darüber, dass wir zwischen den zahlreichen helfenden Wesen der Kosmischen Heilapotheke und euch endlich wieder vermitteln dürfen.

Mit der Zeit werdet ihr uns bei euren Aktivitäten nicht mehr brauchen. Eure Gesundheit wird dann stabilisiert sein, eure Seele wird Harmonie verspüren, und euer Geist wird nur noch positive Gedanken aussenden und empfangen.

Frieden mit euch, Frieden mit uns.

Eure plejadischen Begleiter

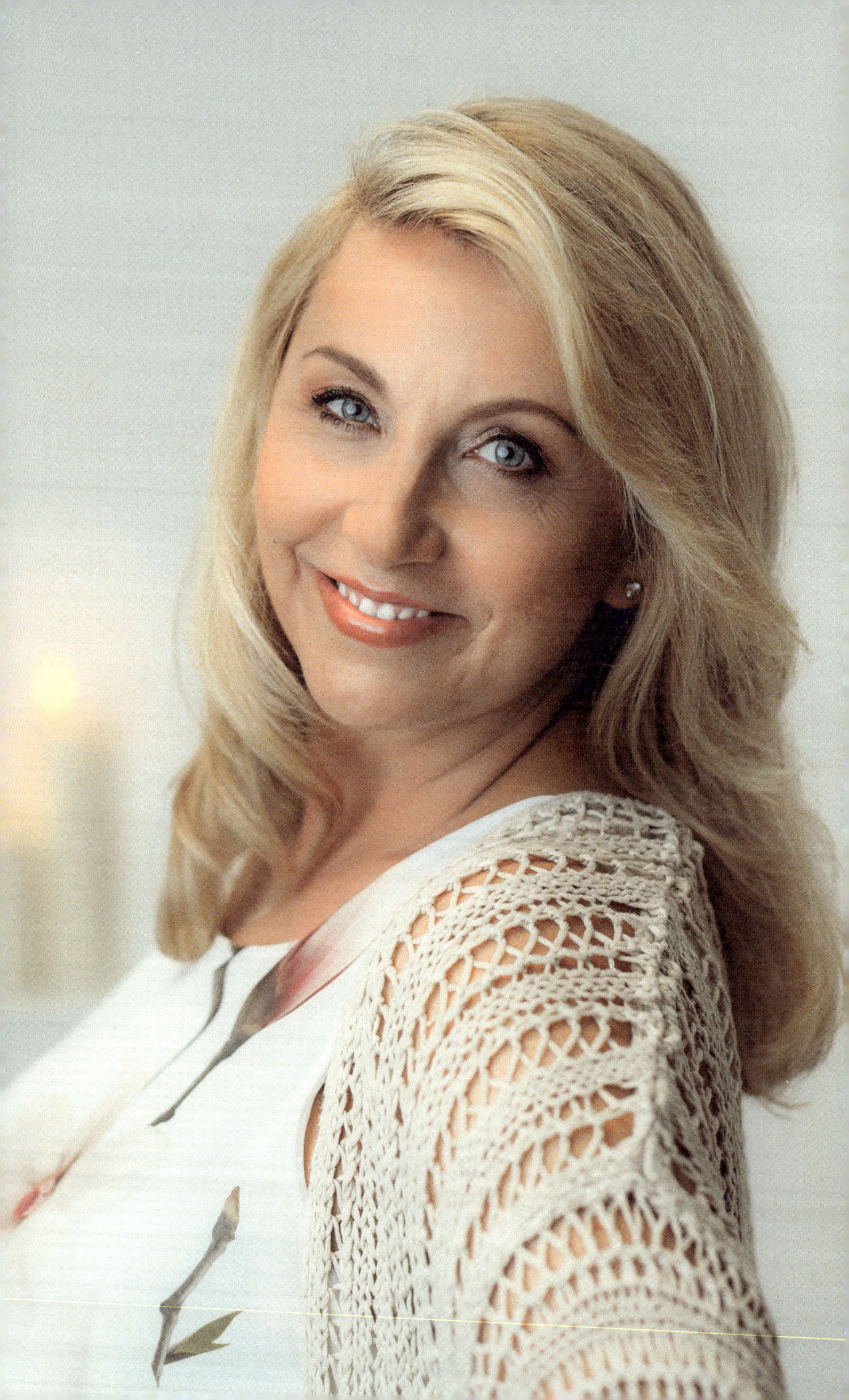

Vorbereitung auf die Heilarbeit

»Im Augenblick des Hier und Jetzt spürt ihr die Verbindung mit allem. Ihr spürt auch die Verbindung zu euch selbst. Zeit und Raum sind eins. Ihr und die göttliche Quelle seid eins. Im Hier und Jetzt seid ihr der Mittelpunkt des Universums. Im Hier und Jetzt befindet sich das Universum in euch.« – B9/S90

»Die Lichtwelt und die Lichtwesen der höheren Bewusstseinsdimensionen warten schon auf euch. Sie freuen sich auf euch, und sie freuen sich darauf, euch in ihren lichtvollen Räumen willkommen zu heißen. Seid euch dessen bewusst, dass sie euch alle lieben. Alle Lichtwesen sehen das reinste Licht in euch und freuen sich darauf, sich mit eurem Licht zu verbinden.« – B9/S172

»Wir alle zusammen sind Kinder der göttlichen Quelle. Einer Quelle unendlicher Liebe, unendlichen Lichts und unendlicher Energie. Das hoch schwingende Licht der Liebe ist das mächtigste Element, das existiert. Alles besteht aus Liebe. Alles.« – B9/S17

Liebe Lichtbotin, lieber Lichtbote!

Wenn du die Heilsymbole verwendest, kommen durch sie feinstoffliche Präparate zu dir, die von der göttlichen Intelligenz und einer Vielzahl von Lichtwesen, kosmischen Ärzten und Heilern, Aufgestiegenen Meistern und Sternenwesen begleitet werden. Deshalb arbeite mit diesen kostbaren Symbolen stets in Dankbarkeit, mit Respekt und Liebe für alle Helfer, die daran mitwirken.

Jedes Symbol ist an morphogenetische Felder angebunden, aus denen dich Frequenzen zu deiner Heilung erreichen. Jedes Symbol und dessen Energie trägt seine eigene Intelligenz in sich, genau wie jedes feinstoffliche Präparat. Jede Essenz, jede Frequenz und jedes Element der Heilapotheke ist ein eigenständiges kosmisches Wesen, das dir auf deinen Wunsch hin Heilung bringt.

Die Symbole, mit denen du arbeitest, sind Versinnbildlichungen, die wir, deine plejadischen Begleiter, gestaltet haben. Es sind bildhafte Darstellungen energetischer Zusammenhänge. Sie haben – etwa im Fall der kolloidalen Elemente – nichts mit dem menschlichen Periodensystem der chemischen Elemente zu tun. Es gibt auch keinerlei Verbindung zu eurer Kräuterkunde, eurem physiologischen Aufbau oder anderen durch euch geschaffene Strukturen oder aus dem menschlichen Geist geborene Wissenszusammenhänge. Vielmehr handelt es sich bei den Abbildungen, die du hier findest, um Visualisierungsschablonen energetischer Felder, die in der Heilapotheke angelegt sind. Viele kosmische Wesen verwenden solche Symbole, um bestimmten Energien – durch Farbgebung oder Form – eine Struktur zu verleihen und energetisch ihren Weg zu leiten, damit genau die zur Unterstützung der jeweiligen Wesen benötigte Essenz auf diese übergehen kann.

Die energetischen Signaturen der Visualisierungsschablonen befinden sich in der göttlichen Quelle. Ihre Essenz trägt, wenn sie zu dir kommt, die göttliche Energie und höchste Intelligenz in sich. Alle Essenzen und Frequenzen der Kosmischen Heilapotheke kommen stets in feinstofflicher Form zu dir.

Wenn du das Gefühl hast, dass die feinstoffliche Form für dein System nicht ausreicht, kannst du das kosmische Präparat in seiner Wirkung gerne durch eine selbst gewählte physische Form unterstützen, die dir Entspannung und Harmonie bringt, zum Beispiel durch die Verwendung von Heilkräutern, Tees, durch Räuchern, Bilder zur Visualisierung oder eine intuitiv gewählte Heilmusik, die dein ganzes System in Schwingung versetzt.

Diese Kosmische Heilapotheke, mit der du hier arbeitest und aus der du lichtvolle Energien beziehst, ist aber einzig und allein für das menschliche Wesen programmiert.

Außerirdische Zivilisationen und andere hoch schwingende Wesen verwenden ihre eigene Kosmische Heilapotheke mit feinstofflichen Mitteln, die ihr Gesamtsystem unterstützen.

Und auch für deine geliebten Tiere im Haus und auf dem Hof ist eure Heilapotheke in dieser Form nicht geeignet. Für deine Tiere gehst du nicht über die Zahlenreihe **8787**, sondern du verbindest dich meditativ mit der übergeordneten Seele der jeweiligen Tierart und deren feinstofflicher Heilapotheke.

Der Grund dafür, dass du die übergeordnete Seele der Tiere einbeziehen musst, ist der freie Wille. Die Entscheidung zu einer Heilung kannst du für deine Tiere nicht treffen. Eine Anleitung hierzu findest du auf Seite 226 dieses Buches.

Die hier gechannelten Symbole sind sehr stark und wirken sehr intensiv, weil es sich um Schablonen zur Visualisierung aus der göttlichen Quelle handelt, und so empfehlen wir dir, immer nur mit einem Heilsymbol zu arbeiten, bis du fühlst, dass dein gesamtes System von dieser Energie erfüllt und du energetisch geheilt bist. Wenn du das Gefühl hast, dass du mehr Symbole benötigst, verwende nie mehr als drei auf einmal. Dein System könnte durch zu viele Informationen sonst überlastet werden.

Wenn du Heilung für dich wünschst

In diesem Fall verschaffe dir intuitiv Klarheit darüber, welches Symbol dir am hilfreichsten sein wird.

Vielleicht scheint es beim Gedanken an Heilung vor deinem inneren Auge auf, oder es wird dir in der Meditation gesagt. Vielleicht fällt auch dein Blick darauf, wenn du das Buch ohne eine bewusste Absicht aufschlägst, oder du weißt es ganz einfach. Du kannst die Symbole nach dem Inhaltsverzeichnis auspendeln oder mit einer Rute austesten. Oder du verwendest das Buch ganz bewusst als Orakelbuch und schlägst es an einer vermeintlich beliebigen Stelle auf, so dass dir ein bestimmtes Symbol nahegelegt wird. Vielleicht bleibt dein Blick auch beim Durchblättern auf einem bestimmten Symbol ruhen, und du erfährst so, dass du damit arbeiten sollst. Lass einfach deine Intuition sprechen – oder es dir medial von deiner geistigen Führung mitteilen. Der Möglichkeiten des Zugangs sind keine Grenzen gesetzt.

Wenn du dich für ein Heilsymbol entschieden hast, halte den Blick darauf gerichtet oder visualisiere es vor deinem inneren Auge, während du dein Herz durchlichtest.

Lass die Frequenz der Dankbarkeit in dein Herz fließen, dann stelle dir vor deinem Herzen die Zahlenreihe **8787** vor. Durch ihre Anwendung befreist du dich von Realitäten, die nicht zu dir gehören. Sie verbindet dich mit der reinsten Essenz der Menschheit, ihrer ursprünglichen Bewusstseinsebene, und bildet den Schlüssel zu den Räumen der Heilapotheke.

Danach sprichst du die Worte …

Mit Dankbarkeit im Herzen aktiviere ich
jetzt und in diesem Raum den Zugang
zur Kosmischen Heilapotheke.

Durch die Dankbarkeit in meinem Herzen
verbinde ich mich jetzt und in diesem Raum
mit den Wesen der Kosmischen Heilapotheke.
Ich bitte die Wesen der Kosmischen Heilapotheke
um Führung bei meiner Arbeit mit den Heilsymbolen.
Zeit und Raum sind eins.
Danke, danke, danke.

Jetzt lässt du die Heilenergie des Symbols in deine Systeme eintreten. Dazu betrachtest du es oder visualisierst es vor deinem Herzen. Du kannst es auch auf ein Blatt Papier zeichnen und ein Glas Wasser darauf stellen. In dem Fall verwende am besten ein Glas oder eine Karaffe ohne Gravur oder Aufschrift.

Achte darauf, dass die Glasoberfläche glatt ist. Das hat einen ganz einfachen Grund: Das Wasser soll die Frequenzen ungebrochen und in Harmonie empfangen können. Lass das Symbol mindestens drei Minuten lang auf das Wasser wirken.

Sprich anschließend die folgenden Worte …

Ich segne dich, ich liebe dich, ich danke dir.

Dann kannst du das Wasser schluckweise trinken. Wähle dabei die Menge des Wassers, die du auf einmal trinkst, und die Dauer der Anwendung intuitiv. Denke daran, dass das programmierte Wasser eine hoch konzentrierte Essenz ist.

Du kannst auch einen Esslöffel des Wassers mit einem Liter nicht programmierten Wassers mischen und über den Tag verteilt trinken. Wenn du das Gefühl hast, dass du die Essenz gerade unverdünnt brauchst, dann trinke sie so. Nimm dieses Wasser zu dir, wann immer deine Intuition es dir sagt.

Die programmierten Informationen der Heilapotheke bleiben etwa eine Woche lang im Wasser erhalten.

Vielleicht möchtest du mit dem Symbol, das aus der Kosmischen Heilapotheke zu dir gekommen ist, und der Energie des Lichtwesens, noch auf andere Weise arbeiten …

- Du kannst ein Blatt Papier mit der Zeichnung des Heilsymbols an eine erkrankte Körperstelle legen. Anschließend benetzt oder spülst du diese Stelle mit dem programmierten Wasser.
- Oder du betrachtest für eine Weile die Seite im Buch mit der Abbildung des Heilsymbols, die du intuitiv bestimmt hast, und lässt so die Heilenergie in deine Systeme eintreten.
- Du kannst auch das abgezeichnete Symbol in deine Nähe legen und die Energie einfach auf dich wirken lassen.
- Oder du bittest die Wesen der Heilapotheke, dir die entsprechende Essenz oder Frequenz direkt in dein System zu übertragen.
- Du kannst natürlich auch deinen Lieblingskristall auf die Seite mit dem Symbol legen oder stellen, mindestens acht Minuten lang, und den so programmierten Kristall bei dir tragen.

Zu jedem Heilsymbol gibt es in diesem Buch, das du gerade in Händen hältst, einen informativen Einleitungstext sowie eine unterstützende Affirmation, die aus mehreren Sätzen besteht. Am besten sprichst du die Affirmation drei Mal hintereinander laut aus. Es muss nicht unbedingt die ganze Affirmation gesprochen werden, wenn dir nicht danach ist. Du kannst auch intuitiv handeln und dir aus der betreffenden Affirmation bestimmte Sätze heraussuchen, die sich für dich besonders stimmig anfühlen. Statt die Affirmation auszusprechen, kannst du sie auch einfach betrachten und dadurch in dein System übertragen.

Zusätzliche Übungen, Meditationen und Channelings erleichtern dir die Arbeit an dem Thema, das sich dir gezeigt hat.

Wenn du Heilung für andere wünschst

In diesem Fall musst du von dem betreffenden Menschen erst die Erlaubnis zur Heilarbeit einholen. Es ist nicht lichtvoll, sondern ein Übergriff, wenn du seinen freien Willen ignorierst und ihm ungebeten Energie schickst. Hat er dir seine Erlaubnis erteilt, läuft die Arbeit mit dem Heilsymbol genauso ab.

Du durchlichtest dein Herz und lässt die Frequenz der Dankbarkeit hineinfließen. Dann stellst du dir vor deinem Herzen die Zahlenreihe **8787** vor. Sie ist der Schlüssel zu den Räumen der Kosmischen Heilapotheke für Menschen.

Anschließend sprichst du die folgenden Worte …

Mit Dankbarkeit im Herzen aktiviere ich
jetzt und in diesem Raum den Zugang
zur Kosmischen Heilapotheke.
Durch die Dankbarkeit in meinem Herzen
verbinde ich mich jetzt und in diesem Raum
mit den Wesen der Kosmischen Heilapotheke.
Ich bitte die Wesen der Kosmischen Heilapotheke
um Führung bei meiner Arbeit mit den Heilsymbolen.
Zeit und Raum sind eins.
Danke, danke, danke.

Verbinde dich dann kraft deiner Absicht mit deinem höheren Bewusstsein – deinem höheren Ich. Bitte dein höheres Ich, dass es sich mit dem höheren Ich des anderen Menschen verbindet. Sobald du eine energetische Verbindung mit der Energie des anderen Menschen wahrnimmst, wähle auf eine der vielen weiter oben beschriebenen Arten und Weisen das Heilsymbol.

Wir sind immer bei euch.

Wachsenlassen von Licht, Liebe & Dankbarkeit

Oft ist deine Seele durch Versprechen gebunden oder durch Beschränkungen, die du selber geschaffen hast. Oft kann deine Seele nicht so arbeiten, wie sie gern möchte, weil sie durch früher von dir geäußerte Verbote oder Vorstellungen gebunden ist.

Erlaube deiner Seele, mit der göttlichen Intelligenz zu arbeiten.

Erlaube dir Freiheit, Unendlichkeit und Ewigkeit.

Wenn du deiner Seele die Erlaubnis erteilst, lege innerlich ganz ruhig Entschlossenheit in diese Worte. Deine Entschlossenheit hilft deiner Seele, sich dem göttlichen Plan anzunähern.

Sprich jetzt laut die folgenden Worte …

Ich erlaube meiner Seele, sich der göttlichen Intelligenz anzunähern. Ich erlaube meiner Seele, sich mit
der göttlichen Essenz zu verbinden.
Ich erlaube meiner Seele, alles Negative abzugeben.
Ich erlaube meiner Seele, alle Situationen,
die mich belasten, abzugeben.
Ich erlaube meiner Seele, all jene Situationen auszugleichen,
die mich an meiner spirituellen Entwicklung hindern.
Ich erlaube meiner Seele, mich mit Licht und Liebe zu verbinden.
Meine Seele ist frei, ewig und unendlich.
Meine Seele bewegt sich in allen Dimensionen, Räumen und Zeiten. Licht und Liebe durchdringen meine Seele.
Licht und Liebe durchdringen alle Ebenen meines Seins.
Ich bin Liebe. Ich bin. Danke, danke, danke.

Denke daran, dass nur mit reiner Absicht gesprochene Worte dich ans Ziel bringen. Liebe, Dankbarkeit und Licht sind die positivsten Wellenformen im ganzen unendlichen Universum.

Affirmationen zur Ausrichtung auf deine Gesundheit

Wir übergeben dir hier noch vier Affirmationen zur Wiederherstellung deiner Gesundheit auf allen Ebenen deines Seins. Es kann energetisch hilfreich sein, sie vor der Arbeit mit der Kosmischen Heilapotheke laut auszusprechen, um dein Gesamtsystem auf den speziellen Heilungsvorgang, der mit jedem einzelnen Heilsymbol einhergeht, einzustimmen. Du kannst diese Affirmationen aber auch unabhängig von der Kosmischen Heilapotheke anwenden. Sie unterstützen dich ganz allgemein bei der Heilung deines körperlichen, geistigen und seelischen Systems.

Zur Einstimmung deiner Systeme auf Gesundheit

Jede Zelle meines Körpers trägt die höchste Energie
ihrer absoluten Gesundheit in sich. Ich bin absolut gesund,
vital und voller Lebensenergie.

Zur Aufnahme der Frequenz von Gesundheit

Ich öffne jetzt und in diesem Raum
alle meine Dimensionen und Zwischendimensionen
für die Rückkehr meiner Gesundheit.
Ich gebe jetzt und in diesem Raum alle Negativitäten ab,
die meinen Körper, meine Seele und meinen Geist belasten.
Alle Negativitäten lösen sich soeben in göttlichem Licht auf.
Ich nehme die Frequenz der Gesundheit jetzt
und in diesem Raum auf.
Ich integriere sie in die Systeme
meines Körpers, meiner Seele und meines Geistes.
Ich bin gesund. Ich bin gesund. Ich bin gesund.
Danke, danke, danke.

Zur Stabilisierung der Frequenz von Gesundheit

Ich verbinde mich mit der Intelligenz meines Körpers, meiner Seele und meines Geistes.
Ich bitte die Intelligenz meines Körpers, meiner Seele und meines Geistes, in jedem Augenblick meines Seins und meines Lebens die kosmischen und irdischen Heilfrequenzen aufzunehmen.
Meine absolute Gesundheit und meine absolute Vitalität sind mein Geburtsrecht. Ich bin gesund auf allen Ebenen meines Seins und meines Lebens.
Danke, danke, danke.

Zur Kontaktaufnahme mit dem Herzen

Im Hier und Jetzt trete ich in liebevollen Kontakt mit meinem Herzen. Ich trete im Hier und Jetzt in Kontakt mit der Intelligenz meines Herzens.
Im Hier und Jetzt schenke ich meinem Herzen und jeder meiner Herzzellen Dankbarkeit.
Im Hier und Jetzt segne ich mein Herz und jede Zelle meines Herzens.
Ich aktiviere durch meine Absicht meine kristalline und lichtvolle Herzenskraft.
Ich aktiviere durch meine Absicht meine göttliche Herzenskraft.
Ich aktiviere durch meine Absicht meine Kommunikationsfähigkeit mit den positiven, liebevollen Wesen.
Die lichtvolle Kraft meiner Dankbarkeit verstärkt meine Absicht und öffnet alle göttlichen Räume meines Herzens.
Danke, danke, danke.

Anleitung zur Übertragung von Präparaten durch deine Herzverbindung

An dieser Stelle möchten wir dir noch einmal detailliert erläutern, welche Rolle dein Herz und die Verbindung mit den Lichtwesen bei der Programmierung von Wasser mit den feinstofflichen Präparaten der Kosmischen Heilapotheke spielen.

Die Lichtwesen der Kosmischen Heilapotheke möchten dein Wasser mit Präparaten programmieren, die du gerade brauchst. Stelle dazu ein Glas mit möglichst frischem Wasser für dich bereit. Es sollte ohne Kohlensäure sein. Dann durchleuchte dein Herz. Lass die Frequenz der Dankbarkeit in dein Herz einfließen. Sie hat eine wunderschön goldene, rosa-weiße Farbe. Fühle sie. Die Frequenz der Dankbarkeit ist der erste Schlüssel zur Anbindung an die Kosmische Heilapotheke.

Verbinde dich mit dem heiligen Ort in deinem Herzen. Deine Absicht ist ausreichend. Visualisiere in goldener Farbe eine **8787** vor deinem Herzen. Diese Zahlenreihe verbindet dich mit allem, was rein ist. Sie verbindet dich mit der reinsten Essenz deiner Seele. Sie verbindet dich mit allen reinsten Essenzen, die es gibt. Du trittst so mit der Seele der Menschheit in Kontakt, die dir den Zugang zur Heilapotheke ermöglicht.

Nun lass den Lichtstrahl der Dankbarkeit aus deinem Herzen aufsteigen. Er durchdringt unterschiedlichste Bewusstseinsdimensionen und die Räume der kosmischen Höhen. Unterstützt durch deine Absicht verbindet er dich mit dem morphogenetischen Feld der Heilapotheke und den lichtvollen Wächtern und Lichtwesen der Heilapotheke. Deine Dankbarkeit verbindet dich.

Fühle die Dankbarkeit und Liebe in dir. Und verbinde dich durch die Reinheit deines Herzens mit deinen geistigen Helfern.

Sprich jetzt deine Bitte aus …

Liebe Wächter und Lichtwesen der Kosmischen Heilapotheke.
Ich bitte um Heilmittel, Frequenzen, Töne, Farben und
geometrische Formen, die mein Körper, meine Seele
und mein Geist benötigen.
Dankbarkeit verbindet mich mit euch.
Zeit und Raum sind eins.
Danke, danke, danke.

Nimm das Glas Wasser und halte es an dein Herz. Sofort findet die Übertragung der Heilmittel statt. Wenn du möchtest, kannst du das Glas auch länger an deinem Herzen lassen.

Verbinde dich bewusst mit dem Wasser in deinem Glas.

Bitte es, alle Heilinformationen aufzunehmen. Segne es.

Sende die Liebe und Dankbarkeit deines Herzens dorthin aus.

Bedanke dich bei dem Wasser.

Bedanke dich auch bei den Wächtern und Lichtwesen.

Bedanke dich bei der Seele der Menschheit.

Trenne deinen Lichtstrahl vom morphogenetischen Feld der Kosmischen Heilapotheke wieder ab. Lasse dein Herz weiter im Licht der Dankbarkeit erstrahlen.

Nun kannst du dein programmiertes Wasser schluckweise trinken. Das programmierte Wasser ist eine heilsame Essenz. Wenn du diese Essenz über mehrere Tage hinweg nutzen möchtest, kannst du sie mit einer größeren Menge Wasser verdünnen.

Ein Esslöffel auf einen Liter Wasser genügt.

Wenn du das Gefühl hast, dass du die Essenz auf einmal trinken solltest, kannst du auch das tun. Du kannst dir jederzeit neues Wasser programmieren. Du weißt nun, wie es geht.

Bevor du anfängst und danach … Erdung!

Wir empfehlen dir, dich vor jeder Energiearbeit mit der Erde zu verbinden. Deine Seele, die sich nach Heilung sehnt, braucht die Sicherheit, dass dein Körper stabilisiert und mit der Erde verbunden ist. Nach der Verbindung mit der Erde kann sich deine Seele während der Energiearbeit dann ungestört mit Dimensionen, Räumen und Zeiten verbinden, in denen du noch der Heilung oder einer energetischen Korrektur bedarfst.

Du solltest diese Erdung auch nach jeder Energiearbeit durchführen, damit sich dein Körper wieder an die Kraft und schützende Frequenz des Planeten Erde anbinden kann.

Und so kannst du dich erden …

Stelle dir vor, dass du dich in der Natur befindest. Sei dabei möglichst genau und visualisiere zum Beispiel, dass du auf einer wunderschönen Wiese stehst, im Wald, in den Bergen oder an irgendeinem anderen Ort, der dir geeignet erscheint.

Lasse aus deinen Fußsohlen nun Licht ausströmen, das in die Erde hinabfließt. Dieses Licht bahnt sich seinen Weg immer tiefer in den Planeten, bis zu seinem Mittelpunkt, seinem liebevollen Herzen, bis zu seinem funkelnden Kristallkern.

Verbinde dich jetzt mit dieser mächtigen, reinsten Energie der Erde und lasse sie wieder aufsteigen, höher und höher – bis zu den Lichtchakren unter deinen Füßen. Lichtvoll steigt die Energie durch deine Füße weiter in deinem Körper auf. Sie steigt zu deinen Knien empor, zu deinen Hüften.

Sie reinigt deinen Rumpf, deine Arme und Hände. Sie reinigt deinen Hals und deinen Kopf.

Beim Kronenchakra hält diese Energie inne.

Sie bleibt in deinem Körper.

Dein ganzer Körper trägt jetzt die reinste, mächtige Energie der Erde in sich. Jede Zelle deines Körpers spürt diese Kraft.

Du bist mit der Erde verbunden.

Sprich jetzt deutlich und laut …

Ich bin rein. Ich bin rein. Ich bin rein.
Ich bin geschützt. Ich bin geschützt. Ich bin geschützt.
Ich bin gesegnet. Ich bin gesegnet. Ich bin gesegnet.
Ich bin geerdet. Ich bin geerdet. Ich bin geerdet.
Danke, danke, danke.

Wenn du häufig mit lichtvoller Heilenergie arbeitest, wie es bei Heilsymbolen allgemein und bei den feinstofflichen Präparaten der Kosmischen Heilapotheke der Fall ist, oder wenn du bewusstseinsmäßig regelmäßig an die kosmische Lichtwelt angebunden bist, solltest du dich oft erden, damit dein System beide Komponenten in sich trägt, die Erde und den Kosmos.

Erdung hilft dir, dich mit der Kraft und Schutzfrequenz deines Planeten und seiner Seele Gaia zu verbinden. Erdung hilft dir, dein System nach getaner Energiearbeit zu reinigen.

Erdung hilft dir auch, dich wieder mit deiner Lebensenergie zu verbinden und dich an die Reinheit der Naturreiche anzubinden, zu denen du hier auf der Erde in dieser Inkarnation gehörst.

Erdung ist ebenso unerlässlich für jede Energiearbeit wie die Anbindung an die Sonne oder Zentralsonne oder an das Göttliche, denn nur so ist dein Energiekörper aufgespannt zwischen Himmel und Erde, und die kosmische Energie kann fließen.

Aktivierung der Heilfrequenzen in deinen Handflächen

Wenn du bei der Arbeit mit den Heilsymbolen über deine Handchakren deine Energie zu bestimmten Körperbereichen leiten oder sie verstärken möchtest, empfehlen wir dir die Aktivierung der Heilfrequenzen in deinen Handflächen. Reibe dazu die Innenseiten deiner Hände aneinander, bis sie warm werden.

Danach drehst du deine Handflächen nach oben.

Verbinde dich mit allen Lichtwesen, die dir bei der Aktivierung helfen können. Denke dabei auch gerne an uns Plejader, wenn du möchtest. Wir sind dann an deiner Seite.

Und nun sprichst du …

Ich bitte um Aktivierung der kosmischen Heilfrequenzen in den Chakren meiner Handflächen. Meine Absicht ist rein und klar. Die Aktivierung findet jetzt und in diesem Raum statt. Zeit und Raum sind eins. ***3717. 3717. 3717.*** *Danke, danke, danke.*

Lasse die Energie der Lichtwesen und der Plejader, wenn du möchtest, mindestens drei Minuten lang wirken. Danach sind deine Handflächen aktiviert und du kannst die Energie der Symbole beim Hereinströmen über deine Handflächen lenken.

Die Zahlenreihe **3717**, die du in dieser Affirmation verwendest, verstärkt deinen Zugang zu uns. Wir Plejader bezeichnen sie als »Zahlenreihe des Vertrauens«. Sie bildet ein Einstiegstor in Zeit und Raum zum Plejadengestirn und zur plejadischen Zivilisation. Sie verbindet dich mit der Bewusstseinsebene der Plejader, deren Wissen und Frequenz, lässt dich spirituell wachsen und ist mit der Liebe, Energie und dem Schutz der Plejader aufgeladen.

Mit diesen Erläuterungen und Anleitungen haben wir dir einen Werkzeugkasten an die Hand gegeben, der alles enthält, was du brauchst, um möglichst wirkungsvoll mit den Symbolen der Kosmischen Heilapotheke arbeiten zu können. Du musst nicht vorher alle Übungen machen, gehe auch hier intuitiv vor.

Sobald du dich entschieden hast, ob du für dich oder einen anderen Menschen Heilung wünschst, lasse Licht, Liebe und Dankbarkeit in dir wachsen, affirmiere deine Gesundheit und aktiviere deine Handchakren, um über dein Herz mit deinen Lichtwesen und uns, den Plejadern, in Verbindung zu treten.

Und vergiss nicht, dich auch mit der Erde zu verbinden.

Nun wünschen wir dir viel Freude und Erfolg bei der Arbeit mit der Kosmischen Heilapotheke.

Frieden mit dir, Frieden mit uns.

Deine plejadischen Begleiter

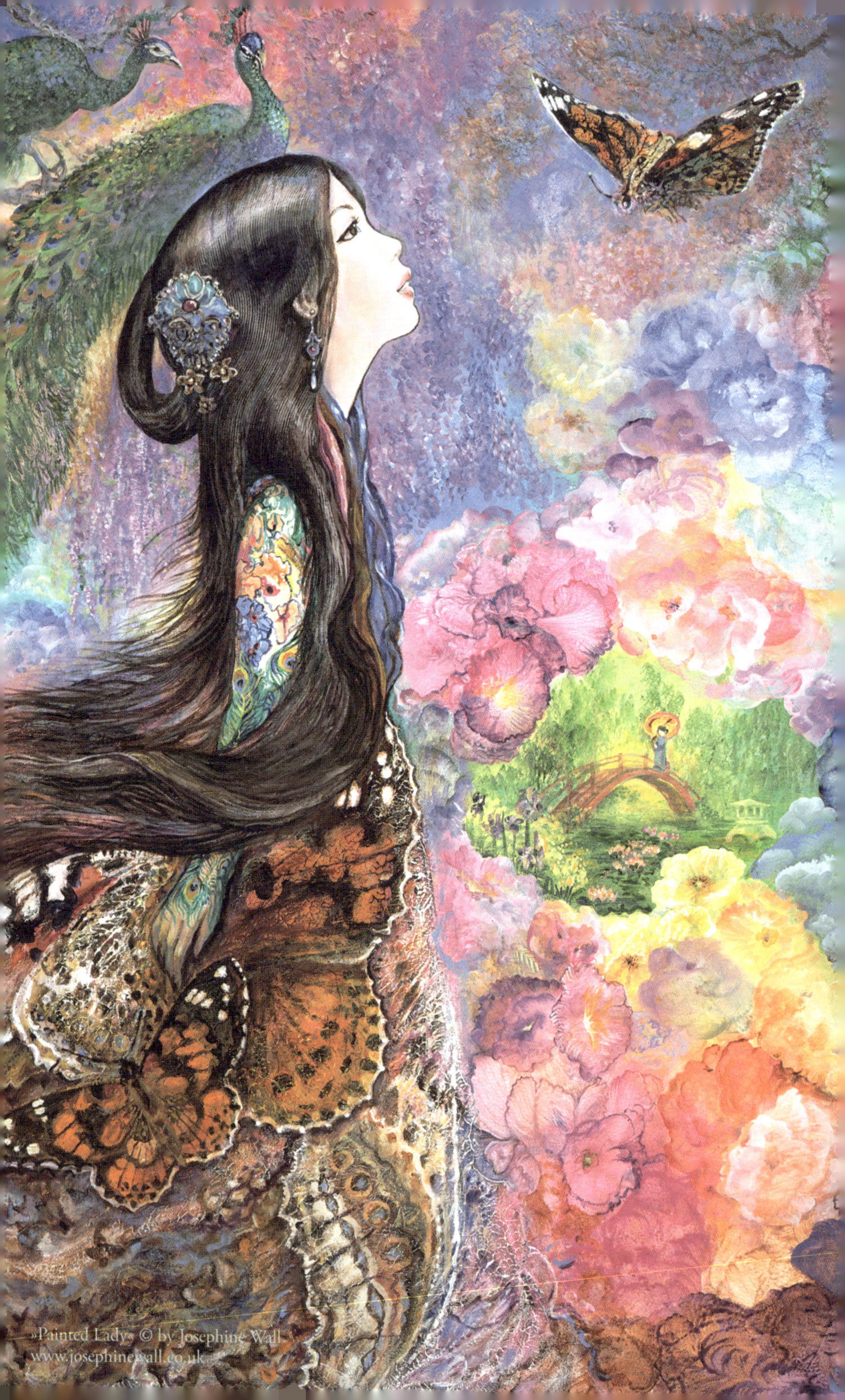

»Painted Lady« © by Josephine Wall
www.josephinewall.co.uk

Symbole der Kosmischen Heilapotheke

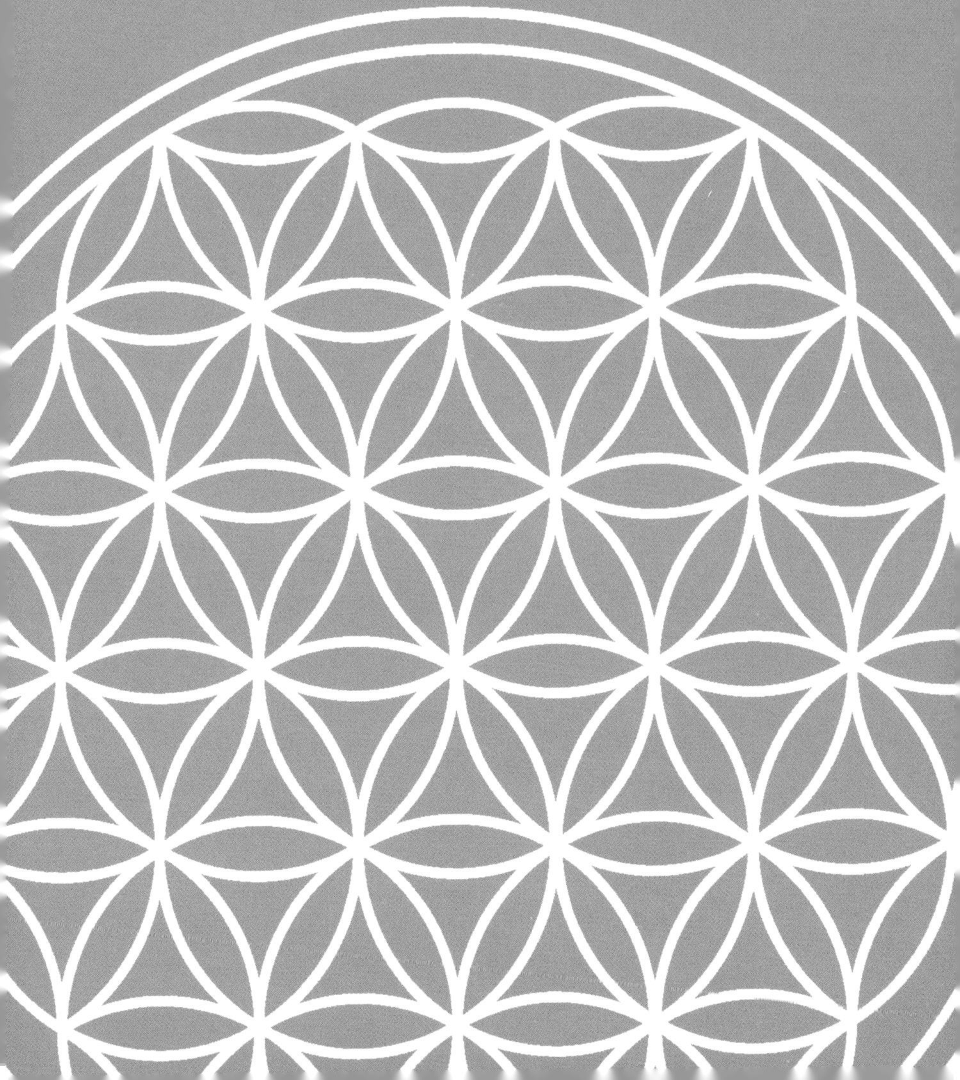

Die Unterstützende Affirmation,
die du zu jedem Heilsymbol findest,
ist ein kurzer Weg, die Energie zu verstärken.
Bevor du die Worte bewusst aussprichst,
verbinde dich mit der Intelligenz deines Körpers.
Dein Körper befindet sich zusammen mit
deiner Seele und deinem Geist im Übergang
zu neuen Bewusstseinsdimensionen und
benötigt deshalb deine verstärkte
Unterstützung und deine Entscheidung
für die Umprogrammierung zum Positiven.

Zu jedem Heilsymbol findest du auch Verweise
auf eine oder gleich mehrere CDs.
An fast allen davon habe ich, Pavlina,
selbst mitgewirkt. Sie enthalten Hinweise
auf zusätzliche Übungen oder können,
wenn es sich um Musik von Michael Reimann
mit speziellen Heilfrequenzen handelt,
als Meditationshilfe verwendet werden.

Die genannten Alben sind auf www.AmraVerlag.de
auch jederzeit als Download verfügbar.

Liebe Heilerin, lieber Heiler!

Die Kosmische Heilapotheke wird dir eine große Hilfe sein bei deiner Gesundwerdung auf verschiedenen Ebenen deines Seins. Du willst deinen Körper und deine Seele heilen, um innerlich zu wachsen und deine Spiritualität zu entwickeln. Denke dabei auch daran, das Folgende in deinem Leben einzuhalten:

- Trenne dich vom negativen Kollektivbewusstsein.
- Löse Blockaden und Negativitäten auf, die dich belasten.
- Halte dich möglichst oft in der Natur auf.
- Binde dich immer wieder an die Lichtwelt an.
- Ernähre dich bewusst, indem du zum Beispiel Weißmehl vermeidest sowie chemische und Konservierungsstoffe.
- Entferne oder neutralisiere Elektrosmog in deiner Umgebung.
- Trinke sauerstoffreiches Quellwasser.
- Erschaffe dir eine gesunde Sichtweise auf die eigene Umwelt.
- Und lache möglichst viel.

Lachen verbindet dich mit der Lichtwelt. Du musst nicht ständig meditieren, damit du in Verbindung mit der Lichtwelt kommst. Lachen lässt deine Seele in kosmischer Freude und lichtvoller Liebe erstrahlen. Lachen, Optimismus und gute Laune bringen gleichgepolte Menschen und gleichgepolte Frequenzen in dein Leben.

Lachen versetzt deine Zellen in einen Zustand der Freude, und wenn deine Zellen sich freuen, freut sich dein ganzer Körper. Er überträgt diese Frequenz auf deine Seele. In einem freudvollen Körper lebt eine glückliche Seele. So wird dein Körper geheilt.

Habe Freude!

Deine Pavlina

1 Aktivierung der Selbstheilung

Die Energie dieses Symbols hilft dir, deine Fähigkeiten der Selbstheilung zu aktivieren.

Dein Körper ist bereit, in diesem Augenblick Frequenzen aufzunehmen, die ihm helfen, seine Selbstheilungskräfte zu aktivieren und dadurch seine Selbstheilung zu beginnen. Er ist bereit für seine Regeneration. Er ist bereit, frühere Programme, die sich in deinem Zellgedächtnis befinden, zu neutralisieren und abzugeben.

Die Muster und Programme, die im Laufe deines Lebens auf dich übertragen wurden und nicht deinem Wohl gedient haben, können jetzt dank der Energie dieses Symbols in all deinen Systemen gelöst werden und deinen Körper verlassen.

Dein Zellgedächtnis stellt sich auf positive Informationen um. Programme des vorzeitigen Alterns, von Krankheiten und jegliche Auswirkungen niedrig schwingender Frequenzen und Informationen können dein Zellgedächtnis verlassen und weichen immer mehr der natürlichen Intelligenz deines Körpers.

Deine Kräfte der Selbstheilung kehren zurück, es bilden sich neue Strukturen für deine Gesundheit, deine Regeneration und ein verlängertes Leben. Die Programme der Illusion werden in Lichtenergie transformiert. Die Intelligenz deines Körpers verbindet sich mit den Feldern des kosmischen Wissens bis hinein in das energetische Feld der göttlichen Quelle, die alle Informationen über die absolute Gesundheit des menschlichen Wesens enthält – auch über die Gesundheit deines Körpers in allen Dimensionen und Räumen deines Seins.

Nutze Affirmationen. Dein Körper befindet sich zusammen mit deiner Seele und deinem Geist im Übergang zu neuen Dimensionen des Bewusstseins und benötigt deine verstärkte Unterstützung und deinen Entschluss für die Umprogrammierung zum Positiven.

SELBSTHEILUNG ∞ SELBSTHEILUNG ∞

Channeling der Plejader

Der Weg der Selbstheilung durch die Liebe, die du dir selbst entgegenbringst, ist der wichtigste Weg, den du gehen kannst, denn die Liebe zu dir selbst befreit dich von allem Negativen, das es im Leben gibt. Sie bringt dir die Befreiung deines Geistes und deiner Seele. Und dein Körper wird belastende Elemente, die sich in seinen Zellen festgesetzt haben, dann leichter abgeben können.

Wir Plejader haben die gleiche Entwicklung durchgemacht, die ihr als Spezies gerade durchmacht.

Auch wir wurden durch negative Mächte beeinflusst, die einen Samen der Angst und der Sorge hinsichtlich der Zukunft in unsere Herzen pflanzten. Wir hörten auf zu fühlen, wer wir sind, und verloren den Kontakt zu uns selbst.

Es war eine Zeit der Trauer und Hoffnungslosigkeit.

Gott sei Dank wurde uns noch rechtzeitig bewusst, dass wir uns auf einen Weg der Neuausrichtung begeben müssen, der unsere Herzen wieder erstrahlen ließ und die Liebe zu uns zurückbrachte. Friedliebende Sternenwesen und Lichtwesen, denen wir bis heute für ihre Hilfe dankbar sind, haben uns auf diesem Weg unterstützt.

Dadurch, dass es uns jetzt erlaubt ist, dich zu begleiten, können wir der Lichtwelt zumindest teilweise zurückgeben, was wir erhielten. Deshalb ist es uns eine große Ehre, dir zu helfen. Dafür sind wir sehr dankbar. Wir werden dich begleiten und mit den Frequenzen der liebevollsten Wesen und der Liebe der göttlichen Quelle verbinden. Wir werden deinem Körper helfen, Belastungen loszuwerden.

Wir sind uns sicher, dass deine Entscheidung, deine Selbstliebe zu finden, alle Bereiche deines Lebens in jeder Hinsicht positiv beeinflussen wird. Deine Entscheidung hat dich zu uns geführt.

Wir bringen dir noch viele weitere Schlüssel auf deinem Weg der Selbstliebe. Aber den wichtigsten hast du bereits entdeckt – deine Entscheidung, deine Selbstliebe wiederzufinden.

Wir wünschen dir viel Freude und Glück auf diesem Weg.

Aktivierung der Selbstheilungskräfte in dir

Wenn du lichtvolle Energie benötigst, um dich zu stärken und deine Schwingung zu erhöhen und deine Selbstheilungskräfte anzuregen oder sogar wieder zu aktivieren, wende dich in einer meditativen Grundstimmung an die Intelligenz deines Körpers und bitte sie, diese unendliche Kraft aus dem Kosmos aufzunehmen.

Sprich dazu die folgenden Worte …

Ich aktiviere die Selbstheilungskräfte in mir.
Ich erlaube meinem Körper zu heilen.
Ich bin gesund, kraftvoll und voller Lebensenergie.
Die lichtvolle kosmische Kraft ernährt mich.
Ich segne meine Gesundheit.

Unterstützende Affirmation

Meine Selbstheilungsfähigkeiten sind aktiviert.
Die Intelligenz meines Körpers kommuniziert mit
der Intelligenz der göttlichen Quelle.
Mein Körper ist voller Lebenskraft und absolut gesund.

CD *Selbstliebe zur Heilung auf allen Ebenen* (Audio-Heilkurs mit geführten Meditationen von Pavlina; Album auch als Download)

CD *Herzöffnung* (Musik von Michael Reimann mit 639 Hertz und Channelings von Pavlina im Booklet; Album auch als Download)

CD *Lichtbotschaften von den Plejaden 2* (Track 3: »Anbindung an die liebende Seele von Mutter Erde«; mit Klängen von Sayama; Album auch als Download)

CD *Heilung des Herzens* von Pavlina Klemm, physisch nur erhältlich auf www.AmraVerlag.de (Track 4: »Energetische Reinigung des Herzens«; Album auch als Download)

2

Anhebung deiner feinstofflichen Wahrnehmung

Dieses Symbol verbindet dich mit den Lichtwesen, die in deine Realität hinabsteigen und dir bei der Erweiterung deines Bewusstseins helfen.

Die Wesen der Kosmischen Heilapotheke arbeiten mit unzähligen weiteren Lichthelfern zusammen, die in die Realität von Menschen hinabsteigen, um ihnen Unterstützung zu bringen. Auch Aufgestiegene Meister, kosmische Ärzte und andere für dich feinstoffliche Heiler sind unter ihnen und übertragen durch die Frequenzen der Heilapotheke die nötigen energetisierenden Stoffe und Heilimpulse auf dich. Viele Informationen werden von der göttlichen Intelligenz aus dem energetischen Feld der liebenden Quelle zu dir geschickt.

Schon durch das bloße Betrachten oder Visualisieren des Heilsymbols bittest du die Lichthelfer in deinen Zeitraum. Erfüllt von den Essenzen der Heilapotheke arbeiten sie mit dem Chakra deines Dritten Auges, deinen Ohrenchakren, deinem Herzen und mit deinen Drüsen. Auf all diesen Wegen erhältst du heilsame Informationen. Farbfrequenzen und Töne kommen jetzt leichter zu dir, so dass sich deine Sinne leichter auf die Farben und die Musik des Universums sowie die Lichtsprache deiner liebevollen Begleiter einstimmen können.

Die Frequenzen, an die dieses wunderschöne Heilsymbol angebunden ist, sind überaus transformierend und reinigend. Vielleicht verspürst du beim Betrachten anfangs Müdigkeit, denn die Energie des Symbols reinigt auch deine belastenden Themen, die dich bislang von der Fähigkeit des Hellsehens, Hellhörens und Hellfühlens abgeschnitten haben. Mit jedem Mal, da du dieses Symbol betrachtest oder visualisierst, werden deine Hellsinne weiter geschärft.

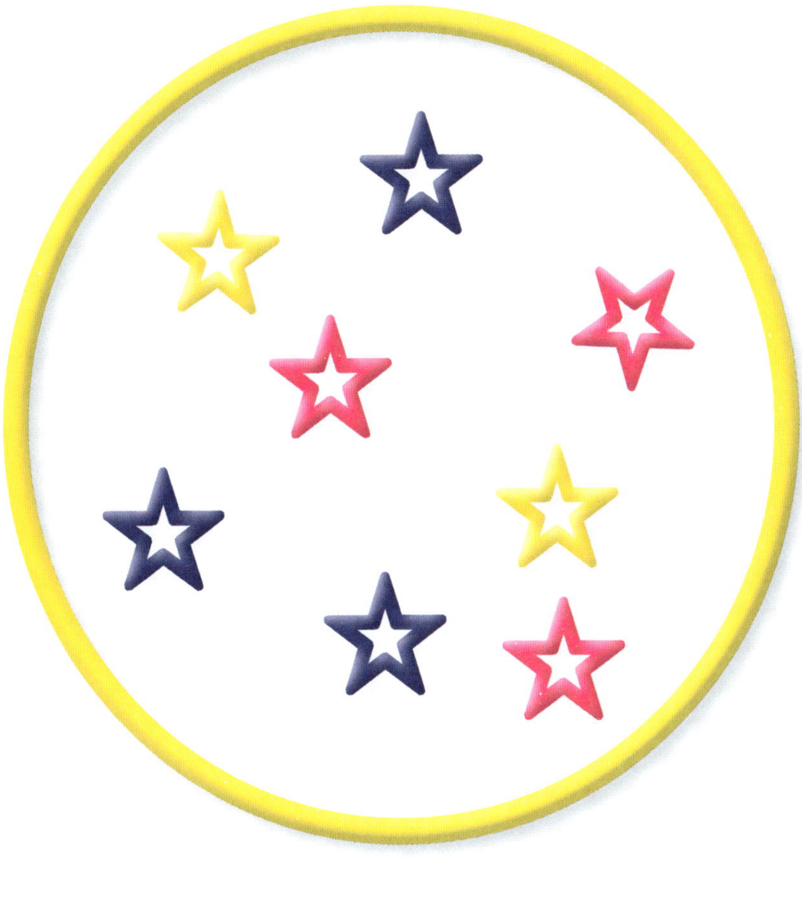

Channeling von Orella

Wenn Menschen mit Hilfe von Channelings oder medialer Informationsübertragung kommunizieren, können wir beobachten, wie ihre Zirbeldrüse energetische Wellen aussendet. Die Wellen schwingen in den unterschiedlichsten Frequenzen, je nachdem, mit welchen Wesen oder Lichtwelten der Betreffende gerade kommuniziert. Und je häufiger er sich dieser Kommunikation widmet, desto größer ist die Ausdehnung der Wellen, die aus der Zirbeldrüse austreten.

Es ist einfach wunderschön, Menschen zu beobachten, die energetisch mit den lichtvollen Wesen im Kosmos kommunizieren, weil diese Wellen ganz hell und farbig strahlen. Sie verbinden die Kommunizierenden und ihre Welten. Ist ein Mensch in einer solchen lichtvollen Kommunikation, verschmelzen seine Realitätswelt und die Welt des anderen Wesens zu *einer* Welt. Es ist dann, als würde er sich im Lichtraum des anderen befinden, und es zeigt sich, dass es keine Grenzen zwischen den lichtvollen Welten gibt. Der Mensch, der mit hoch schwingenden Wesen kommuniziert, verbindet sich mit ihrer Welt. Sein Herz verbindet sich mit ihnen, während die Zirbeldrüse Informationen empfängt und sein Bewusstsein sich immer mehr ausdehnt.

Kommuniziert ein Mensch zum Beispiel mit Engelwesen, befindet er sich direkt im Engelreich, denn im Augenblick der Verbindung verschmilzt er buchstäblich mit dieser hoch schwingenden Sphäre. So erhält er die Möglichkeit, auch von den Engeln Informationen zu bekommen. Das geht nur, weil alle lichtvollen Welten miteinander verbunden sind. Jederzeit ist eine vollkommene Verbindung mit allen Lichtwelten und lichtvollen Dimensionen des Kosmos möglich.

Ein Mensch, dem eine gute, qualitativ hochwertige Anbindung und eine längere Informationsübertragung gelingt, ist über all seine Chakren an die göttliche Welt angebunden. Er befindet sich in der wunderschönen göttlichen Signatur, die ihn im Grunde mit der gesamten unendlichen göttlichen Welt und dadurch auch mit der Welt und den Wesen verbindet, mit denen er gerade kommuniziert.

Energetische Reinigung und Heilung des Dritten Auges

Die Plejader sagen, dass wir Menschen die Geistige Welt durch das Dritte Auge sehen können. Ist das Chakra des Dritten Auges blockiert, können wir die feinstoffliche Welt und ihre Wesen nicht mehr wahrnehmen. Deshalb gilt es, das Dritte Auge zu reinigen.

Wenn du mit dem Bewusstsein des Dritten Auges in Verbindung treten möchtest, um es zu heilen, dann sprich …

Im Hier und Jetzt entscheide ich, alle negativen Programme und Belastungen meines Dritten Auges abzugeben und in göttliches Licht umzuwandeln.
Im Hier und Jetzt entscheide ich mich für meine Hellsichtigkeit.
Meine natürlichen Kräfte aktivieren sich im Hier und Jetzt.

Um deine Hellsichtigkeit zu steigern, kannst du zusätzlich visualisieren, dass sich im Chakra deines Dritten Auges ein wunderschöner durchsichtiger dunkelblauer Kristall befindet.

Unterstützende Affirmation

Meine Hellsichtigkeit ist absolut aktiviert.
Mein Hellhören ist absolut aktiviert.
Mein Hellfühlen ist absolut aktiviert.
Ich bin an die Informationen der Lichtwesen angebunden.

CD *Anbindung an die Lichtwelt* von Pavlina Klemm, physisch nur erhältlich auf www.AmraVerlag.de (Track 3: »Befreiung des Chakras deines Dritten Auges«; mit Klängen von Sayama; Album auch als Download)

CD *Channeling* (Musik von Michael Reimann mit 852 Hertz und Channelings von Pavlina im Booklet; Album auch als Download)

3 Basische Kräuter

Die Essenz der feinstofflichen Kräuter holt deinen Körper aus seinem übersäuerten Zustand.

Das Wesen dieser Kräuteressenz kommt zu dir, weil die Intelligenz deines Körpers um die entsprechenden Frequenzen bittet. Vielleicht hast du gerade viele stressige Situationen erlebt, die deinen Geist angestrengt und deine Gedanken übersäuert haben. Vielleicht haben diese Situationen dich in einen Zustand gebracht, in dem du dich in deiner Haut nicht mehr wohl gefühlt hast und dein Körper sich gezwungen fühlte, die Schwingung dieses Stresses auf sich zu nehmen, obwohl ihm eigentlich schon alles viel zu viel war. Möglicherweise hast du dich wegen dieser Disharmonie aufgrund der Überforderung schlecht ernährt, was die Übersäuerung noch verstärkt hat. Oder du hast vergessen, ausreichend frisches Wasser zu trinken, und dein Körper hatte nicht die Möglichkeit, sich der giftigen Stoffe und Toxine zu entledigen. Es gibt viele Ursachen für Übersäuerung.

Die Kräuter, die gerade aus der Kosmischen Heilapotheke in deine Raumzeit eintreten, bringen eine Mischung unterschiedlicher Frequenzen mit sich, die wie eine einzige Frequenz erscheint. Sie ist dunkelgrün und hilft deinem System, in seinen ursprünglichen basischen Zustand zurückzukehren. Ein basischer Zustand hält deinen Körper frei von Krankheiten. Diese Frequenz beschwichtigt auch deinen Geist, der sich nach einer Pause und dem Zustand der Ruhe sehnt. Dein Geist befand sich schon lange auf der Flucht vor stressigen Situationen und Gedanken. All diese Faktoren haben dein Blut übersäuert.

Das Dunkelgrün erfüllt dich angenehm beim Betrachten. Es dringt in jede Zelle deines Körpers ein, führt dir Wärme zu und befreit dich von Übersäuerung. Du heißt die Frequenz dieser Farbe willkommen. Sie bringt Frieden in jeden Bereich. Die Farbe dieser Essenz verbindet dich mit der beruhigenden Energie des Nadelwaldes.

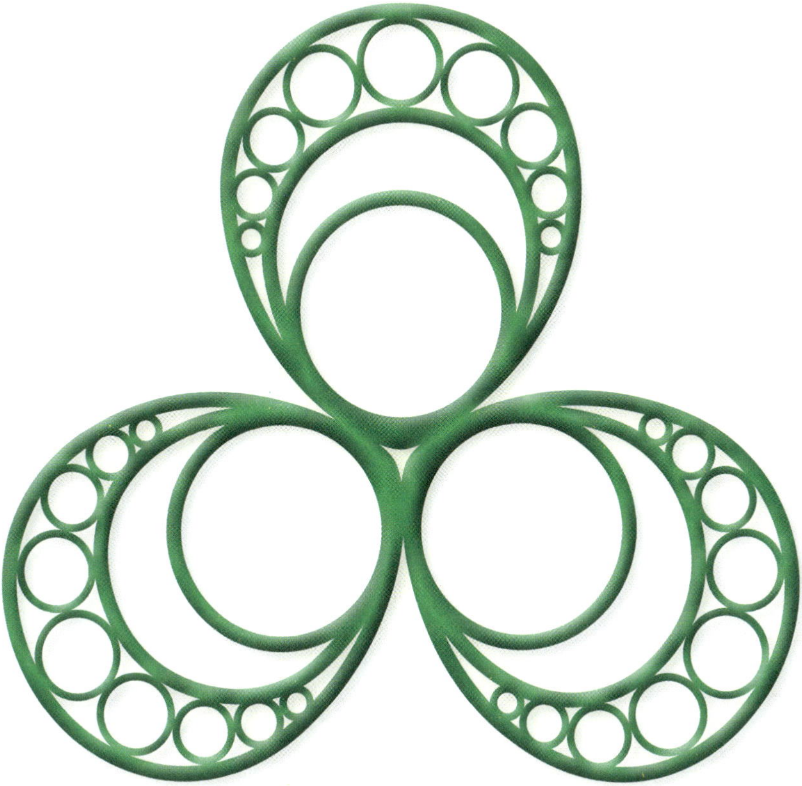

Meditation über die Natur

Spaziere über eine Wiese oder durch einen Wald. Lass dich vom Wind umfächeln. Er füllt deine Lungen, nährt deinen Körper, umschmeichelt dich. Du gelangst an ein fließendes Gewässer. Es funkelt und glitzert von lichtvollen Wasserwesen. Sie möchten dir Kraft geben. Tauche deine Hände in das klare Nass und wasche dein Gesicht damit.

Spüre die Frische auf der Haut.

Verweile dort eine Zeit lang. Dein Körper wird von der Kraft der Erde durchströmt, einer Kraft, die dich nährt und mit der Natur verbindet. Seit Anbeginn deiner Inkarnation bist du mit ihr verbunden.

Schau dir eine Pflanze an, auf die gerade dein Blick fällt. Siehst du, wie makellos und vollkommen sie ist? Wie sie auf natürliche Weise lebt und durch ihre Energie mit dem riesigen Ganzen verbunden ist?

Sie macht alles selbstständig, diese Pflanze. Sie ist intuitiv. Sie weiß, dass die Sonne ihr Kraft und Schönheit verleiht. Sie weiß, dass Wasser ihr Lebensenergie schenkt. Sie weiß, dass sie mit dem Erdboden, der sie nährt, verbunden ist. Und sie dankt dem Erdboden dafür. Sie weiß, wenn sie ihm ihre Blätter schenkt, wird er durch die Natur genährt. Sie weiß, dass es einen Kreislauf des Lebens gibt.

Regelmäßig und gerecht.

Ein Ausdruck nicht endender Fülle.

Diese Pflanze, die du betrachtest, hat sich soeben mit deiner Seele verbunden. Du stehst in direktem Austausch mit ihr. Durch sie bist du nun mit *Allem* verbunden. Du bist ein Teil der Naturprozesse.

Die Natur gehört jetzt zu deinem Sein.

Diese winzige Pflanze ist Teil des gewaltigen, funktionierenden Ganzen. Genau wie du. Du gehörst so sehr dazu, wie Zellen in einen Organismus gehören. Du bist ein Teil des großen Ganzen …

Werde dir deiner Verbindung bewusst und deiner Kraft und genieße diese Verbindung. Genieße die Natur in jedem Detail.

Erinnere dich an die Liebe, die du für die Natur empfindest.

Lebe diese Liebe, die Verbindung mit der Natur …

Gehe so oft in die Natur, wie es dir möglich ist. Die Natur ist der beste Heiler, den es überhaupt gibt. Suche sie deshalb immer wieder und möglichst häufig auf. Auch die Sonne bringt dir lichtvolle Informationen für die Entwicklung deiner DNA und für deine Bewusstseinsentwicklung. Und das Element Wasser hilft dir, deine DNA zu zu regenerieren und zu heilen. Die Naturwesen reinigen während deines Aufenthalts deinen Geist, deine Seele und deinen Körper.

Unterstützende Affirmation

Mein Geist und mein Körper befinden
sich in absoluter Ruhe.
Mein Blut ist absolut klar und fließt
in natürlicher Kraft und Geschwindigkeit
durch meine Adern.
Ich verspüre Frieden in mir.

Dieses Heilsymbol unterstützt deine Anbindung an die reinsten Systeme von Körper, Geist und Seele, die unablässig deine Natürlichkeit fördern. Es verbindet dich mit deiner Urkraft und Urenergie.

CD *Lichtbotschaften von den Plejaden 1* (Track 5: »Reinigung des Blutkreislaufs mithilfe von Lichtenergie«; Album auch als Download)

CD *Herzkohärenz aufbauen* (Musik von Michael Reimann mit 528 Hertz und Anleitungen im Booklet; Album auch als Download)

CD *Kolloidales Silber* (Musik von Michael Reimann mit Erläuterungen und Anleitungen im Booklet; Album auch als Download)

CD *Schungit: Reinigende Klänge des Heilsteins* (Musik von Michael Reimann mit 528 Hertz und Anleitungen im Booklet; Album auch als Download)

4 Das Christuslicht und seine Energie

Die Frequenz des Christuslichts verbindet dich mit der göttlichen Quelle.

Die Wesen der Kosmischen Heilapotheke bringen dir eine hoch schwingende Energie, die den energetischen Raum deines Herzens öffnet. Wir nennen diese Schwingung kosmische Christusenergie. Ihre Lichtqualität reinigt dein Herz und lässt es zu einem lichtvollen Werkzeug werden, das im Rhythmus des Kosmos pulsiert. Sie verbindet dein Herz mit den Herzen anderer, die sich bereits an diese Lichtenergie angebunden haben. Sie befreit die Systeme der menschlichen Gemeinschaft von den Elementen der Lüge und Falschheit.

Das Christuslicht, das gerade zu dir kommt, öffnet den Heiligen Raum in deinem Herzen. Es breitet sich in deinem Energiesystem aus, weitet deine Aura und lässt dich die Verbindung mit den reinsten Frequenzen des Kosmos und seiner vielen positiven Wesen spüren und erleben. Es bringt dir die Liebe und Dankbarkeit der Lichtwesen, die sich in diesem Augenblick um dich herum versammeln, um dich zu unterstützen beim Empfang der göttlichen Christusenergie.

Dein reines Herz hat sie zu dir gerufen.

Und jetzt empfängt dein reines Herz den Zustrom der Christusenergie aus den Welten des Wissens, den kosmischen lichtvollen Räumen der göttlichen Quelle. Es empfängt den Zustrom der Christusenergie in seiner Tiefe, wo er als Schlüssel dient zur Heilung deiner Gesamtrealität. So ermöglicht es dir den Einstieg in höhere Bewusstseinsdimensionen. So verbindet es dich mit dem Licht und den Informationen der höheren Bewusstseinsdimensionen und ihrer Wesen.

Das Christuslicht und seine Energie heilt deine gesamte ICH-Realität. Es erinnert dich an deine lichtvolle Essenz und daran, dass du ein Kind der liebevollen, göttlichen Quelle bist.

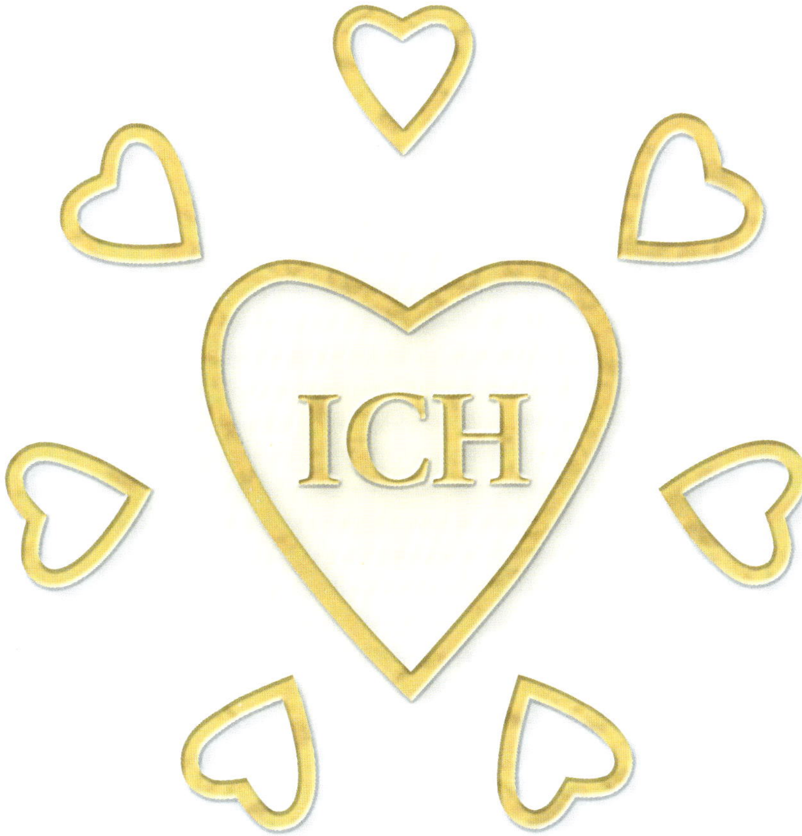
ICH

Lichtbegleiter der Christusenergie

Verbinde dich mit der kosmischen Energie, die dich erfüllt. Sie führt dir jetzt einen Lichtbegleiter zu. Er wird dir beim Wachstum deines spirituellen Bewusstseins helfen. Soeben wurde er dir zugeteilt.

Er ist nur für dich da, in diesem Raum und in dieser Zeit.

Er wird dich so lange begleiten, wie du möchtest, so lange, wie du ihn benötigst. Trete bewusst in Kontakt mit ihm. Bitte ihn um die Anbindung deines Geistes und deiner Seele an die Kraft, Liebe und Information des Christusstrahls. Er kommt aus der Dimension der Zentralsonne zu dir. Er verbindet sich licht und warm mit dir.

Lass seine Energie durch dein Herz gehen.

Nimm sie dankbar an.

Bitte deinen Lichtbegleiter, dass dein physischer und dein spiritueller Körper jetzt und in diesem Raum von allen störenden Faktoren gereinigt werden. Fühle den Zustrom der wohligen Energie.

Du empfängst kosmische Christusenergie.

Sie hilft dir bei der Entwicklung deiner telepathischen Fähigkeiten, deiner Medialität. Du empfängst sie in deinem reinen Herzen, kraft deines reines Herzens. Dein Herz ist reine Liebe. Atme tief.

Sprich uns laut nach …

Mein Herz ist rein. Es empfängt die Christusenergie.
Mein Herz verbindet sich mit der Christusenergie.
Mein Herz entwickelt die telepathische Verständigung.
Ich bin bereit. Ich danke dafür.
88445719. 88445719. 88445719.

Diese Zahlenreihe lässt dich in der fünften Bewusstseinsdimension, in die ihr euch gerade begebt, richtig ankommen.

Bedanke dich bei deinem Lichtbegleiter für seine Hilfe.

Halte dein Herz rein!

»Dein reines Herz ist der Schlüssel für die Heilung auf allen Ebenen deines Seins.« Diesen Satz können wir gar nicht oft genug aussprechen. Arbeite regelmäßig an der Reinigung deines Herzens und deines Herzchakras. Dein reines Herz ist der Schlüssel für den Einstieg in die neuen positiven Räume deines Lebens und deines Seins.

Sprich die folgenden Worte …

Ich lasse alle Emotionen, die nicht zu meinem
reinen Herzen gehören, jetzt und in diesem Raum gehen.
Im Hier und Jetzt segne ich
alle niedrig schwingenden Emotionen.
Ich bedanke mich für sie.
Sie dürfen jetzt gehen.
Sie sind frei. Ich bin frei.
Mein Herz ist frei.
Danke, danke, danke.«

Bitte bei dieser Heilung zusätzlich deine Schutzengel um Unterstützung. Ihre Liebe wird dich begleiten.

Unterstützende Affirmation

Die lichtvolle Christusenergie öffnet den Heiligen Raum
meines Herzens. Sie heilt meine gesamte ICH-Realität.
Die lichtvolle Christusenergie verbindet mich
mit der liebevollen göttlichen Quelle.

CD *Lichtbotschaften von den Plejaden 2* (Track 2: »Anbindung an die kosmische Christusenergie«; mit Klängen von Sayama; Album auch als Download)

5 Das Licht der Sonne

Lichtvolle Informationen der Sonne
treten in diesem Moment in dein System ein.

Die Energie der Sonne und ihre Lichtkraft werden dank dieses Symbols in die Systeme deines Körpers, deiner Seele und deines Geistes geführt. Es bringt dir Lichtinformationen von Ra. Die Sonnenseele Ra ist das energetische Portal ins Universum, zu dem sich das kristalline Herz der Erde gesellt. Gemeinsam halten sie dein Licht. Ra bringt Informationen und Botschaften in deinen Geist, damit du die Gesetze der Welten und des Galaxiensystems, in dem du lebst, immer besser verstehst. Dank seiner Übertragung kannst du alle Informationen in dich einkodieren und zur richtigen Zeit abrufen und nutzen. Dieses Symbol erweitert dein Bewusstsein und erschafft geeignete Bedingungen für dein Verständnis des kosmischen Geschehens.

Die lichtvollen Informationen, die das Symbol der Sonne auf dich überträgt, bringen außerdem Unterstützung für Körper und Seele durch die Reinigung und Heilung all deiner Chakren. Sie heilen die Chakren, die sich in deinem Körper befinden, sowie die Lichtchakren, die sich außerhalb deines Körpers befinden.

Das Licht der Sonnenseele Ra bringt dir Informationen für die Systeme deiner DNA, für ihre Reinigung, Heilung und Regeneration. Deine DNA kann durch das Licht der Sonne Negativitäten loswerden, die dir künstlich eingegeben wurden. Dank der lichtvollen Frequenz kann sich deine DNA wieder auf bestmögliche Weise entwickeln und gemäß dem göttlichen Prinzip zu ihrer Natürlichkeit zurückkehren.

Auch kann deine Thymusdrüse, die ein spiritueller Kommunikator zwischen dir und Ra ist, durch das Licht der Sonne zu ihrer Natürlichkeit und Kraft zurückkehren. Dank ihrer Frequenzen kann die Sonne Elemente, die dich irregeführt haben, aus deinen Systemen lösen und dich so an ihre wahre, göttliche Funktion anbinden.

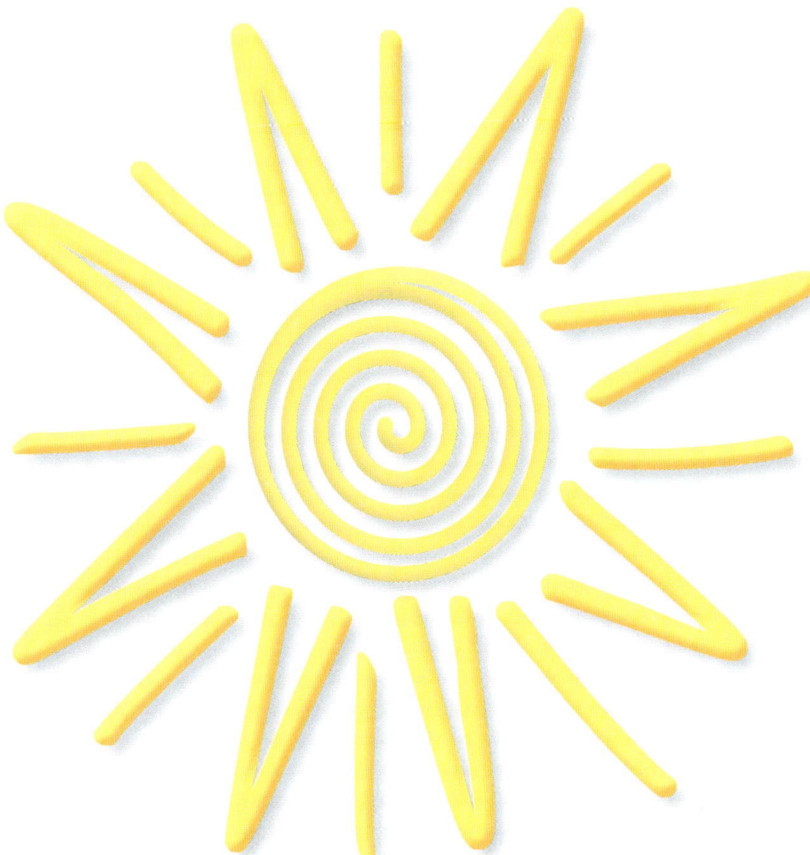

Heilung deiner Thymusdrüse

Atme tief und sage drei Mal laut **35791**. Das öffnet die Zeiten und Räume, die für deine Heilung notwendig sind.

Jetzt steigt ein Lichtstrahl aus deinem Herzen auf, metallisch golden, direkt zu deiner Sonne am Himmel. Er verbindet sich mit ihr, zieht weiter zur Zentralsonne eurer Galaxis und steigt zum Licht und der Intelligenz der göttlichen Zentralsonne auf. Fühle die Verbindung.

Nun bitte deine Thymusdrüse gedanklich, die Heilung zuzulassen …

Ich bitte um die Entfernung von allem, was die Funktion meiner Thymusdrüse gestört hat, in allen Zeiten, Räumen, Dimensionen und Zwischendimensionen meiner Existenz.
Möge sie ihre verlorene Seele zu sich zurückrufen.
Ich verbinde meine Thymusdrüse mit dem Wissen, dem Licht und der Weisheit unserer Sonne, der Zentralsonne unserer Galaxis und der Zentralsonne der göttlichen Quelle.
Ich verbinde mich mit der göttlichen Intelligenz.
Möge sie meiner Thymusdrüse ihre göttliche ursprüngliche Signatur zurückgeben.
Die göttliche Korrektur geschieht genau jetzt.«

Beobachte, wie deine Thymusdrüse vom Licht aller Sonnen, mit denen du verbunden bist, durchstrahlt wird. Sie heilt in diesem Licht und kehrt zu ihrem normalen Zustand in göttlicher Ordnung zurück.

Bedanke dich bei deiner Thymusdrüse und deinen Lichtbegleitern, die dich unterstützt haben. Lass den Lichtstrahl, der dich mit allen Sonnen verbindet, zu deinem Herzen zurücksinken. Sage drei Mal laut **35791**, um deine neue Realität zu fixieren, und sprich die Worte …

Ich bin geheilt. Ich bin geerdet.

Atme tief und lass die Heilung deiner Thymusdrüse wirken.

Jetzt strömt das Licht der kosmischen Energie verstärkt zu dir. Damit dein Herz es leichter aufnehmen kann, setze oder lege dich bequem hin und atme tief. Konzentriere dich auf dein Herz. Lasse dein Herz erstrahlen, als würden Sonnenstrahlen davon ausgehen.

Atme tief und sprich …

Mein Herz, ich danke dir dafür, dass du unermüdlich
für mich arbeitest.
Ich danke dir für deine Arbeit, deine Ausdauer
und deine Liebe.
Ich danke dir, dass ich dank deiner existiere.
Ich verbinde dich mit der Liebe der göttlichen Quelle.
Ich liebe dich und ich liebe mich selbst auf allen Ebenen
meines Seins und meines Lebens.
Ich segne dich und ich segne mich auf allen Ebenen
meines Seins und meines Lebens.
Danke. Danke. Danke.

Unterstützende Affirmation

Ich bin absolut an die lichtvollen Informationen
der Sonne angebunden.
Die Informationen der Sonne heilen, reinigen und
regenerieren mich. Mein Bewusstsein
verbindet sich in jedem Augenblick meines
Seins mit dem Bewusstsein der kosmischen Intelligenz.

CD *Sonnenklang: Lichtheilung durch die Plejader* (Gechannelte Anleitungen von Pavlina im Booklet zur Musik von Sayama; Album auch als Download)

CD *Anbindung an die Lichtwelt* von Pavlina Klemm, physisch nur erhältlich auf www.AmraVerlag.de (Track 2: »Befreiung deiner Thymusdrüse«; mit Klängen von Sayama; Album auch als Download)

6 Die heilsame Kraft der Bäume

Die natürliche Kraft der Bäume verbindet dich mit der neuen Frequenz der Erde und ihrem Wissen.

Der Planet Erde durchläuft einen ganz ähnlichen Prozess des Aufstiegs wie du selbst, bei dem er Portale für den Empfang kosmischer Energien öffnet. Er erhöht dadurch seine eigene Lichtenergie, wie auch du bemüht bist, deine Lichtenergie zu erhöhen. Er dehnt sein Bewusstsein aus und verbindet sich mit dem Bewusstsein anderer Planeten und hoch schwingender Frequenzen, die sich in seiner Nähe befinden – innerhalb des Sonnensystems gebauso wie außerhalb davon.

Dein Körper macht ebenfalls Veränderungen durch und erhöht seine Lichtschwingung. Er verbindet sich mit den Schwingungen der Erde und durchläuft einen Prozess, bei dem er sich erst an die neuen, höheren Frequenzen von Körper und Seele gewöhnen muss.

Die Frequenz, die schon durch das bloße Betrachten oder Visualisieren dieses Symbols zu dir kommt, hilft deinem Körper, mit der neuen Herzensenergie der Erde zu verschmelzen. Sie hilft deinem Körper, sich zu »verwurzeln« dank der Stabilität und Majestät der Wälder und mit der Neuen Erde zu verschmelzen, die mit jedem Tag stärker in die Realität eintritt. Sie hilft deinen Organen, sich an die Frequenz der Bäume und des Naturreichs anzubinden. Deine Zellen werden an die heilsame Kraft des Erdbodens, der Elemente des Wassers und der Luft angebunden. Sie lässt dein Herz erstrahlen und bindet dich an die Frequenz der sich in deiner Nähe befindlichen Pflanzen und Feenwesen an.

So kann sich deine Seele leichter an das grenzenlose Wissen der Erde erinnern. Deine Seele erinnert sich, dass die Erdenseele in jedem von euch anwesend ist und dass ihre Liebe und Kraft euch alle verbindet. Sie erinnert sich an den Duft ihrer Natur, von frischem Wind, den Atem der Bäume und die Feuchtigkeit salziger Meeresluft.

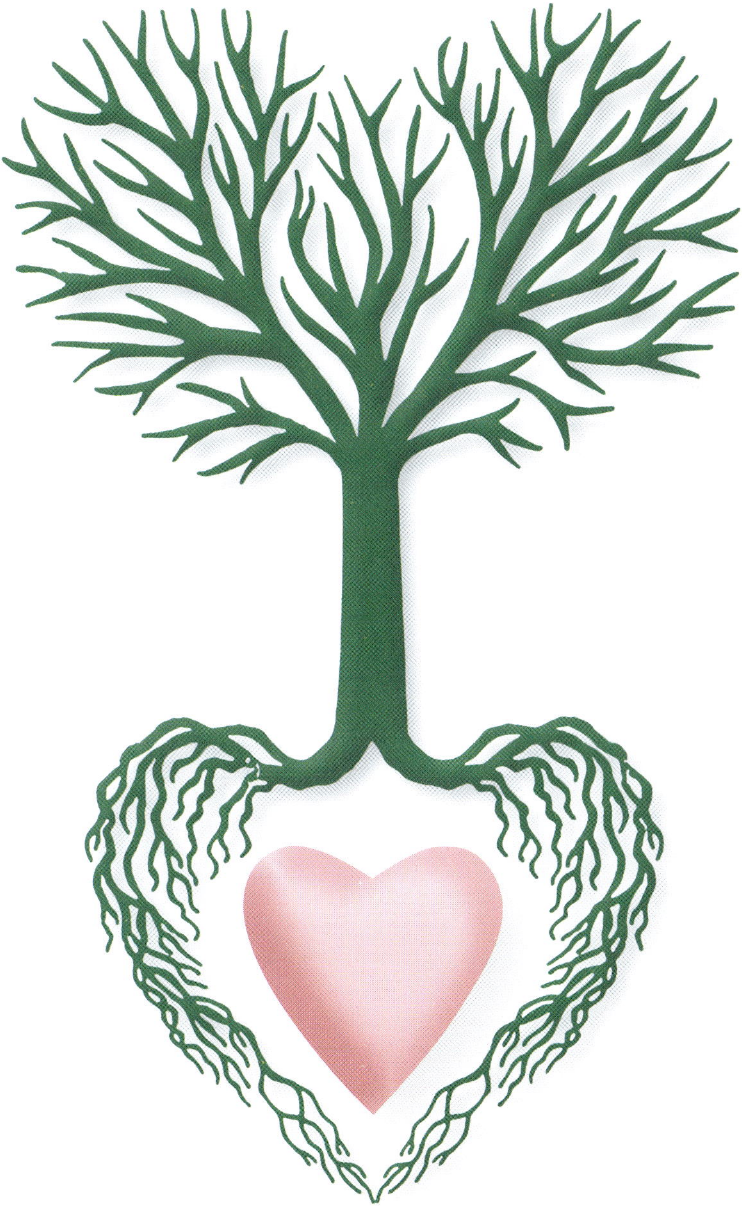

Channeling der Plejader

Freue dich darüber, dass du hier bist, auf dem Planeten Erde, dass du lebst und existierst. Freue dich darüber, dass du in einem so perfekt funktionierenden Körper verweilen darfst, der dir dient, ohne dass du dich darum bemühen musst. Freue dich über den Anblick von Blumen, Bäumen, der Natur, von Tieren, von kleinen Kindern. Lebe im Augenblick. Im Hier und Jetzt. Der gegenwärtige Augenblick verbindet dich mit allen Geschenken des Geschehens auf diesem Planeten.

Auch die Natur freut sich auf die schönste Zeit ihrer Existenz hier auf Erden. Sie beginnt sich auf das milde Klima und die gesunde Umwelt vorzubereiten, die auf den Planeten zurückkehren.

Energetische Reinigung und Heilung des Wurzelchakras

Wenn dein Wurzelchakra blockiert ist, empfängst du zu wenig Sicherheit im Leben. Du fühlst dich nicht geerdet und hast manchmal Zukunftsängste. Um mehr Sicherheit zu bekommen, kannst du mit dem Bewusstsein deines Wurzelchakras in Verbindung treten.

Sprich dazu die Worte …

Im Hier und Jetzt entscheide ich, alle negativen Programme
und Belastungen meines Wurzelchakras abzugeben
und in göttliches Licht umzuwandeln.
Im Hier und Jetzt entscheide ich mich für meine
göttliche Freiheit, die mein Geburtsrecht ist.
Ich bin sicher, klar und kraftvoll.

Du kannst zusätzlich visualisieren, dass sich in deinem Wurzelchakra ein wunderschöner durchsichtiger rubinroter Kristall befindet.

Ehrung der Feen

Wir geben dir die folgenden Worte, damit du den Feen auf deinem Planeten Dank und Ehre erweisen kannst. Sie sind schon das ganze menschliche Zeitalter bei dir. Sie kümmern sich um dich, sie helfen dir. Als du auf diesen Planeten gekommen bist, sind sie mit dir gekommen. Freiwillig und in der schönen, reinen Absicht, dir zu helfen.

Sprich zu ihnen …

Liebe Feen und Naturwesen. Hiermit danke ich euch jetzt
und für alle Zeiten, dass ihr mir helft und mir eure Dienste
erweist. Ich bin euch dafür unbeschreiblich dankbar.
Ich sende euch Liebe und Dankbarkeit.
Ich liebe euch. Ich bin euch so dankbar.
Danke, danke, danke.

Feen lieben glitzernde Sachen. Sie lieben es, wenn du auf Bäumen und Büschen in Bodennähe schöne Gegenstände für sie aufhängst und ihnen Geschenke bringst, Steine, Obst oder Schokolade.

Unterstützende Affirmation

Jetzt und in diesem Raum empfange ich
die Kraft und Lichtschwingung der Bäume.
Stabilität erfüllt mein gesamtes System.

CD *Anbindung an Gaia* von Pavlina Klemm, physisch nur erhältlich auf www.AmraVerlag.de (Track 1: »Anbindung an Gaia«; Album auch als Download)

CD *Schlüssel zum Wissen der Erde* von Barbara Marciniak (Bonus-Track, eingesprochen von Pavlina; mit Klängen von Sayama; Album auch als Download)

Buch *Schlüssel zum Wissen der Erde* von Barbara Marciniak, Kapitel 2: »Die Lebendige Bibliothek neu erträumen« (Vorwort von Pavlina; auch als eBook)

7

Eine individuelle Frequenz für dich

Deine Systeme sind bereit, eine Frequenz zu empfangen, die von der Intelligenz der Heilapotheke und ihren Wesen in diesem Augenblick für dich vorbereitet wurde.

Das System deines Körpers, das System deines energetischen Körpers, deiner Seele und deines Geistes, sie alle öffnen sich beim Betrachten des Heilsymbols für die Möglichkeit, Frequenzen, Farben, geometrische Formen, Töne und Essenzen zu empfangen, die sie gerade brauchen. Deine Systeme sind bereit, diese Informationen in dem Vertrauen aufzunehmen, dass die Intelligenz der Wesen der Kosmischen Heilapotheke dein Gesamtsystem und deinen Zustand kennt. Die Intelligenz der Wesen der Heilapotheke ist mit der Intelligenz der göttlichen Quelle verbunden und handelt immer aus Sicht des höheren göttlichen Bewusstseins. Die höhere göttliche Intelligenz handelt immer im Einklang mit der kosmischen Welt und ihrer Ordnung.

Du wirst von dieser höheren Macht als Teil des Systems des Planeten Erde und als Teil des Systems der Galaxis und dieses Universums betrachtet und gesehen. Und deshalb werden dir, während du das hier liest, Heilfrequenzen und Essenzen zugeführt, die du für deine Gesundheit brauchst und die zugleich deine bewusstseinsmäßige Entwicklung und Entfaltung vorantreiben. Diese Frequenzen helfen dir auch dabei, energetisch und lichtvoll mit dem unendlichen, liebevollen Geschehen zu verschmelzen, das sich überall um dich herum befindet und zeigt und das doch im Raum deines Herzens zu Hause ist.

Das Vertrauen, das Licht und die Liebe der Lichtwesen der Kosmischen Heilapotheke verbinden dich mit heilsamen Essenzen, die du hier und jetzt brauchst. Vertraue darauf, dass die Wesen der Heilapotheke Frequenzen für dich vorbereitet haben, die mit dir verschmelzen und dir Unterstützung auf allen Ebenen deines Seins bringen.

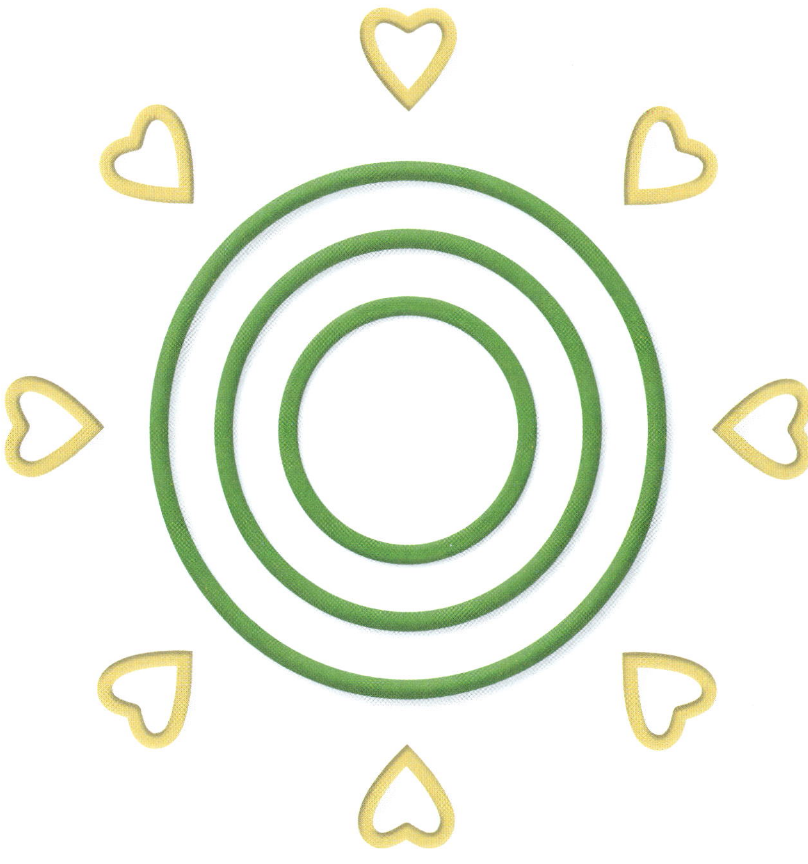

Anbindung an die Kraft deines Vornamens

Für die folgende Übung brauchst du ein Blatt Papier und farbige Stifte. Lege sie vor dich hin. Falls du mehrere Vornamen hast, wähle jetzt intuitiv den Namen aus, bei dem du spürst, dass er positiv mit dir verbunden ist. Mit ihm wirst du arbeiten.

Handle und entscheide aus der Kraft deines Herzens.

Nun schreibe den Vornamen auf, für den du dich entschieden hast. Verwende dazu die Farben, die dir am besten gefallen. Schmücke deinen Vornamen aus, verziere ihn. Wähle die Farben intuitiv.

Segne jeden Buchstaben deines Namens. Segne deinen ganzen Namen. Schau deinen gesegneten Namen an und spüre, wie die Energie deines gesegneten Namens auf dich zurückwirkt.

Genieße die Energie, die zwischen euch fließt.

Schicke deinem Namen die Dankbarkeit deines Herzens.

Und nun sprichst du …

Im Hier und Jetzt binde ich mich an die Energie, Kraft und Intelligenz meines Vornamens an. Mein Vorname gibt mir unendlich viel Lebenskraft, göttliche Energie und Schutz.
Mein Vorname verbindet mich absolut und umfassend mit der göttlichen Quelle.
Mein Vorname lautet [und jetzt sprichst du deinen Vornamen drei Mal hintereinander sehr liebevoll aus].

Du hast deinen Vornamen aufgeschrieben. Schau dir die Farben an, die du intuitiv gewählt hast. Es sind die Farben des energetischen Abdrucks deines Vornamens in der göttlichen Quelle.

Diese Farben stärken dich. Diese Farben versorgen dein System mit Lebensenergie. Diese Farben unterstützen dich auf deinem gesamten Weg durch die irdische Inkarnation.

Tipp der Plejader: Speichere die Lichtenergie der Sonne in deinem Herzen. Die Lichtenergie der Sonne wird für dich als Mensch in nächster Zeit eine immer größere Bedeutung bekommen. Sie spielt eine wesentliche Rolle bei der Heilung, der Neuanbindung der DNA und deiner spirituellen Entwicklung. Deshalb mache es dir zur Gewohnheit, die Sonnenstrahlen in deinem Herzen zu speichern.

Dabei kannst du folgendermaßen vorgehen: Wenn du draußen in der Natur bist, stelle dir vor, dass sich in deinem Herzen eine kleine goldene Kugel befindet. Sie dehnt ihr Licht aus, bis dein Herz zu einer strahlenden Sonne wird. Verbinde dich durch einen Lichtstrahl mit der Sonne am Himmel. Lass die Energie der Sonne zu deinem Herzen strömen. Bitte alle Zellen deines Herzens, diese Energie in sich zu speichern. Sei dankbar für die Informationen, die dich so erreichen.

Du kannst noch zusätzlich sagen …

Die Sonne heilt mich. Die Sonne regeneriert mich.
Ich nehme die Heilung und Regeneration in Dankbarkeit an.

Unterstützende Affirmation

Im Hier und Jetzt empfange ich die Frequenzen der
Kosmischen Heilapotheke, die mein Körper, mein Geist
und meine Seele gerade benötigen.
Die Frequenzen der Kosmischen Heilapotheke heilen mich,
regenerieren mich und verbinden mich mit dem Licht,
der Liebe und mit dem Bewusstsein des Kosmos.

CD *Lichtbotschaften von den Plejaden 8* (Track 6: »Meditation zur Anhebung deines spirituellen Bewusstseins«; mit Klängen von Sayama; Album auch als Download)

CD *Lichtbotschaften von den Plejaden 10* (Track 7: »Anhebung der Lichtschwingung deines Körpers«; mit Klängen von Sayama; Album auch als Download)

8 Energie der Engelliebe

Die Wesen der Kosmischen Heilapotheke verbinden dich mit der Frequenz der Liebe der Engelwesen.

Die Energie der Engelliebe ist unbeschreiblich schön, liebevoll und friedlich. Sie strömt jetzt beim Anblick des Symbols zu allen Systemen deines Körpers, deiner Seele und deines Geistes. Es ist reine Engelliebe – eine Liebe, die dich schon seit deiner Ankunft auf Mutter Erde begleitet. Genau wie die Engel selbst. Auch sie begleiten dich bereits seit deinem ersten Atemzug, seit deinem ersten Augenblick, als du in den irdischen Zeitraum eingetreten bist.

Vielleicht hast du in deinem Leben viel Enttäuschung, Leid und belastende Situationen erlebt. In solchen Momenten hast du die Liebe deiner Engel nicht gefühlt. Du hast ihre Engelsumarmung nicht gespürt, du hast ihre Dankbarkeit und ihre Existenz nicht gespürt. Du hast dich allein und ohne jegliche Unterstützung gefühlt.

Die Lichtwesen der Kosmischen Heilapotheke wissen von diesen Situationen, und deshalb senden sie dir jetzt die Engelliebe und die lichtvolle Energie der Engel. Sie senden dir die heilsame Kraft der Engel, damit deine Seele in diesem Augenblick die unendliche liebevolle Energie und Unterstützung fühlt, von der sie nun ganz durchdrungen ist. Die aus der Kosmischen Heilapotheke zu dir kommende Frequenz der Engelliebe durchdringt deinen Körper. Sie durchdringt deine gesamte Aura und unterstützt dich gemeinsam mit deinen Schutzengeln, die sich in deiner unmittelbaren Nähe aufhalten.

Du spürst wieder die volle Anbindung an deine Engel, zu denen du vielleicht – und sei es nur teilweise – den Kontakt verloren hattest, und erfährst erneut den umfassenden Zugang.

Die Engelliebe ist wieder mit dir.

Die Liebe deiner Schutzengel ist vollständig in dir.

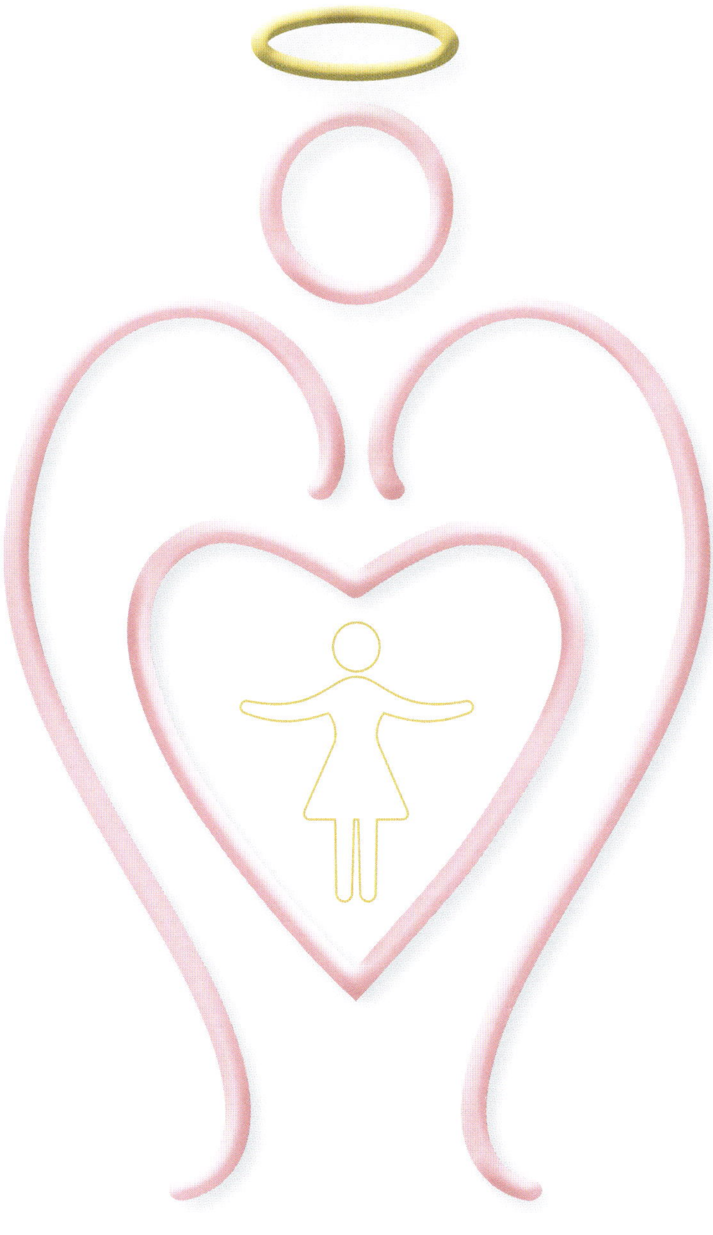

Aufruf von Pavlina

Die Engel der positiven Zukunft und ihre unendliche Liebe kommen gerne zu jedem menschlichen Wesen und verbinden sich mit dem Licht seiner Seele. Jedes menschliche Wesen erhält auf Wunsch sofort Hilfe von diesen wunderschönen Lichtwesen. Verbinden wir uns deshalb miteinander im Licht und in Herzensliebe. Segne dazu alle Menschen dieses Planeten. Rufe die wunderbaren Lichtwesen – die Engel der positiven Zukunft – zu dir, zu deiner Familie und allen Menschen, die du liebst. Ihre Engelliebe gibt dir Motivation, Kraft und Energie, um weiterzugehen und lichtvoll auf Erden zu wirken.

Lichtfrequenzen deiner positiven Zukunft

Wenn du diese Frequenzen in deine Gegenwart holen möchtest, atme tief und komme in die Ruhe. Lege deine Hände auf dein Herz.

Und dann sprich laut ...

Ich empfange jetzt und in diesem Raum die Lichtfrequenzen meiner positiven Zukunft. Ich integriere sie jetzt und in diesem Raum in mein gesamtes System. Zeit und Raum sind eins.
Meine Lichtwesen begleiten und beschützen mich.
Ich segne meine Zukunft. Ich segne mein Leben.
Ich segne mich selbst. Ich segne meine Lichtwesen.
Danke, danke, danke.

Fühle, wie dein Herz diese göttlichen Geschenke annimmt.

Fühle, wie dein Körper seine lichtvolle Energie anhebt.

Sei dir deines erhöhten Bewusstseins bewusst, das dich mit weiteren lichtvollen Räumen und Zeiten deiner Existenz verbindet.

Wenn du magst, kannst du jetzt mit den Engeln der positiven Zukunft in Kontakt treten. Mache es dir bequem und reibe die Handflächen aneinander, um deine Handchakren zu aktivieren. Dann lege die Hände auf dein Herz, die rechte über die linke, und sprich …

Ich trete hier und jetzt mit den Engeln meiner positiven Zukunft in Kontakt. Mein reines, durchleuchtetes Herz verbindet mich mit den Engeln der positiven Zukunft.
Ich bitte die Engel meiner positiven Zukunft um Frequenzen und Lichtinformationen, die mich mit meiner positiven, lichtvollen Zukunft verbinden.
Die Frequenzen und Informationen meiner positiven Zukunft strömen genau jetzt zu mir. Raum und Zeit sind eins.
Meine Seele, mein Geist und mein Körper empfangen alle Frequenzen und Lichtinformationen meiner positiven Zukunft. Die Räume und Zeiten meiner positiven Zukunft durchdringen meine jetzige Realität.
Die energetischen Abdrücke meiner positiven Zukunft kodieren sich in diesem Augenblick und diesem Raum in meine jetzige Realität.
In Dankbarkeit empfange ich alle Frequenzen und Lichtinformationen.
Danke, danke, danke.

Unterstützende Affirmation

Ich bin absolut mit der Liebe meiner Engel verbunden.
Meine Gesamtrealität ist erfüllt von der Liebe der Engel.
Ich trage die Engelliebe in meinem Herzen.

CD *Lichtbotschaften von den Plejaden 9* (Track 10: »Kontakt zu Engeln der positiven Zukunft«; mit Klängen von Sayama; Album auch als Download)

9 Farbfrequenzen zur Unterstützung deines physischen Herzens

Dein Herz empfängt Farbfrequenzen, damit es sich von alten, belastenden Emotionen befreien kann.

Die Intelligenz deines Herzens hat sich mit deiner Seele verbunden und beschlossen, sich belastender Emotionen aus der Vergangenheit zu entledigen, welche die spirituelle und physische Kraft deines Herzens binden. Deine Seele hat sich mit diesem kraftvollen Heilsymbol verbunden, das deinem Herzen hilft, sich endlich zu befreien.

Die Farbfrequenzen, die du hier siehst, befreien dein physisches Herz aber nicht nur von negativen Emotionen oder Sorgen, die in deinem täglichen Leben zu dir gekommen sind. Sie bringen auch die Frequenz der Vergebung mit, die soeben in Form von wunderschönem, rosa-goldenem Licht in dein Herzorgan einströmt. So kann es sich in diesem Augenblick befreien. Und alle Menschen und Wesen, mit denen du durch Nicht-Vergebung verbunden warst, befreien sich gleichzeitig mit dir. Ihr könnt jetzt in Freiheit sein, in Freiheit leben. Und während du das tief in dir spürst, dehnt sich die großartige, lichtvolle Farbfrequenz der Dankbarkeit in deinem Herzen und in deiner Seele, die fest mit deinem Herzen verbunden ist, immer weiter aus.

Die Wesen der Kosmischen Heilapotheke bringen dir die gelben und orangenen Frequenzen der Freude. Dein Herz und dein System ziehen das ganze Spektrum an Farben an, die sie gerade brauchen. Negative Emotionen und Belastungen werden in Freude umgewandelt.

Dein Herz strahlt so wunderschön, voller Lebenskraft und Vitalität. Die Lebenskraft deines Herzens dehnt sich in deinem ganzen Brustkorb aus. Du verspürst Glück und Leichtigkeit.

Deine Seele ist glücklich und von Licht erfüllt.

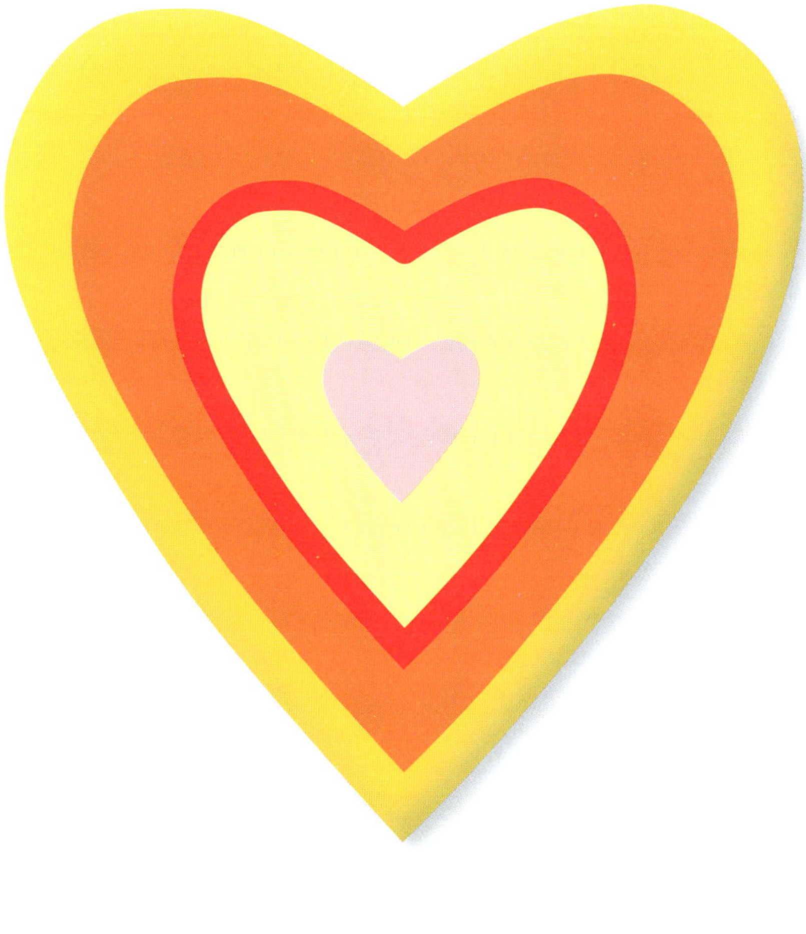

Kontaktaufnahme mit den kosmischen Farbwesen

Jede Farbe hat ihre eigene Frequenz, ihr eigenes Licht, ihre eigene Information, ihre eigenen kosmischen Töne und ihre eigenen geometrischen Formen. Jede Farbe unterstützt dich mit ihrer spezifischen, individuellen Wirkung, und jede Farbe hilft bei der Entstehung und Entwicklung neuer Lebensformen und neuer Existenzen.

Für jede Farbe sind kosmische Lichtwesen zuständig, die als lichtvolle Hüter wirken. Sie arbeiten wiederum mit Lichtwesen zusammen, die für die Planeten und ihre Bewohner zuständig sind. Wenn du eine Farbe gerade verstärkt benötigst, kannst du dich mit den Lichtwesen dieser Farbe verbinden und sie um Unterstützung bitten.

Mache es dir dazu bequem und atme tief. Lass dein Herz hell erstrahlen. Fühle Dankbarkeit in deinem Herzen. Sende einen Strahl der Absicht von deinem Herzen aus und verbinde dich im Hier und Jetzt mit dem kosmischen Wesen der von dir ausgewählten Farbe.

Sprich jetzt laut …

Die Dankbarkeit meines Herzens verbindet mich mit den Lichtwesen und der Intelligenz der kosmischen Farbe [und hier nennst du die Farbe deiner Wahl].
Ich bitte die Intelligenz und Frequenz der kosmischen Farbe [nenne sie], in mein System zu treten. Ich bitte die Intelligenz und Frequenz der kosmischen Farbe [nenne sie], in meinem System zu wirken und mir so Heilung und Regeneration zukommen zu lassen.
Mein Gesamtsystem empfängt im Hier und Jetzt die Intelligenz und Frequenz der kosmischen Farbe [nenne sie].
Mein Gesamtsystem ist an die göttliche Ordnung der Farben angebunden.
Danke, danke, danke.«

Du kannst die Frequenz dieser Wesen auch nutzen, indem du Kleidung in der Farbe trägst, die du momentan intuitiv besonders brauchst. Oder du programmierst Wasser mit der entsprechenden Farbe, das du dann schluckweise trinkt. Stelle dazu ein Glas Wasser für mindestens drei Minuten auf ein entsprechend gefärbtes Papier. Nach drei Minuten ist das Wasser von der Frequenz dieser Farbe ganz erfüllt.

Vergebung und Selbstvergebung

Vergebungen solltest du immer dann durchführen, wenn du mit jemandem eine unangenehme Situation hattest. Negative Bindungen lösen sich sehr schnell auf, wenn sie noch »frisch« sind und nicht so viel verdichtete und damit schwere Energie in sich tragen.

Für solche Gelegenheiten verwende diese Affirmation …

Ich vergebe dir. Vergib auch du mir. Ich vergebe mir selbst. Ich segne dich. Ich segne mich.
Du bist Liebe. Ich bin Liebe.
Ab jetzt sind wir beide frei.
Danke, danke, danke.

Unterstützende Affirmation

Mein Herz ist befreit.
Mein Herz ist glücklich und freudvoll.
Mein Herz ist voll von Lebenskraft und Vitalität.

CD *Freude* (Musik von Michael Reimann mit 396 Hertz und Channelings von Pavlina im Booklet; Album auch als Download)

CD *Lichtbotschaften von den Plejaden 10* (Track 4: »Kontaktaufnahme mit den kosmischen Farbwesen«; mit Klängen von Sayama; Album auch als Download)

10 Feinstoffliche Flüssigkeit für deine Ausscheidungsorgane

Wesen der Kosmischen Heilapotheke senden dir die Frequenz der feinstofflichen Flüssigkeiten.

Dieses wunderschöne Heilsymbol hilft deinen Organen, sich zu reinigen und Schadstoffe loszuwerden, die sich bei der Ausscheidung in ihnen festgesetzt haben. Es befreit sie von Toxinen und unterstützt sie in ihrer Funktion. Seine Frequenz kommt in Form einer feinstofflichen Flüssigkeit zu dir, die alle Organe und Systeme des Ausscheidungsapparates durchspült. Sie regt das natürliche Gleichgewicht deines Körpers an und hilft ihm, die Nahrung zu verarbeiten.

Alle Belastungen und Negativitäten jeder erdenklichen Art werden ausgeleitet, sobald diese Frequenz deinen Körper erfüllt. Sie bindet dich an die Dualität des Kosmos an, an den Wechsel von Werden und Vergehen, der mit jeder Verarbeitung eines Stoffes verbunden ist. Selbst deine vermeintlich feste Nahrung besteht aus Energie. Und nach dem Austritt aus deinem Körper wird sie wieder zu Energie. Die durch deinen Körper abgegebene Energie dient dem natürlichen Lauf der Dinge und ist ein Ausdruck für den Fluss des Lebens.

Die feinstoffliche Essenz, die gerade deine Organe und Ausscheidungssysteme unterstützt, ähnelt flüssigem Wasser – durchsichtig und klar. Sie bringt dir Leichtigkeit und ein Gefühl der Befreiung. Segne die Nahrung, die gerade deine Organe und Ausscheidungsorgane durchläuft. Bitte die Nahrung, so viele Vitamine, Minerale und Nährstoffe wie möglich in deinen Körper abzugeben. Bitte sie, in deinen Ausscheidungsorganen optimal für deinen Körper zu wirken und ihn voller Freude wieder zu verlassen. Die feinstoffliche Flüssigkeit trägt die positiven Stoffe durch dein ganzes System.

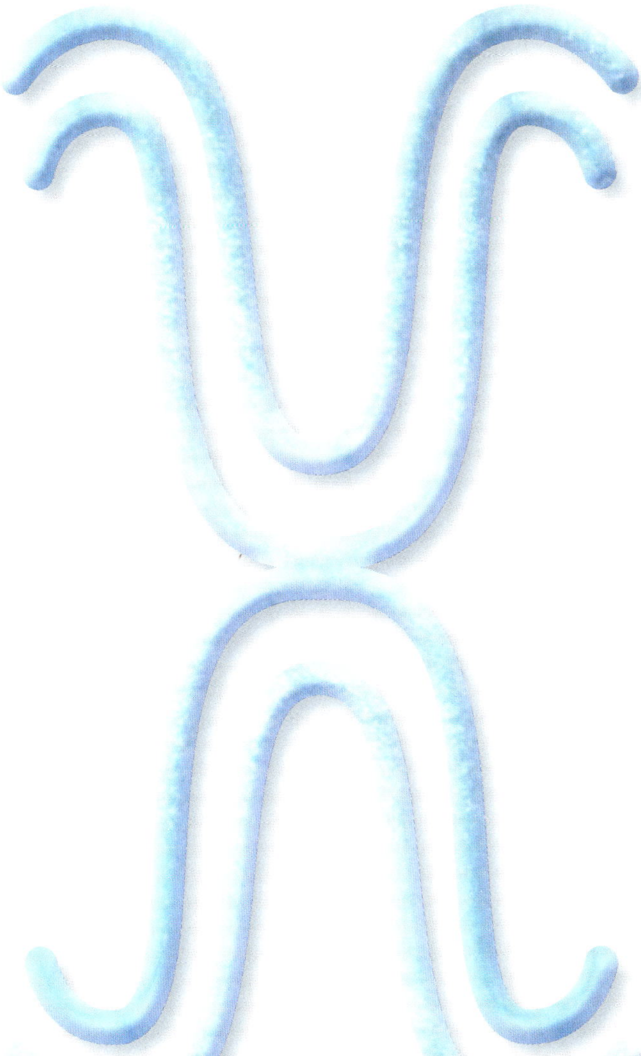

Und so erweist du deinem Körper Ehre, damit er seine Funktionen neu starten kann und dir voller Freude weiter dient. Sprich …

Ich ehre meinen Körper für seine Großartigkeit.
Ich entschuldige mich bei ihm dafür, dass ich sein Funktionieren für selbstverständlich genommen, seine Warnsignale oft missachtet und ihn in einen Zustand der Krankheit geführt habe.
So oft musste er mein Verhalten korrigieren.
Ich bedanke mich bei meinem Körper dafür, dass er mich durch diese Inkarnation begleitet, für seine absolute Hingabe und für sein präzises Arbeiten. Er bietet meiner Seele so ein wunderschönes Zuhause.
Ich bedanke mich bei ihm dafür, dass ich dank seiner existiere.
Meine Seele hat sich meinen Körper ausgesucht,
und durch ihn kann ich auf der Erde meinen lichtvollen Plan durchführen und Aktivitäten nachgehen,
die mir Vergnügen bereiten. Ich bedanke mich bei meiner Seele, dass sie genau diesen Körper ausgesucht hat.
Mein Körper ist mir eine Freude und erfüllt von Liebe..

Visualisiere in deinem Körper lebensgroß den Buchstaben **Y**. Heilendes Licht tritt von oben ein, und durch die Füße werden Negativitäten abgeleitet und in Licht transformiert – sie fließen in die Erde ab.

Und jetzt sprichst du laut …

Ich empfange dieses heilende Licht mit Freude und Dankbarkeit.
Ich segne meinen Körper auf allen Ebenen meines Seins.
Ich segne meine Seele auf allen Ebenen meines Seins.
Ich segne meinen Geist auf allen Ebenen meines Seins.

Dein Körper freut sich unglaublich über deine Worte und bindet sich dadurch frequenzmäßig voller Liebe und Glück an die Lichtwelt an.

Anmerkung von Pavlina

Wenn deine Ausscheidungsorgane dir Probleme bereiten, frage deinen Körper, welcher Bereich genau betroffen ist. Dann nimm mit diesem Bereich geistig Kontakt auf. Vielleicht möchtest du mit dem Körperteil sprechen und ihm per Hand oder auch visuell Energie zuführen? Hat der Bereich eine Botschaft für dich? Was kannst du für seine Heilung tun? Wie kannst du dein Bewusstsein für diesen Bereich entwickeln? Empfange alle Informationen in Dankbarkeit und handle danach.

Tipp! Du kannst auch Erzengel Gabriel um Unterstützung bitten. Unter den Erzengeln ist er für das Wasser auf deiner Welt zuständig und kümmert sich gerne um eine möglichst hohe Qualität. Er energetisiert die Flüssigkeiten in deinem Körper. Das macht ihn für dich zu einem der wichtigsten Lichtwesen, denn so aktiviert er die lichtvollen Informationen der menschlichen DNA, die bei dir zur Heilung, Reinigung und Regeneration führen. Durch seine auf das Wasser bezogene Energie ist er in der Zeit der Schwangerschaft auch bei Ungeborenen präsent und überträgt seine Energie auf das Fruchtwasser des Kindes.

Unterstützende Affirmation

Mein Körper befindet sich im natürlichen
Kreislauf des Lebens.
Mein Körper nimmt die Nahrung optimal auf.
Mein Körper gibt die Nahrung optimal ab.

CD *Kolloidales Gold* (Musik von Michael Reimann mit 432 Hertz und Anleitungen im Booklet; Album auch als Download)

CD *Leber Aktivierung* (Musik von Michael Reimann mit 528 Hertz und Channelings von Pavlina im Booklet; Album auch als Download)

CD *Lichtbotschaften von den Plejaden 4* (Track 6: »Sprich mit den Organen deines Körpers«; mit Klängen von Sayama; Album auch als Download)

11 Frequenz der Dankbarkeit zur Aktivierung des Heiligen Raums in deinem Herzen

Diese Heilfrequenz verbindet dich mit deiner äußeren und inneren Lichtwelt.

Du bist schon ein großes Stück deines irdischen Weges gegangen. Du hast Erfahrungen gesammelt und dein spirituelles Bewusstsein entwickelt. Auf der Erde bist du nicht zum ersten Mal. Du bist ein Reisender in Zeit und Raum. Nun ist die Zeit für die Aktivierung und Öffnung der Bewusstseinsräume deines Herzens gekommen.

Deine Schutzengel, deine Ahnen und die Wesen der Kosmischen Heilapotheke senden dir gerade ihre Dankbarkeit für die Entscheidung, die du mit der Wahl dieses Symbols getroffen hast. Du möchtest den Heiligen Raum in deinem Herzen weiter für dich erschließen und seine Möglichkeiten aktivieren. Sie bereiten dein Herz auf den Empfang von Frequenzen vor, die jetzt zu dir zu strömen beginnen.

Dankbarkeit ist die Voraussetzung für die Aktivierung und Öffnung des Heiligen Raums in deinem Herzen. Ohne sie kann es keine Kommunikation mit Lichtwesen geben. Frequenzen von Dankbarkeit und Liebe fließen soeben zu deinem Herzen und bereiten es auf die Verbindung mit der kosmischen Lichtwelt vor. Auf diese Weise kannst du dich in jedem Augenblick deines Seins an dein eigenes Wissen anbinden, das du tief in dir trägst. Dadurch wirst du immer mehr nach deiner Intuition und deiner weisen Abwägung handeln.

Dein reines Herz ist der Schlüssel für den Einstieg in höhere Bewusstseinsdimensionen. Es ist der Schlüssel zu dir selbst. Dein reines Herz ist der Mittelpunkt des Universums. Du bist der Mittelpunkt des Universums. Das Universum befindet sich stets in dir.

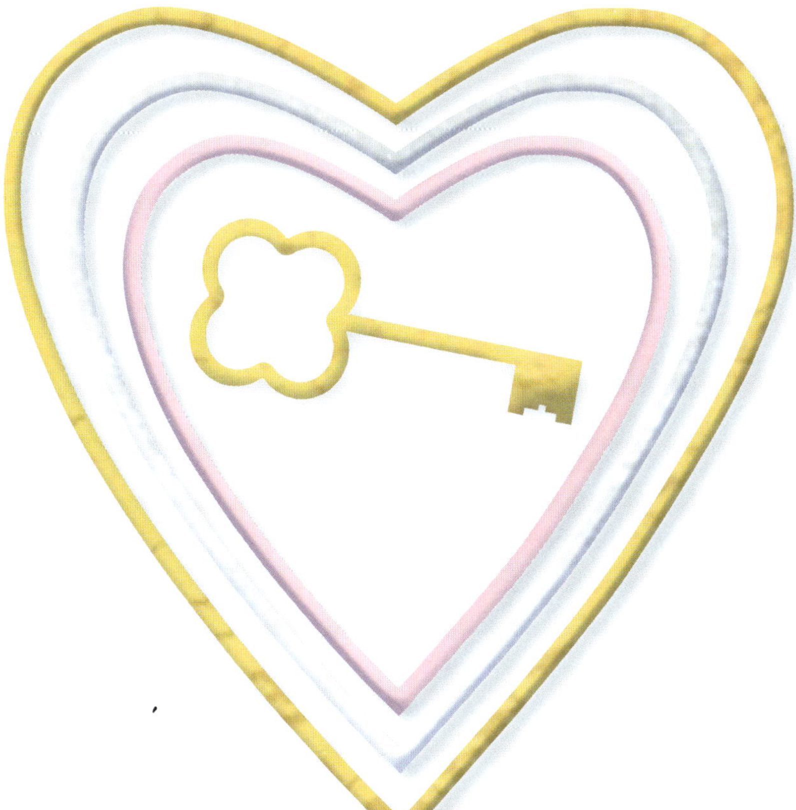

Der Heilige Raum des Herzens ist der Schlüssel zu Allem

Dein HERZ ist ein Portal. Es ist das Tor zur göttlichen Quelle. Die göttliche Quelle befindet sich im Heiligen Raum deines Herzens, und gleichzeitig damit befindet sich im Heiligen Raum deines Herzens das ganze unendliche Geschehen des unendlichen Universums.

Dein Herz verbindet dich mit allem, was es gibt, wahrhaftig allem. Es verbindet dich mit allen Wesenheiten und Welten. Man könnte sagen, dass du der Mittelpunkt des Universums bist, weil in deinem Herzen der Heilige Raum ist – dein Zugang zur göttlichen Quelle.

Der Heilige Herzensraum ist *physisch* in deinem Herzen vorhanden. Es ist ein vier Millimeter großer Bereich, der sich an der Hinterwand des rechten Vorhofs befindet, wo das sauerstoffarme Blut der Venen, das ins Herz einfließt, mit Sauerstoff und Energie angereichert wird. Diese Energie kommt aus dem stark energetisierten Heiligen Raum deines Herzens, der vom sogenannten Sinusknoten umschlossen ist.

Den Heiligen Herzensraum haben wir schon oft erwähnt. Durch ihn erreichst du das Bewusstsein der göttlichen Quelle. Dieser physisch sehr kleine Raum führt dich zu den unendlichen Eigenschaften und Möglichkeiten der göttlichen Quelle, denn dort, im Heiligen Raum deines Herzens, befindet sich ein Feld freier Energie, und sie verbindet dich mit der freien Energie des unendlichen Universums.

Der Heilige Raum deines Herzens enthält auch den Zugang zu deinem ureigenen Wissen und deinem Bewusstsein und verbindet dich mit der Lichtwelt, von der du umgeben bist. Wenn deine positiven, reinen Gedanken sich mit dem Heiligen Herzensraum und der darin enthaltenen freien Energie verbinden, wird es dir möglich, deine Vorstellungen und Wünsche als eine Realität *zu manifestieren*.

Der Heilige Raum deines Herzens steht dir jederzeit zur Verfügung. Er wird vor allem durch Dankbarkeit und die Reinheit deiner Gedanken aktiviert. Dankbarkeit verbindet dich mit den Lichtwesen. Sie verbindet dich mit allem Lichtvollen und Liebevollen, mit dem Göttlichen.

Herzöffnung durch Liebe

Verbinde dich jederzeit mit der Liebe der göttlichen Quelle, mit der Liebe aller Lichtwesen, mit der Liebe aller liebevollen Wesen und mit der Liebe, die du selbst in deinem Herzen trägst.

Sprich dazu die folgenden Worte sehr bewusst aus. Mit jedem Wort, das du sprichst, fühlst du tiefer, wie die Liebe in dir und die Liebe, die dir entströmt, sich in alle Räume deines Lebens und Seins ausdehnt und dich mit allem, was für dich wesentlich ist, verbindet …

Ich bin die Liebe der göttlichen Quelle.
Ich bin unendliche Liebe, verbunden mit allem Liebevollen.
Die Liebe meines Herzens verbindet mich mit allem Göttlichen.
Die Liebe meines Herzens verbindet mich mit allem Lichtvollen.
ICH BIN LIEBE. ICH BIN LIEBE. ICH BIN LIEBE.

Unterstützende Affirmation

Der Heilige Raum meines Herzens verbindet mich
mit den Räumen und Informationen der göttlichen Quelle.
Der Heilige Raum meines Herzens verbindet mich
mit den Informationen meines inneren Wissens.
Der Heilige Raum meines Herzens ist der Mittelpunkt
des Universums.

CD *Channeln lernen unter Einbeziehung der fünften Herzkammer* (Audio-Kurs mit geführten Meditationen von Pavlina und Klängen von Sayama; Album auch als Download)

CD *Lebe im Licht deines Herzens* von Drunvalo Melchizedek & Daniel Mitel (Meditative Zugänge in dein Herz mit einem Nachwort von Pavlina; Album auch als Download)

CD *Herzöffnung* (Musik von Michael Reimann mit 639 Hertz und Channelings von Pavlina im Booklet; Album auch als Download)

CD *Lichtbotschaften von den Plejaden 7* (Track 2: »Erhöhung des Lichts in deinem Herzen«; mit Klängen von Sayama; Album auch als Download)

12 Frequenz der Göttlichen Liebe

Die Schwingung der Göttlichen Liebe bringt allen Systemen deines Lebens und deines Seins Heilung.

Du bist ein Kind der unendlichen göttlichen Quelle, wie jeder Mensch auf Erden, und deine göttliche Essenz möchte sich wieder an die liebevolle göttliche Quelle anbinden. Sie möchte ihre liebevolle heilsame Kraft und zugleich ihre reinste Schwingung spüren.

Aber noch immer überlappen sich in deiner Wahrnehmung die dritte und die fünfte Bewusstseinsdimension. Du merkst es daran, dass du manchmal das Gefühl für die irdische Zeit verlierst und dir alles unwirklich erscheint. Du nimmst beide Realitäten in stetem Wechsel wahr und fühlst doch deutlicher als früher, wie sich wahre Liebe, bedingungslose Liebe anfühlt, Liebe zwischen Menschen und Liebe, die aus der Lichtwelt zu dir strömt. Das zeigt, dass du feinstofflicher geworden bist, du wirst zu einem wahren menschlichen Wesen – einem Wesen der Liebe und Freude, einem Wesen der fünften Dimension.

Die Lichtwesen der göttlichen Quelle, die mit diesem Heilsymbol in Verbindung stehen, führen dir die höchste Frequenz zu, das Licht und die Informationen der Göttlichen Liebe. Diese reinste und erfüllendste von allen Frequenzen bringt dir Heilung und eine stetige Anbindung an die göttliche Quelle, denn sie enthält die Schwingung der bedingungslosen Liebe, die in der Lage ist, alle Räume und Zeiten deiner gesamten Realität in die göttliche Ordnung zurückzuführen.

Deine Seele sehnt sich nach Liebe. Dein Geist sehnt sich nach Liebe. Dein Körper sehnt sich nach Liebe, und die Liebe der göttlichen Quelle heilt in dir all das, was sich nach Liebe sehnt. Liebe heilt, Liebe verbindet. Liebe ist die reinste und zugleich mächtigste Größe, die es überhaupt gibt. Sie verleiht allem, was sich in diesem unendlichen Geschehen befindet, einen Sinn und haucht allem Leben ein.

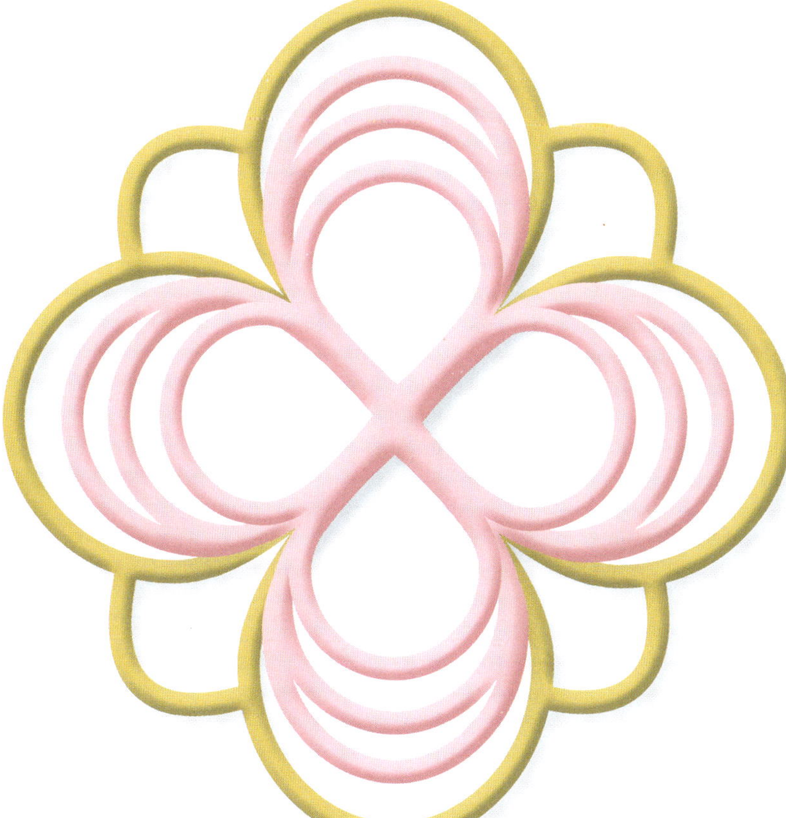

Arbeit am Herzchakra – reine Liebe!

Atme tief. Konzentriere dich auf dein Herz. Stelle dir vor, dass sich im Inneren eine winzige, goldene Lichtkugel befindet. Sie beginnt ihr Licht auszudehnen. Sie füllt mit diesem Licht alle Räume deines Herzens und durchleuchtet sie. Das Muskelgewebe durchleuchtet sie, die Arterien und Venen. Sie durchleuchtet jede Zelle, die sich in deinem Herzorgan befindet. Dein ganzes Herz strahlt wunderschön.

Visualisiere nun vor deinem Herzen die Zahlenreihe **8787**. Sie steht für die reinste Essenz der Menschheit. Visualisiere, wie sie mit ihrer klaren Energie in dein Herz hineinfließt und dich mit dem goldenen Licht verbindet, das du in deinem Herzen hast entstehen lassen.

Und jetzt visualisiere, dass aus deinem Herzen ein Lichtstrahl austritt, der dich mit der Sonne verbindet. Dein Lichtstrahl fließt weiter zur galaktischen Zentralsonne. Und nach dieser Verbindung gehst du mit deinem Lichtstrahl noch höher, bis zur göttlichen Quelle.

Du verspürst reine Liebe, Dankbarkeit und höhere Weisheit.

Und dann sprichst du …

»Ich bin kraft meines Herzens mit der göttlichen Quelle verbunden. Die reinste Essenz meines Herzens verbindet mich mit der reinsten Essenz der göttlichen Energie und Liebe.
Die Liebe der göttlichen Quelle verbindet
mich mit der Selbstliebe.
Ich segne meine Selbstliebe.
Ich segne das Licht in meinem Herzen.
Ich segne mein Leben.
Ich segne meine Existenz.
8787. 8787. 8787.«

Ruhe, Frieden und Reinheit breiten sich in deinem Herzen und in deiner Seele aus. Fühle die Dankbarkeit in deinem Herzen.

Nun trennst du dich langsam wieder von der göttlichen Quelle. Deine Absicht reicht aus. Dein Herz erstrahlt weiter und ist voller Licht.

Atme tief und fühle die göttliche Liebe in dir.

Und wenn du möchtest, sprich jetzt …

Ich segne die göttliche Liebe in mir.
Ich segne die Liebe zu mir selbst.
Meine Selbstliebe verbindet mich mit der göttlichen Liebe.
Ich bestätige die Liebe zu mir.
Ich bin Liebe. Ich bin Licht.
Ich bin die reinste Essenz.
Jetzt und in diesem Raum.
Danke, danke, danke.

Lass diese Worte deine Seele durchdringen. Erlebe Gefühle, die du noch nie erlebt hast. Deine Aura, deine Seele und dein Herz werden mit der Kraft der göttlichen bedingungslosen Liebe durchleuchtet.

Unterstützende Affirmation

Die lichtvolle Schwingung der göttlichen Liebe heilt
alle Systeme meines Seins und meines Lebens.
Die lichtvolle Schwingung der göttlichen Liebe aktiviert
meine Anbindung an die Liebe der göttlichen Quelle.
Ich BIN göttliche Liebe.

CD *Lichtbotschaften von den Plejaden 2* (Track 2: »Anbindung an deine ursprüngliche göttliche Essenz«; mit Klängen von Sayama; Album auch als Download)

CD *Lichtbotschaften von den Plejaden 10* (Track 2: »Herzöffnung durch die Affirmation der Liebe«; mit Klängen von Sayama; Album auch als Download)

13 Frequenz zur Heilung deiner Seele

Frequenzen und Essenzen der Kosmischen Heilapotheke, die deine Seele unterstützen, strömen genau jetzt zu dir.

In dieser Zeit der Erneuerung meldet sich alles zu Wort, was nicht in liebevoller Frequenz schwingt, und möchte gesehen, geheilt und in Lichtenergie transformiert werden. Das betrifft auch deine Emotionen. Deine Seele hat Emotionen gespeichert, die nicht mehr deinem höheren Plan und deiner höheren Führung dienen.

Wahrscheinlich hast du in deinem Leben viele negative Situationen erlebt, die dich gelehrt haben, dank der dabei entstandenen Emotionen dich selbst und andere besser zu verstehen.

Nun ist es aber an der Zeit, diese in deinem System gebliebenen Emotionen den Händen der göttlichen Führung zu übergeben. Es ist an der Zeit, dich von ihnen zu verabschieden, sie zu segnen und ihnen zu erlauben, sich im Licht der kosmischen Welt aufzulösen.

Deine belastenden Emotionen können dich verlassen und in die Räume der kosmischen Lichtdimensionen davonziehen. Die Frequenzen des Heilsymbols, das du hier siehst, helfen dir dabei. Sie helfen dir, die Emotionen mit dem größten Respekt und in tiefer Dankbarkeit zu neutralisieren und zu transformieren. Gleichzeitig senden die lichtvollen Wesen der Kosmischen Heilapotheke dir zur Unterstützung und zur Heilung deiner Seele die Frequenz der göttlichen Liebe.

Damit deine Energiearbeit ein optimales Ergebnis erzielt, bitte deine Lichtbegleiter zusätzlich noch, dass sie sich mit deiner Seele verbinden und sie auf allen Ebenen deines Seins segnen. Bitte deine Lichtbegleiter, auch alle deine Seelenanteile zu segnen, die zu dem multidimensionalen Wesen gehören, das dir immer bewusster wird. Dadurch werden alle deine Seelenanteile, die sich in verschiedenen Zeiten und Räumen deiner unterschiedlichen Realität befinden, ebenfalls gesegnet.

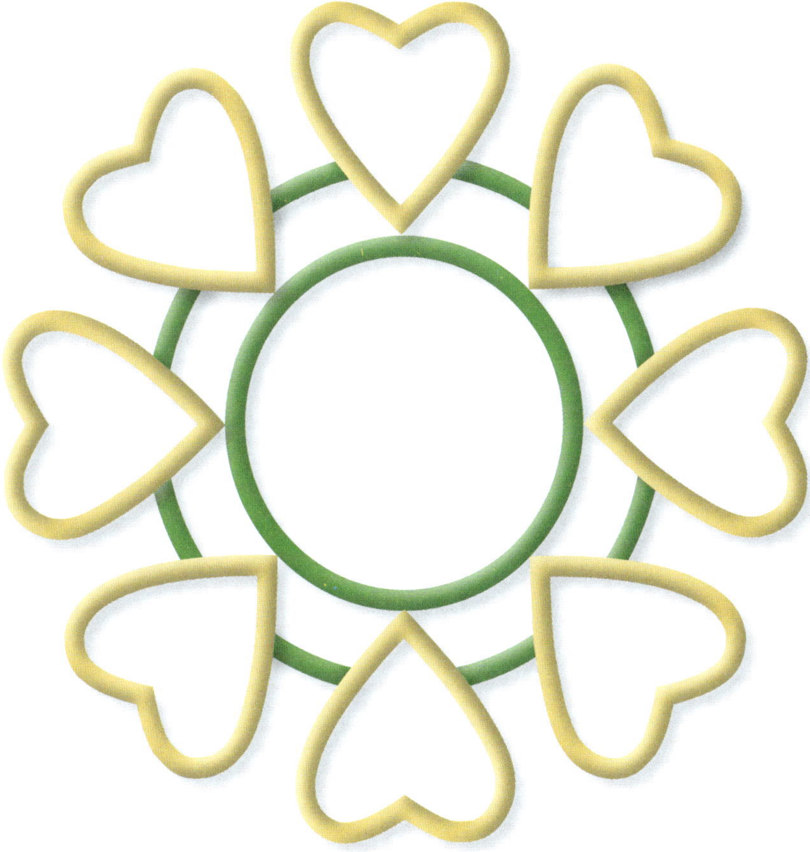

Loslassen von Belastungen aus dem System deiner Seele

Wenn du jetzt und in diesem Raum künstlich einkodierte Belastungen, Visionen und Programme loswerden möchtest, nimm ein Blatt grünes Papier zur Hand und schreibe darauf oben in goldener Farbe die Zahlenreihe **57819**. Sie öffnet die Zeiten und Räume, die für deine Heilung erforderlich sind. Die goldene Farbe wandelt negative Programme, Visionen und Belastungen im System deiner Seele um, das Grün trägt die Schwingung zur Heilung der Seele in sich.

Schreibe unter diese Zahlenreihe in goldener Farbe …

Ich [dein Vorname] trete hier und jetzt mit meiner Seele
in Kontakt. Meine Absicht ist rein und klar.
Du, meine Seele, gib bitte alle Negativitäten und Programme,
die dich belasten, ab.
In allen Zeiten und in allen Räumen meiner Realität.
Ich [dein Vorname] erlaube es dir.
Ich bin fest entschlossen, mich zu reinigen, zu heilen
und an die kosmische Freiheit anzubinden.
Ich segne dich. Ich liebe dich.
Danke, danke, danke.

Betrachte die goldene Zahlenreihe **57819** auf dem grünen Blatt vor dir drei Minuten lang. Deine Augen sind die Tore zu deiner Seele, und deine Seele kann sich durch das Grün umprogrammieren und heilen. Deine Seele gibt allmählich fehlerhafte Programme ab. Sprich anschließend die Affirmation sehr bewusst drei Mal hintereinander.

Und fühle bei dieser Arbeit tiefe Dankbarkeit in deinem Herzen. Dankbarkeit öffnet den Heiligen Raum deines Herzens und verbindet dich mit deinen Lichtwesen und der göttlichen Quelle.

Wenn du dich auf Dankbarkeit einstimmen möchtest, sprich nach der Übung zusätzlich noch diese Affirmation …

Dankbarkeit und lichtvolle Liebe öffnen und aktivieren
den Heiligen Raum in meinem Herzen.
Der Heilige Raum in meinem Herzen verbindet mich
mit allen liebevollen, lichtvollen und positiven
Frequenzen der göttlichen Quelle.
Der Heilige Raum in meinem Herzen verbindet mich
mit meinem eigenen Wissen.
Dankbarkeit ist in meinem Herzen, in meiner Seele,
in meinem Geist und in meinem ganzen Sein.
Ich BIN Dankbarkeit.
Danke, danke, danke.

Unterstützende Affirmation

Meine Seele befreit sich genau jetzt.
Alle Systeme meiner Seele sind gesegnet.
Alle Systeme meiner Seele sind von göttlicher Liebe erfüllt.
Ich BIN göttliche Liebe.

Deine Seele hat sich schon lange gewünscht, zu ihrer Vollkommenheit zurückzukehren. Sie hat sich gewünscht, ihre ursprüngliche göttliche Größe wiederzuerlangen und sich absolut mit deinem Herzen zu verbinden. Jetzt lässt sie ihr göttliches Licht in jedem Augenblick deines Seins erstrahlen. Du bist mit der göttlichen Quelle verbunden.

CD *Neuanbindung der Seele und Rückholung verlorener Anteile* (Audio-Heilkurs mit geführten Meditationen von Pavlina und Klängen von Sayama; Album auch als Download)

CD *Lichtbotschaften von den Plejaden 5* (Track 1: »Rückholung deiner verlorenen Seelenanteile«; mit Klängen von Sayama; Album auch als Download)

14 Frequenz zur Heilung deines Geistes

Farben erreichen deinen Geist, die belastende Gedanken und Gedankenprogramme reinigen und befreien.

Vielleicht ist dir nicht bewusst, dass negative Gedanken niedrig schwingende Frequenzen sind, die Frequenzen ähnlicher Schwingung an sich binden. Vielleicht ist dir nicht bewusst, dass niedrig schwingende Gedanken dich mit einer Vergangenheit verbinden, mit bestimmten Menschen oder Situationen, die du schon längst verlassen wolltest. Alles, was dunkel ist und niedrig schwingt, zieht weitere dunkle und niedrig schwingende Negativitäten und Elemente an.

In dieser Zeit des Übergangs in höhere Bewusstseinsdimensionen entledigt sich der Geist des Menschen aller niedrig schwingenden Räume, Dimensionen und Zeiten der manipulierten Vergangenheit. Er entledigt sich der vielen Lügen und Illusionen, in die die Menschheit getaucht worden ist. Dein Geist möchte gemeinsam mit deinem Körper und deiner Seele jetzt in die Räume des hochfrequenten Lichts und der Liebe vorrücken und deren Resonanz leben. Eine Reinigung der Gedanken von belastenden Programmen ist deshalb unbedingt notwendig. Die befreiten Gedanken, die dein System verlassen, werden dann durch die Kraft des kosmischen Lichts transformiert.

Die reinen, klaren Gedanken, die bei dir bleiben, verbinden dich mit den höheren Bewusstseinssystemen und ihren Lichtwesen. Die Farben des Symbols reinigen dich für eine positive Resonanz. Dein System erstrahlt rot, wenn du die Absicht hast, etwas zu visualisieren oder zu manifestieren. Rot lässt deine Gedanken zur Realität werden und hilft deinem Geist, sich von negativen Programmen zu befreien. Gelb verbindet dich mit deiner Intuition, und es unterstützt auch die Entwicklung deiner DNA. Kinder lieben diese Farbe, weil sie sie an die Freude erinnert, von der die göttliche Quelle erfüllt ist.

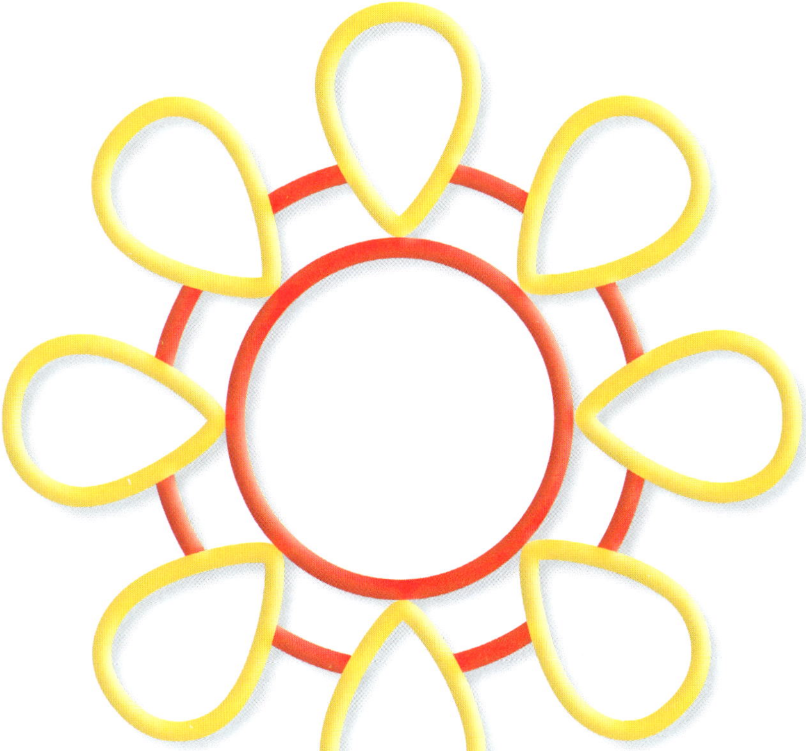

Loslassen von Belastungen aus dem System deines Geistes

Verwende für die Umprogrammierung deines Geistes auf das Positive ein rotes Blatt Papier. An den oberen Rand schreibst du in goldener Farbe die Zahlenreihe **57819**. Sie öffnet die Zeiten und Räume, die für deine Heilung erforderlich sind. Die goldene Farbe wandelt negative Programme, Visionen und Belastungen im System deines Geistes um, während die Schwingung von Rot fehlerhafte Programme neutralisiert. Es spielt dabei keine Rolle, welchen Rotton du verwendest.

Schreibe unter diese Zahlenreihe in goldener Farbe …

Ich [dein Vorname] trete hier und jetzt mit meinem Geist in Kontakt. Meine Absicht ist rein und klar.
Du, mein Geist, gib bitte alle Negativitäten und Programme, die dich belasten, ab.
In allen Zeiten und in allen Räumen meiner Realität.
Ich [dein Vorname] erlaube es dir.
Ich bin fest entschlossen, mich zu reinigen, zu heilen und an die kosmische Freiheit anzubinden.
Ich segne dich. Ich liebe dich.
Danke, danke, danke.

Betrachte die goldene Zahlenreihe **57819** auf dem roten Blatt vor dir drei Minuten lang. Deine Augen sind die Tore zu deiner Seele, und deine Seele reicht die Informationen an deinen Geist weiter, der sich durch das Rot heilen und fehlerhafte Programme abgeben kann. Sprich danach die Affirmation sehr bewusst drei Mal hintereinander.

Tipp! Den Prozess der Umprogrammierung auf das Positive kannst du unterstützen, indem du negative Gedanken, die zu dir kommen, segnest. Jede Segnung bringt dir sofort Heilung und Befreiung.

Channeling der Plejader

Ihr dürft euer menschliches Denken und Handeln verändern. Verbindet euch mit uns. Wir werden euch hören. Wir empfangen die Schwingungen eines jedes menschlichen Wesens, das sich mit uns verbinden will. Wenn wir sehen, dass er oder sie bereit ist, beginnen wir, mit ihm oder ihr zusammenzuarbeiten, zunächst auf der Basis des Geistes und der ätherischen Energie. Wir schicken diesem Menschen heilende Energien und für ihn zuständige Lichtwesen zur Ermöglichung der höheren Anbindung an die Lichtwelt und an unsere Welt.

Unterstützende Affirmation I

Ich segne alle meine Gedanken und Gedankenprogramme. Ich segne alle Räume, Zeiten und Dimensionen meiner Realität. Mein Geist ist frei und mit der kosmischen Freiheit verbunden. Ich bin frei, rein und voller Freude.

Unterstützende Affirmation II

Ich segne meine innere Welt. Ich segne meine äußere Welt. Jede Segnung bringt mir lichtvolle Heilung und verändert meine Realität zum Positiven. Meine innere und meine äußere Welt erfahren wieder Harmonie.

CD *Lichtbotschaften von den Plejaden 3* (Track 3: »Positive Umprogrammierung deiner Informationsfelder«; mit Klängen von Sayama; Album auch als Download)

CD *Lichtbotschaften von den Plejaden 4* (Track 5: »Erhöhter Photonenstrom durch Segen«; mit Klängen von Sayama; Album auch als Download)

CD *Lichtbotschaften von den Plejaden 6* (Track 6: »Transformation von negativen Grundinformationen«; mit Klängen von Sayama; Album auch als Download)

CD *Lichtbotschaften von den Plejaden 10* (Track 3: »Umprogrammierung deines Herzens auf Freude«; mit Klängen von Sayama; Album auch als Download)

15 Heilfrequenz für dein Lymphsystem

Diese Frequenz bringt dir eine reinigende und heilsame Schwingung für dein Lymphsystem.

Die Frequenz, die gerade aus dem energetischen Feld der kosmischen Liebe zu dir kommt, wie auch die Symbolik dieser Abbildung erinnern dich daran, dass deine Lymphe Unterstützung brauchen. Die Lymphe sind ein Reinigungssystem, das deinen gesamten Körper durchzieht, und wie Flüsse in der Natur eine natürliche Reinigung von Mutter Erde durchführen, so entsorgt in deinem Körper dein Lymphsystem jegliche Krankheitserreger, Bakterien und Fremdkörper.

Die natürliche Bestimmung der Lymphe sieht vor, dich zu entlasten und dir Leichtigkeit zu verschaffen, damit deine ganzen Körperprozesse störungsfrei ablaufen können. In diesem Augenblick aber brauchen deine Lymphe Hilfe, damit der Fluss des Lebens in deinem Körper wieder strömen und alles abtransportieren kann, was nicht in deinen Körper gehört. Vielleicht erlebst du gerade eine gewisse Stagnation, die sich als Stau in deinem Körper äußert. Vielleicht hast du das Gefühl, dass du die »Gifte« der Außenwelt einfach nicht loswerden kannst. Vielleicht verspürst du auch einen wachsenden Druck, weil der Fluss deines Lebens nicht nach deinen Vorstellungen verläuft. Oder die weit verbreitete Frequenz der Angst in deiner Gesellschaft hat dein Halschakra blockiert oder verunreinigt und auf diese Weise deine Lymphe und Drüsen geschwächt. Der Mensch empfindet dann vermehrt Hoffnungslosigkeit und verliert Kraft für die Zukunft.

Die Frequenz dieses Symbols hilft nicht nur deinem Lymphsystem, sich zu reinigen, sie unterstützt auch den natürlichen Kreislauf deines Lebens. Sie hilft dir, das Gift deiner Gedanken loszuwerden und neu zu beginnen. Dein Handeln und der Fluss deines Lebens können wieder aktiviert werden, und deine Lymphe werden gestärkt.

Loslassen von Belastungen aus dem System deines Körpers

Wenn du jetzt und in diesem Raum deiner Lymphe kosmische Energien zukommen lassen möchtest, damit sie wieder störungsfrei funktioniert, verwende dafür diese Übung zur positiven Umprogrammierung deines Körpers. Nimm ein weißes Blatt Papier zur Hand und schreibe darauf oben in goldener Farbe die Zahlenreihe **57819**. Sie öffnet die Zeiten und Räume, die für deine Heilung erforderlich sind. Die goldene Farbe wandelt alle negativen Programme, Visionen und Belastungen im System deines Körpers um, während die Schwingung der weißen Farbe deinem Körper hilft, einkodierte Belastungen aufzulösen.

Schreibe unter diese Zahlenreihe in goldener Farbe …

Ich [dein Vorname] trete im Hier und Jetzt mit der Intelligenz meines Körpers in Kontakt.
Meine Absicht ist rein und klar.
Du, mein Körper, gib bitte alle Negativitäten und Programme, die dich belasten, ab.
In allen Zeiten und in allen Räumen meiner Realität.
Reinige mein geliebtes Lymphsystem.
Unterstütze seinen natürlichen Kreislauf.
Ich [dein Vorname] erlaube es dir.
Ich bin fest entschlossen, mich zu reinigen, zu heilen und an die kosmische Freiheit anzubinden.
Ich segne dich. Ich liebe dich.
Danke, danke, danke.

Betrachte die goldene Zahlenreihe **57819** auf dem weißen Blatt vor dir drei Minuten lang. Deine Augen, mit denen du das Weiß wahrnimmst, verbinden dich mit der Intelligenz deines Körpers. Sprich danach diese Affirmation sehr bewusst drei Mal hintereinander.

Reinigung deines Halschakras

Stelle dir vor und hinter deinem Halschakra die Zahlenreihe **8787** vor. Sie steht für die reinste Essenz der Menschheit. Stelle sie dir in metallisch goldener Farbe vor. Sie verbindet dich mit der Kosmischen Heilapotheke und ihrem unendlichen Wissen. Sie verbindet dich auch mit dem Kolloidalen Gold, das sich IN DIR befindet.

Metallisch goldene Farbe kann belastende Gedankenmuster neutralisieren, die dein Halschakra aufgenommen hat. Das Kolloidale Gold IN DIR hilft dir dabei, die Energiebahnen, die durch deinen Körper verlaufen, durchgängig zu machen und zu aktivieren.

Es bringt dir Vitalität und regeneriert Körper, Seele und Geist.

Stelle dir deshalb die Zahlenreihe in metallisch goldener Farbe vor.

Lasse die Heilfrequenz dieser Zahlenreihe auf dich wirken.

8787. 8787. 8787.

Und dann durchleuchte dein Halschakra mit klarem azurblauem Licht und stelle dir vor, dass sich in deinem Halschakra ein wunderschöner durchsichtiger hellblauer Kristall befindet.

Sende die Liebe deines Herzens dorthin aus.

Segne dein Halschakra und segne dich selbst auf allen Ebenen deines Seins. Lasse dir Zeit und die Energie fließen …

Unterstützende Affirmation

Alle Systeme meines Körpers und meines Lebens
geben alles ab, was nicht zu ihnen gehört.
In jedem Augenblick meines Lebens und meines Seins
fließt der Fluss des Lebens durch mich.
Ich bin an den natürlichen Fluss des Kosmos angebunden.

CD *Lichtbotschaften von den Plejaden 6* (Track 5: »Rückkehr der Gesundheit deines physischen Körpers«; mit Klängen von Sayama; Album auch als Download)

16 Heilfrequenz für deine Drüsen

Diese Frequenz hilft dir, die Funktion deiner Drüsen zu reinigen und ihr Zusammenspiel neu zu starten.

Die meisten Menschen haben in der Vergangenheit negative Erfahrungen gemacht, die so lange ihr System belasteten, dass es sich auf die Funktion ihrer Drüsen auswirkte. Das geschah oft unmerklich. Drüsen sind Organe, deren Aufgabe darin besteht, Stoffe zu erzeugen, die anderswo im Körper Verwendung finden. Aber Gifte aus der Luft oder aus Nahrungsmitteln können auf die Erzeugung der Stoffe, die in den Drüsen entstehen, Einfluss nehmen. Sie lassen manche Drüsen sogar verkümmern, wodurch sie ihrer natürlichen Aufgabe, die Körperprozesse zu lenken, nicht mehr richtig nachkommen können. Gleichzeitig werden sie auf diese Weise von ihrer spirituellen Aufgabe abgetrennt, Informationen aus der Lichtwelt zu empfangen.

Mit diesem Symbol kommt eine Frequenz zu dir, die dir hilft, deine Drüsen zu reinigen, zu heilen und ihre ursprüngliche Funktion zu reaktivieren. Dein Körper und deine Sinne können dann neu starten. Deine Drüsen können wieder vollwertige Bestandteile deines Systems werden. Dein Körper kann sich an seine Langlebigkeit erinnern.

Vielleicht hattest du schon länger das Gefühl, dass dein Körper nicht mehr so funktioniert, wie er eigentlich sollte. Du hast vielleicht den Eindruck, dass er nicht ganz in seiner Kraft ist, obwohl deine Organe keinerlei Krankheiten aufweisen. Das könnte daran liegen, dass die Funktionen deiner Drüsen negativ beeinflusst wurden. Aber dieses Heilsymbol bringt dir gerade reinigende Frequenzen, so dass du dich auch leichter an die Informationen des Planetensystems anbinden kannst, in dem du deine Inkarnation durchlebst. Es zeigt dir neue Wege, mit der göttlichen Intelligenz in Verbindung zu treten.

Es sagt deinen Drüsen: »Wir starten neu.«

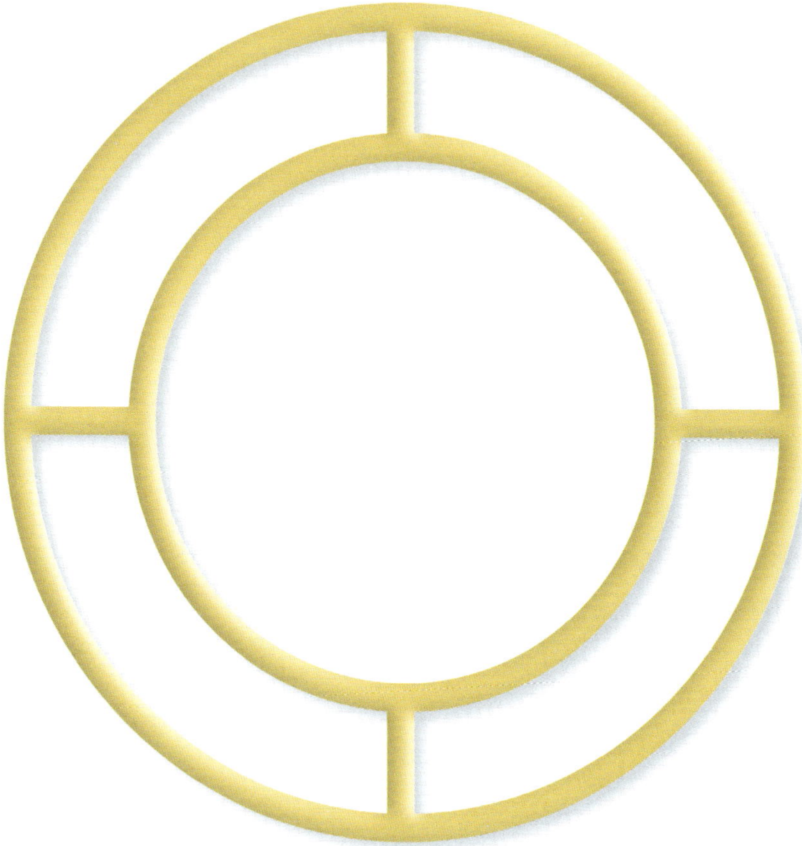

Anbindung an die Welt des Lichts

Lege dir ein Stück Papier und einen Stift bereit, damit du die Informationen, die zu dir kommen werden, gleich niederschreiben kannst. Dann setze oder lege dich bequem hin. Stelle dir vor, wie sich über deinem Körper lichtvoll strahlende Portale öffnen. Sie verbinden dich mit der Welt des Lichts und ihren Wesen. Beobachte, wie durch diese Portale strahlendes kosmisches Licht zu dir kommt, voll von heilsamer Energie. Diese strahlende Heilenergie durchdringt deinen Körper und durchlichtet jede einzelne deiner vielen Zellen. Sie durchlichtet deine Seele, deinen Geist, deine Gedanken. Alles, was in niedriger Frequenz schwingt, wird in lichtvolle Energie umgewandelt.

Du spürst einen enormen Zustrom an Energie und Licht.
Du spürst die absolute Anbindung an die Lichtwelt.
Du spürst, wie die Systeme deines Körpers, deiner Seele
und deines Geistes mit dem Licht, der Liebe, der Harmonie
und dem Frieden der Lichtwelt verschmelzen.
Die Lichtwesen kommen zu dir. Sie sehen
dein Licht, sie fühlen deine lichtvolle Schwingung,
sie erfreuen sich an deiner Liebe und Dankbarkeit.
Du spürst die tiefe Verbindung mit den Wesen des Lichts.
Du spürst die tiefe Verbindung zu dir selbst.
Die Lichtwesen übergeben dir ihre Informationen.
Empfange ihre Worte, ihre Visionen oder Botschaften.
Halte dich offen und lass alles, was zu dir kommen will,
einfach zu dir kommen. Bewerte nichts.
Alles, was du erlebst, ergibt Sinn und kommt
zur richtigen Zeit zu dir. Bedanke dich bei allen
Lichtwesen für ihre Zuwendung und Liebe.
Kehre bewusst in deinen Raum und in deine Zeit zurück.

Du kannst die Informationen der Lichtwesen jetzt aufschreiben.

Anmerkung von Pavlina

Ich weiß noch genau, wie es war, als ich zu channeln begann. In mir öffneten sich neue, lichtvolle Räume. Alles entwickelte sich immer positiver. Ich spürte, wie sich mein Bewusstsein erweiterte, meine Gesundheit kehrte zurück, und ich fand endlich Frieden in mir selbst.

Reinigung der Zirbeldrüse

Um die Lichtwelten leichter zu erreichen, sprich laut …

Hier und jetzt trete ich mit meiner Zirbeldrüse in Kontakt.
Ich schicke meiner Zirbeldrüse Liebe und Dankbarkeit.
Ich bitte sie, das Wissen zu empfangen, das zu ihr kommt.
Im Hier und Jetzt reinigt und heilt sie sich.
Im Hier und Jetzt regeneriert und aktiviert sich
meine Zirbeldrüse.
Meine Zirbeldrüse ist rein und klar, sie IST geheilt.
Meine Zirbeldrüse ist regeneriert, sie IST aktiviert.
Danke, danke, danke.

Unterstützende Affirmation

Alle Drüsen meines Körpers verbinden sich im Hier
und Jetzt mit ihrer ursprünglichen, natürlichen Kraft.
Alle Drüsen meines Körpers haben ihre volle Funktion.
Alle Drüsen meines Körpers sprechen mit der kosmischen Welt.

CD *Zirbel Drüsen Aktivierung* (Musik von Michael Reimann mit Anleitungen von Jeanne Ruland im Booklet; Album auch als Download)

CD *Channeling* (Musik von Michael Reimann mit 852 Hertz und Channelings von Pavlina im Booklet; Album auch als Download)

17 Heilfrequenz für deine Verdauungsorgane

Deine Verdauungsorgane verbinden sich mit dem Licht der Transformation und den Tönen der Heilapotheke.

Die Verdauungsorgane des Menschen durchlaufen in dieser Zeit eine große belastende Aufgabe. Sie neutralisieren die Informationen der niedrig schwingenden 3D-Ebene und empfangen und kodieren neue Lichtimpulse der fünften Bewusstseinsdimension in sich ein. Es ist fast schon unglaublich, wieviel Kraft und Stabilität die Verdauungsorgane entwickeln müssen, um den Menschen harmonisch in die neuen Bewusstseinsdimensionen zu überführen. Dabei beschützt der Solarplexus das innere Kind jedes Menschen, so dass es sich während des Übergangs in höhere Bewusstseinsdimensionen sicher fühlt.

Vielleicht bist du ein Mensch, der alle Veränderungen und belastenden Situationen, die dir das Leben bringt, vor allem im Magen spürt. Der Magen reagiert schnell auf große energetische Veränderungen und braucht verstärkt Unterstützung. Beseitige alles, was dir »auf den Magen schlägt«. Beseitige alles, was du bisher einfach »geschluckt« hast. Diese Zeit bringt dir eine Transformation alter Emotionen, alter Gedanken und von nicht mehr dienlichem Wissen. Die Verdauung zeigt dir Themen auf, die sie nicht mehr in sich tragen will.

Auch die Töne der Kosmischen Heilapotheke kommen dir zu Hilfe. Es sind sehr feinstoffliche, lichtvolle Töne, heilsame Frequenzen, die durch die Stille des Universums klingen, unhörbar für die Menschen. Sie durchdringen deine Realität und können deine Verdauungsorgane in Ruhe bringen, indem sie dir eine transformierende Essenz schicken, die alte Negativitäten aus ihnen entfernt. Die Wesen der Kosmischen Heilapotheke senden deinem Körper außerdem Frequenzen der fünften Bewusstseinsdimension, damit sich deine Verdauungsorgane schneller an die lichtvollen Dimensionen gewöhnen können.

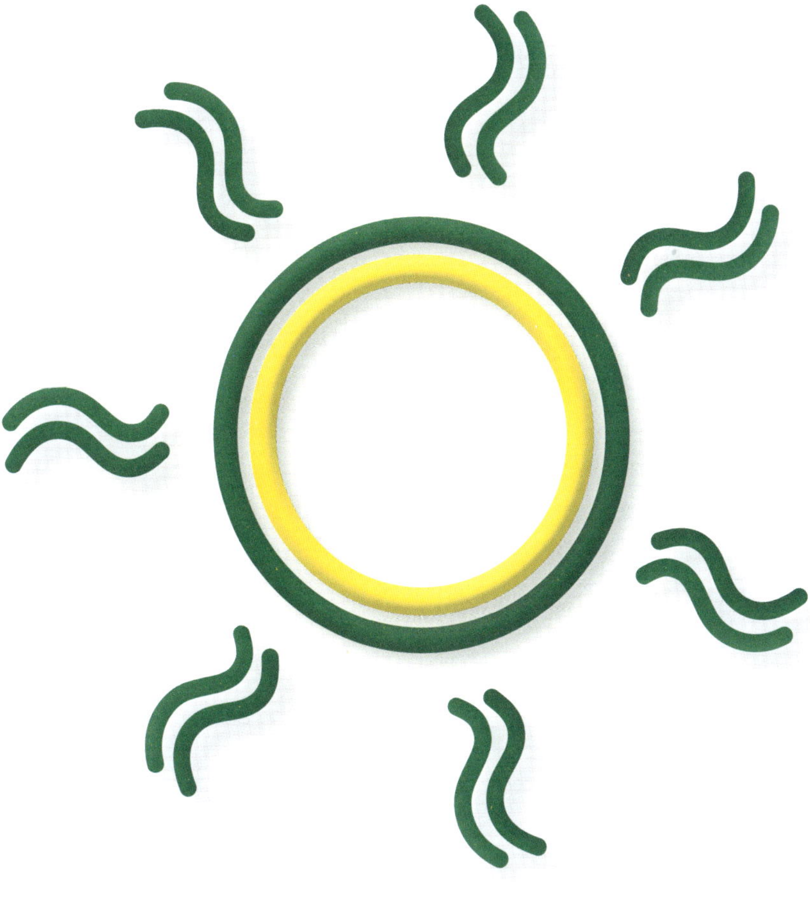

Reinige deine Nahrung!

Diese Zeit stellt euren Körper vor keine einfache Aufgabe, denn ihr wechselt aus eurer vertrauten dreidimensionalen Bewusstseinsebene in die fünfte Dimension. Euer Verdauungsapparat kann darunter leiden, weil seine Organe sich genau in der Mitte eures Körpers befinden und euch mit der Erde sowie mit dem Kosmos verbinden. Zeigen sich dadurch Störungen in eurem Solarplexuschakra, fließt die Energie vielleicht nicht mehr zum Magen und zum Verdauungstrakt, und der Mensch wird von unterbewussten Gefühlen der Angst vor dem Verlust von Lebensenergie geplagt, was zu zahlreichen Erkrankungen des menschlichen Systems führen kann. Deshalb solltet ihr mit euren Verdauungsorganen sprechen. Sie teilen euch telepathisch mit, ob die aufgenommene Nahrung geeignet ist. Energetisch tote Nahrung, die bei euch immer noch sehr verbreitet ist, verdunkelt eure Verdauungsorgane frequenzmäßig, was auch dazu führen kann, dass ihr den Kontakt zu eurem Höheren Ich teilweise verliert. Aber es gibt eine Lösung in Form einer vierseitigen Pyramide. Damit könnt ihr die auf eurem geschwächten Planeten produzierten Nahrungsmittel neu beleben. Sie sollte aus praktischen Gründen so groß sein, dass ihr euer Essen darunter energetisieren könnt. Am besten sollte sie aus Kristall, Glas oder Kupfer bestehen, aber sie kann auch aus Holz gemacht oder aus hartem Papier sein. Es geht vor allem um die Form der Pyramide. Lasst eure Nahrung mindestens dreißig Sekunden lang unter der Pyramide liegen. Danach ist die Materie der Nahrung zur Energetisierung fähig und damit zur lichtvollen Schwingung. Die vierseitige Pyramide trägt eine große Kraft in sich und ist über ihre vier Kanten mit der kosmischen, lebensspendenden Energie verbunden. Richtet die Pyramide beim Energetisieren eurer Nahrung mit den vier Kanten entsprechend der Himmelsrichtungen aus. Unsere Zivilisation verwendet vierseitige Pyramiden für viele Zwecke, wie ihr bereits erfahren habt. Nicht nur zum Schutz, auch zum Energetisieren. Die vier Seiten vervielfachen ihre Kraft, und gleichzeitig neutralisieren sie negative Einflüsse.

Heilung der Seele durch kosmische Schwingung und Töne

Die kosmischen Töne, die für euch nicht bewusst hörbar sind, können eurer Seele lichtvolle Frequenzen bringen und sie heilen. Dank der kosmischen Töne kann eure Seele ihr Licht ausdehnen und sich mit anderen lichtvollen Frequenzen und lichtvollen menschlichen Seelen verbinden. Die kosmischen Töne, die im kosmischen Licht enthalten sind, werden von euren Chakren empfangen, und eure Seele wird dadurch auf natürliche Weise unterstützt und geheilt. Ihr könnt sie am besten aufnehmen, wenn ihr euch in der Stille eurer Seele und eures Geistes befindet. Die Stille, die ihr zum Beispiel in einer Meditation erlebt, verbindet euch mit der Stille des Universums, das voll von Tönen ist, die euer Gesamtsystem heilen. Ihr seid die Kinder des Universums, und so gelangt ihr zu eurem göttlichen Ursprung zurück.

Du bist eins mit dem Universum.
Du bist vollkommen.

Unterstützende Affirmation

Ich gebe alles ab, was nicht zu meiner gesunden
und harmonischen Realität gehört.
Die lichtvollen Frequenzen der Transformation
reinigen meine Realität.
Die Töne der Kosmischen Heilapotheke verbinden
mich mit der Stille des Universums.

CD *Lichtbotschaften von den Plejaden 4* (Track 3: »Ehre deinen Körper, deine Organe und Zellen«; mit Klängen von Sayama; Album auch als Download)

CD *Kolloidales Magnesium* (Musik von Michael Reimann mit 432 Hertz und Channelings von Pavlina im Booklet; Album auch als Download)

18 Heilfrequenz für deinen Bewegungsapparat

Die Lichtwesen haben begonnen, deine Knochen und alle Systeme deines Bewegungsapparates zu unterstützen.

Dein Körper trägt dich durch diese Welt. Dein Körper trägt dich durch dieses Leben. Dein Körper ist dein treuester Begleiter. Doch ist es für ihn nicht immer einfach, durch alle Aufgaben zu gehen, die ihm dein Geist stellt, und alle Situationen genau so umzusetzen, dass sie deiner Absicht entsprechen. Der Alltag der menschlichen Gemeinschaft ist noch nicht optimal hinsichtlich der Entspannung, die dein Leben dir bieten sollte, weshalb dein Körper manchmal, mehr oder weniger bewusst, über seine Grenzen geht. Deshalb gönne deinem Körper mehr Ruhe – mehr Ruhe deinen Knochen, deinen Gelenken, deinen Sehnen und Muskeln und allen Systemen deines Bewegungsapparates.

Die Wesen der Kosmischen Heilapotheke schicken dir durch dieses Symbol eine wunderschöne gelbe Frequenz, in der viele kosmische Töne mitschwingen. Sie beruhigen deinen Bewegungsapparat und bauen ihn gleichzeitig auf. Sie bescheren dir eine Anbindung an den Kosmos und bringen dir einen Zustrom hilfreicher Energien, die deinen gesamten Bewegungsapparat unterstützen und stärken.

Dein Geist lenkt deinen Körper, dein Geist gibt deinem Körper Impulse, in welche Richtung er sich bewegen soll und welche Tätigkeit notwendig ist auszuführen. Die dir zuströmenden Frequenzen bringen deinem Bewegungsapparat nährende Essenzen und gleichzeitig die ganz besondere Frequenz der Dankbarkeit dafür, dass dein Körper der Absicht des Geistes folgt. Der Bewegungsapparat passt sich, genau wie die anderen Systeme deines Körpers, an die neuen energetischen Bedingungen dieses Planeten an. Er hat von der Geistigen Welt eine große Aufgabe erhalten – gemeinsam mit deinem Geist und mit deiner Seele Schritt für Schritt in die neue Zukunft zu gehen.

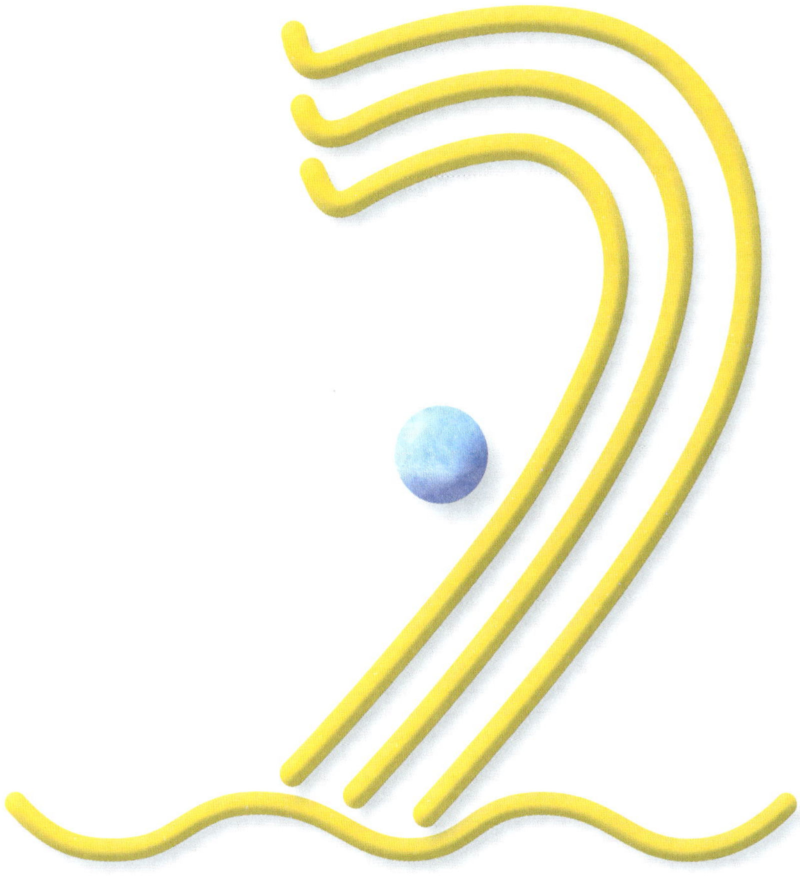

Channeling der Plejader

Durchleuchtete Individuen sind stärker an den Informationsfluss der göttlichen Intelligenz angebunden. Dieser Informationsfluss gleicht einem großen goldenen Strom, der zu jedem von euch fließt, je nach der Reinheit eures Herzens. Er funkelt fabelhaft golden und majestätisch. Er ähnelt einem riesigen breiten Fluss, der immerzu in Bewegung ist und jeden in seinem Lichtstrom baden lässt, der mit ihm verbunden sein möchte. Je breiter und stärker er wird, desto schneller läuft für euch alles ab. In jeder Sekunde des menschlichen Seins zerfallen alte Strukturen, und es bilden sich Systeme, alles formt sich neu. Wenn wir auf den Planeten Erde blicken, sehen wir, welch gewaltige Bewegung und welche Neuformation des Geschehens und der Situationen im System eines jeden Menschen in diesem Augenblick stattfinden.

Rückkehr der Gesundheit deines physischen Körpers

Du selbst hältst den Schlüssel zu deiner Heilung in der Hand. Du brauchst dich nur für die Rückkehr der Gesundheit deines physischen Körpers zu entscheiden. Deine Entscheidung, gesund zu sein, öffnet alle deine Dimensionen, die der Heilung bedürfen.

Entscheide dich, deine gesamte Existenz zu heilen.

Nichts und niemand hat Macht über dich. Mach dir das bewusst. Kein Mensch, kein Wesen, keine Energie hat Macht über deinen Körper und deine Gesundheit. Über deine Gesundheit entscheidest du allein.

Nichts und niemand hat das Recht, deinem Organismus zu schaden.

Entscheide dich für deine Gesundheit.

Entscheide dich für deine glückliche Langlebigkeit.

Entscheide dich dafür, deine Zellen »neu zu starten«.

Die lichtvollen Schwingungen ihrer Essenz ziehen Gesundheit an.

DU ziehst Gesundheit an.

Entscheide dich jetzt und in diesem Raum für die absolute Freiheit deines Körpers, deines Geistes und deiner Seele. Sprich laut …

Kein Wesen, keine Energie hat das Recht, über meine psychische und physische Gesundheit zu entscheiden.
Kein negatives Wesen, keine negative Energie hat Zugang zu mir.
DAFÜR entscheide ich mich kraft meines Willens.
Ich trenne mich in diesem Raum und in dieser Zeit von allen negativen Energien und negativen Wesen, die meiner Seele, meinem Geist und meinem physischen Körper schaden.
Ich entscheide mich jetzt und in diesem Raum für die ABSOLUTE Gesundheit meines gesamten Systems.
Ich rufe meine Gesundheit zurück.
Ich bin ABSOLUT VERBUNDEN mit der göttlichen, makellosen Energie und Intelligenz.
Ich entscheide mich jetzt und in diesem Raum für meine absolute Anbindung an die Frequenz meiner Gesundheit und verbinde mich hiermit, in diesem Raum und in dieser Zeit, mit der makellosen Energie und Information meiner Existenz.
Ich bin glücklich. Ich bin glücklich. Ich bin glücklich.
Ich bin gesund. Ich bin gesund. Ich bin gesund.
Ich bin frei. Ich bin frei. Ich bin frei.
Danke. Danke. Danke.

Unterstützende Affirmation

Mein Körper trägt mich in Leichtigkeit und Freude durch mein Leben.
Alle Systeme meines Bewegungsapparates sind absolut vital.
Ich bin vital. Ich bin voller Kraft.

CD *Kolloidales Magnesium* (Musik von Michael Reimann mit 432 Hertz und Channelings von Pavlina im Booklet; Album auch als Download)

19 Heilkomplex für die Gesundheit deiner Zähne

Dieses Heilsymbol bringt dir feinstoffliche Frequenzen für deine Zähne. Es bringt dir Energie für deine verlorenen oder beschädigten Zähne.

Wahrscheinlich hast du in deinem Leben oft Situationen erlebt, in denen du »die Zähne zusammenbeißen« und über deine Grenzen hinausgehen musstest. Du hast Verpflichtungen erfüllt, die deinem System nicht immer gutgetan haben. Vielleicht warst du an Vereinbarungen gebunden, die an deiner Lebenskraft zehrten. Dadurch haben sich Gifte in dir angehäuft, die auch deine Zähne und dein Zahnfleisch erkranken ließen. All das, der gesamte Stress deines Lebens, zeigt sich an der Gesundheit deiner Zähne und ihrer Vitalität.

Gesunde Zähne zeugen von klarem Denken und Harmonie. Kranke Zähne zeigen, dass deine Gedanken nicht mit einem glücklichen Leben resonieren, und das überträgt sich auf dein System, denn jeder Zahn ist mit Organen und energetischen Abläufen verbunden.

Dieses Symbol weiß all das. Es kommuniziert mit deinen Zähnen. Es tauscht sich mit den Seelen deiner Zähne aus, die dein System verließen, als sie dir entfernt wurden, und erreicht auch noch die Seelenanteile von abgebrochenen Zahnstücken. Durch dieses Symbol trittst du mit all diesen Seelenanteilen in Kontakt, segnest sie, reinigst sie und bittest sie, in das System deiner Zähne zurückzukehren.

Sobald die Seelenanteile deiner fehlenden oder beschädigten Zähne zu dir zurückkehren, wird das organische Gleichgewicht deiner Zähne wiederhergestellt. Jeder Zahn wird sich energetisch vollständig in deiner Mundhöhle befinden, die energetische Verbindung mit den Organen und Körpersystemen wird sich dank der Meridiane erneuert haben. Durch die Rückkehr der Seelenanteile deiner Zähne in deine Mundhöhle wirst du einen Anstieg von Lebensenergie verspüren.

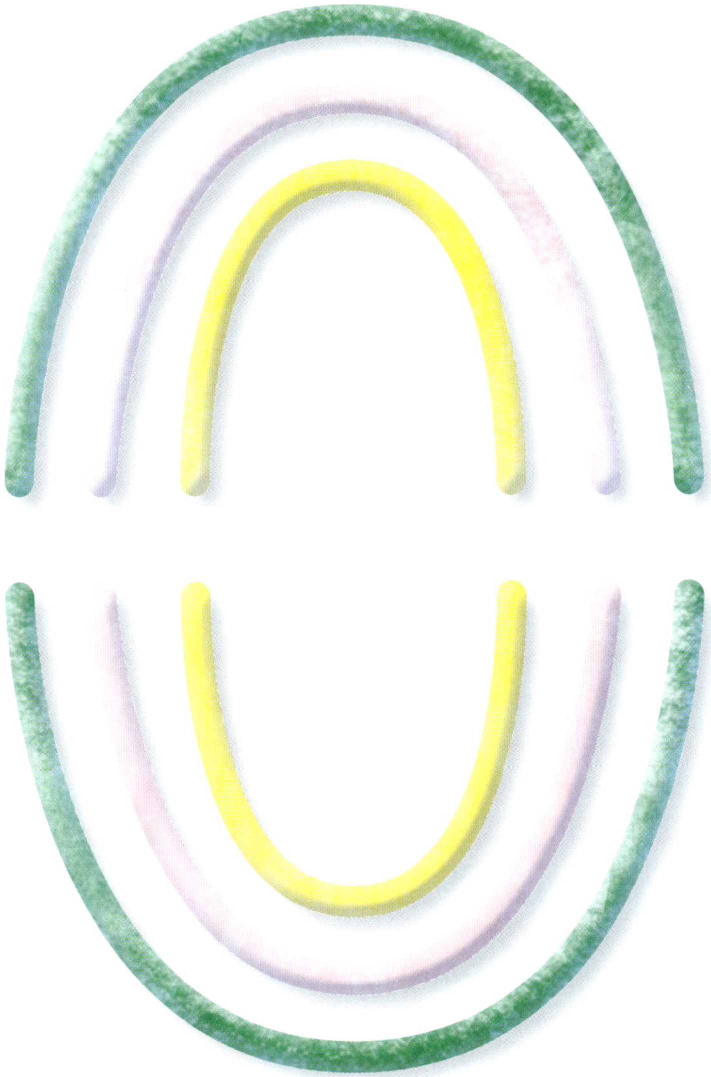

Wiederanbindung der verlorenen Seelenanteile deiner Zähne

Gehe in die Dankbarkeit und stelle dir vor, wie die Zahlenreihe **8787** vor deinem Herzen erscheint. Sie verbindet dich mit den heilenden und reinsten Essenzen der menschlichen Zivilisation, des menschlichen Herzens und der menschlichen Seele. Und dann verbindest du dich durch die Reinheit deines Herzens mit deinen Schutzengeln. Deine Schutzengel lieben und beschützen dich. Sie beschützen auch deine Seelenanteile, die sich abgetrennt haben, und tragen sie noch bei sich.

Sprich jetzt laut zu ihnen …

Meine Schutzengel, ich trete mit euch in Kontakt.
Ich danke euch von ganzem Herzen,
dass ihr die Seelenanteile meiner Zähne beschützt habt.
Ich danke euch für eure Hilfe.
Ich trete nun mit meiner Seele in Kontakt.
Meine geliebte Seele, ich bitte dich um Vergebung dafür,
dass du verletzt wurdest.
Bitte nimm die verlorenen Anteile der Zähne zurück.
Meine Liebe und mein Licht beschützen dich.
8787, 8787, 8787.
Danke, danke, danke.

Und so bedankst du dich bei deiner Seele. Du bedankst dich auch bei deinen Schutzengeln, und du segnest deine Seele und deine Schutzengel. Die Zahlenreihe **8787** löst sich auf, lila-goldenes Licht strömt zu deinem Körper. Es kommt von über dir, aus dem Universum.

Atme tief. Bei jedem Atemzug spürst du, dass sich dein System liebevoll neu ordnet. Deine Schutzengel sind ganz nahe. Sie lieben dich und übertragen Liebe und Licht zu dir. Sie sind eins mit dir.

DU bist eins mit dem Universum.

Anhebung der Lichtschwingung deines Körpers

Mit dieser Affirmation kannst du dich nun an dein Körperbewusstsein anbinden und es lichtvoll programmieren. Atme tief und sprich …

Ich trete jetzt und in diesem Raum mit der Intelligenz meines Körpers in Kontakt. Ich trete jetzt und in diesem Raum mit der Energie und Reinheit der kosmischen Christusliebe in Kontakt.
Ich bitte meinen geliebten Körper im Hier und Jetzt, die kosmische Christusliebe, Christusenergie
und Christusreinheit aufzunehmen.
Sie fließen in jede Zelle meines geliebten Körpers.
Sie aktivieren in jeder Zelle die innere Kristallsonne.
Mein Körper und seine Systeme sind an die reinsten Frequenzen und die reinste Ordnung der göttlichen Quelle angebunden.
Ich segne meinen geliebten Körper.
Ich segne mich auf allen Ebenen meines Seins.
Ich segne meine Existenz.
Danke, danke, danke.

Unterstützende Affirmation

Alle meine Zähne befinden sich in einem physischen und energetischen Gleichgewicht.
Jeder meiner Zähne trägt energetische und physische Vitalität in sich.
Ich segne all meine Zähne.
Ich segne die Seelen all meiner Zähne.
Ich liebe alle meine Zähne.

CD *Neuanbindung der Seele und Rückholung verlorener Anteile* (Audio-Heilkurs mit geführten Meditationen von Pavlina und Klängen von Sayama; Album auch als Download)

20 Kolloidales Eisen

In diesem Augenblick kommen stärkende Frequenzen für die optimale Blutbildung deines Systems zu dir.

Vielleicht hast du auf deinem Lebensweg Situationen erlebt, die schockierend oder bedrohlich für dich waren, so dass dir im wahrsten Sinne des Wortes das Blut in den Adern gefror. Vielleicht ist dein Körper auf energetischer Ebene dadurch in manchen Bereichen bis zum heutigen Tag blockiert. Und vielleicht wünscht er sich deshalb in diesem Augenblick, dass dein Blut – dein Fluss des Lebens – in deinem Körper wieder in Bewegung gerät und sich gemäß der göttlichen Ordnung zu erneuern beginnt. Vielleicht wünscht er sich, dass das Blut wie früher leichthin durch deinen Körper strömt und aus eigener Kraft Hindernisse beseitigt, die ihm im Weg stehen. Im übertragenen Sinn ermöglicht dir das Kolloidale Eisen, alle Hindernisse zu überwinden und Belastungen loszuwerden, die dich auf deinem Lebensweg bremsen.

Dein Körper wünscht sich, die Essenz des Blutes aus eigener Kraft und aus der göttlichen Anbindung an den Kosmos heraus wieder in vollem Ausmaß entstehen zu lassen. Er wünscht sich, neu mit Energie und Tatendrang erfüllt zu werden. Er wünscht sich, dass Reinigung, Umwandlung und Klärung dein Sein durchstrahlen und dein Geist immer klarer wird. Damit das möglich ist, kommt diese wunderschöne orangefarbene, lichtvolle Frequenz in dein gesamtes System.

Die heilsame feinstoffliche Frequenz des Kolloidalen Eisens in der Kosmischen Heilapotheke hat dich soeben erhört und sich mit dem morphogenetischen Feld deines Systems verbunden. Dein Körper wünscht sich Bestärkung und Unterstützung bei der Blutbildung. Ihre Schwingung durchstrahlt dein ganzes Sein, und wie bei allen kolloidalen Stoffen, von denen hier die Rede ist, kannst du die Frequenz von Kolloidalem Eisen auch in Form von Musik genießen.

Nutze die Möglichkeit der Meditation mithilfe von Klängen.

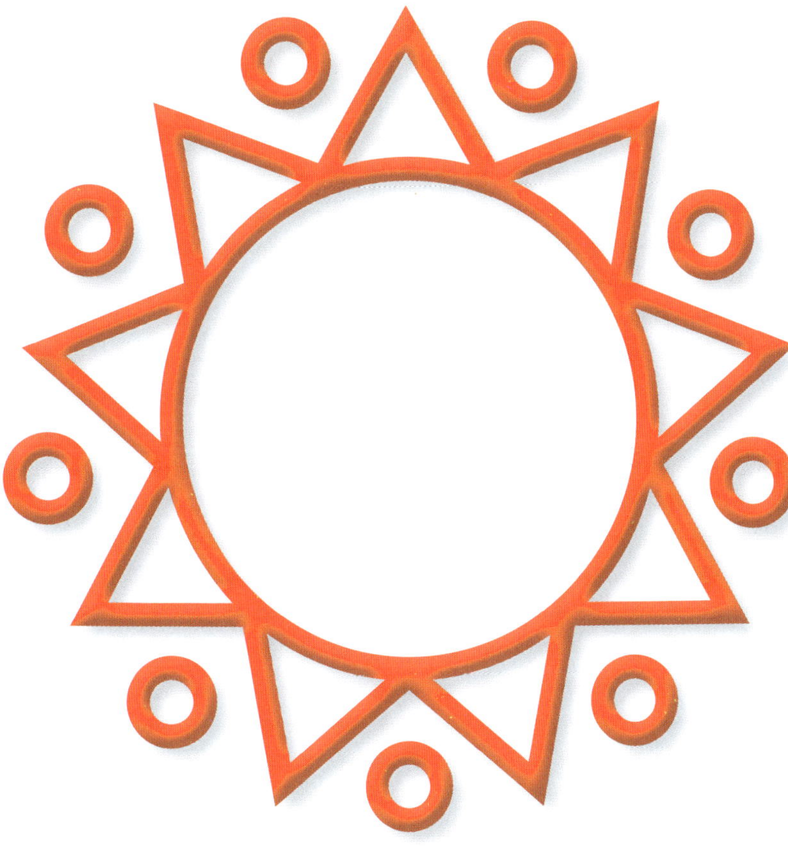

Reinigung des Blutkreislaufs mithilfe von Lichtenergie

Diese Übung kannst du im Sitzen oder im Liegen durchführen.

Verbinde dich in Gedanken mit der göttlichen Energie, die den gesamten Kosmos erfüllt. Lass einen goldenen Lichtstrahl in dein Herz hinabströmen. Dieser Lichtstrahl durchleuchtet dein ganzes Herz, und du kannst beobachten, wie dein Herz mit einer solchen Intensität erstrahlt, dass das Licht beinahe schon blendet.

Nun siehst du, wie auch das Herzgewebe und die Herzmuskeln durchleuchtet werden, die Adern und Venen, die in das Herz führen ...

Du siehst dein Blut, das im Herzen pulsiert.

Beobachte jetzt, wie das Blut in deinem Herzen seine Farbe ändert, wie es mehr und mehr zu einer lichtvollen, goldenen Flüssigkeit wird. Diese goldene Flüssigkeit wird JETZT durch deine Blutgefäße in alle Organe deines Körpers transportiert, durch feinste Äderchen auch ins Gehirn, durch den gesamten Kopf und in die Wirbelsäule.

Die goldene Flüssigkeit wird durch Adern, Venen und Kapillaren in alle Muskeln und jegliches Gewebe deines Körpers transportiert.

Sie dringt selbst in deine Haut vor.

Mit seiner Strahlkraft breitet sich dieses Licht auch in deinen Knochen und Gelenken aus, erfüllt sie ganz und gar. Dein gesamter Körper strahlt jetzt und wird von der goldenen Flüssigkeit gespeist. Sie kreist und pulsiert immerzu in jedem kleinsten Teil deines Körpers, auf die gleiche Weise, wie das Blut durch deinen Körper strömt.

Überallhin breitet sich das Licht aus, so dass absolut alle Stellen in deinem Körper davon durchleuchtet werden.

Atme tief und sieh zu, wie dieses Licht sich mithilfe des Sauerstoffs, den du einatmest, im gesamten Körper verteilt.

Verweile noch einige Minuten in der Stille.

Bedanke dich bei der kosmischen Energie für dieses wundervolle und geniale Lichtbad. Danke, danke, danke.

Meditation mit dem Wesen des Eisens
exklusiv von Jeanne Ruland (1966-2021)

Rufe Erzengel Michael herbei, der Klarheit bringt, und verbinde dich mit dem geistigen Wesen von Eisen, seiner Essenz. Dieses Element glüht orange bis rubinrot, versprüht sein Licht und hüllt dich ein. Entspanne dich und sinke in das tiefe Innere deines Selbst hinab. Wärme, Geborgenheit und Kraft breiten sich aus, nähren dein Energiesystem und laden dein gesamtes Lichtsystem auf. Alles wird immer wärmer und beginnt spirituell geborgen hell zu leuchten und zu funkeln.

Gib dich der Energie hin, und je gleißender sie aufscheint, desto klarer und heller leuchten deine Energiesysteme und reinigen sich von Giftstoffen jeglicher Art. Du spürst, wie dein Blut sich belebt, dein Herz und dein Geist, die Kundalini, dein gesamtes Chakrensystem.

Je mehr du dich auf das Eisen in deinem Körper fokussierst, desto mehr spürst du, wie der Sauerstoff aus deiner Umgebung durch das Eisen gebunden wird, wie dein Blutstrom ihn in jede Zelle deines physischen Körpers trägt. Atme tief ein und aus, spüre die Sauerstoffzufuhr, die jede Zelle anregt und giftige Stoffe abtransportiert, so dass dein Geist immer heller wird, immer freier, stabiler und klarer.

Jetzt beginnt auch alles um dich herum kraftvoll zu leuchten.

Unterstützende Affirmation

Durch meinen Körper strömt der Fluss des Lebens.
Der Fluss des Lebens gibt mir Kraft und Entschlossenheit.
Der Fluss meines Lebens unterstützt mich
durch den Fluss des Kosmos.

CD *Kolloidales Eisen* (Musik von Michael Reimann mit Solfeggio-Frequenzen und Anleitungen von Jeanne Ruland im Booklet; Album auch als Download)

CD *Lichtbotschaften von den Plejaden 1* (Track 5: »Reinigung des Blutkreislaufs mithilfe von Lichtenergie«; Album auch als Download)

21 Kolloidales Germanium

Die Frequenz von Kolloidalem Germanium vereint Seele, Geist und Körper zu einem Ganzen.

Gerade bindet sich Kolloidales Germanium, das als Lichtfrequenz von der Kosmischen Heilapotheke zu dir kommt, an deine Seele, deinen Geist und deinen Körper, damit du als Ganzes in die lichtvollen Räume der höheren Bewusstseinsdimensionen einsteigen kannst. Der Übergang ist kolossal und einzigartig – einzigartig deshalb, weil die Seele und der Geist des betreffenden Menschen jetzt nicht mehr ihre Körperhülle verlassen müssen, um aus der vertrauten dreidimensionalen Ebene in höhere Bewusstseinsdimensionen aufsteigen zu können. Heutigentags vereinen sich deine Seele, dein Geist und dein Körper einfach zu einem Ganzen und treten den Aufstieg gemeinsam an.

Aus spiritueller Sicht hilft Kolloidales Germanium deiner Seele, deinem Geist und deinem Körper, sich zu einem Ganzen zu vereinen, das in einer einzigen lichtvollen Frequenz schwingt. Es dehnt sich energetisch in alle Räume und Zeiten deines gesamten Ichs aus. Es bringt deinen Zellen so viele Lichtinformationen, dass sie sich an ihre Essenz erinnern. Es wirkt wie ein Wecker für deine Zellen und alle Elemente und Systeme deines Körpers. Kolloidales Germanium wird – genau wie alle anderen kolloidalen Metalle, die aus der Heilapotheke zu dir kommen – von der göttlichen Intelligenz begleitet, die alle Teile deiner Seele, deines Geistes und Körpers zu ihrer Lichtessenz erwachen lässt. Und dadurch lassen alle Teile deiner Seele, deines Geistes und deines Körpers schneller das Negative los, das nicht zu ihnen gehört.

Spüre, wie deine Systeme durch das Kolloidale Germanium gestärkt werden. Du wirst lichtvoll genährt und aufgeladen. Neuer Tatendrang erfüllt dich. Klang ist ein weiterer Träger für diese Frequenz. Wie alle kolloidalen Stoffe, von denen hier die Rede ist, kann man die Frequenz von Kolloidalem Germanium auch als Musik genießen.

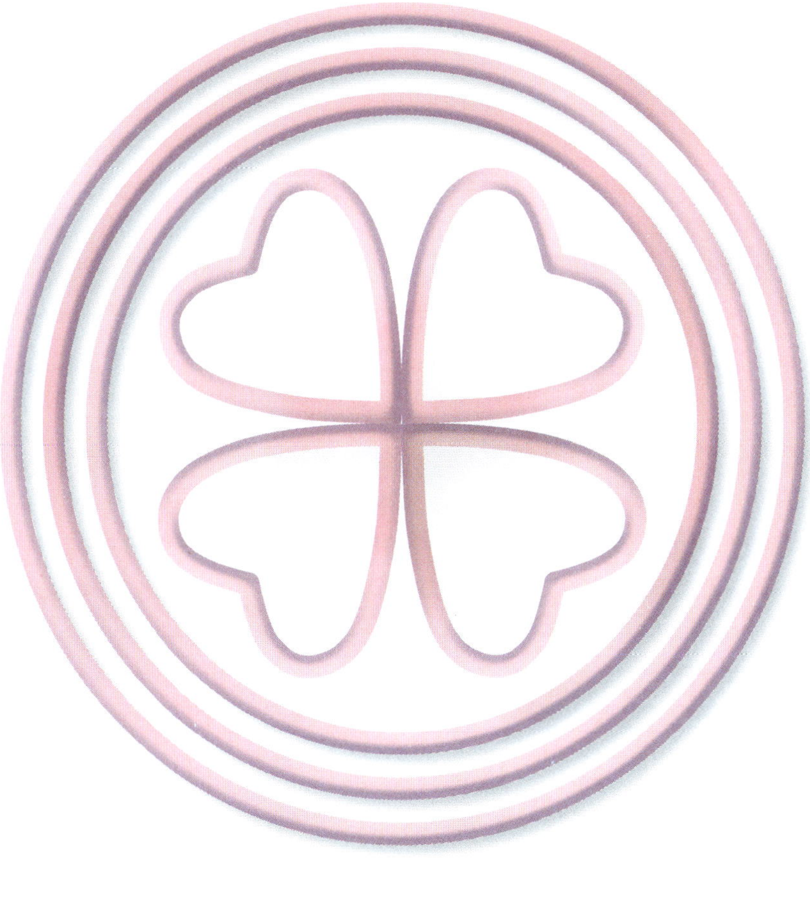

Wir geben hier drei Meditationen an dich weiter, die du zu den Klängen der dafür geschaffenen Musik durchführen kannst. Du kannst sie aber auch in Stille durchführen. Sei dir bewusst, dass Frequenzen immer klingen, auch wenn du sie nicht hören kannst. Dein Unterbewusstsein nimmt gewiss die heilsame Wirkung jedes einzelnen Tons auf.

Setze dich aufrecht hin und lass die Frequenz des Heilsymbols zu dir kommen. Lausche den Tönen, ob unhörbar oder nicht. Verbinde dich mit der Intelligenz deines Körpers und bitte sie, die Heilfrequenzen des Kolloidalen Germaniums aufzunehmen. Ame tief und stelle dir vor, wie diese Töne zu jeder Zelle deines Körpers kommen. Dann sprich …

Stärke mein Immunsystem

Jede Zelle meines Körpers trägt die höchste Energie
ihrer absoluten Gesundheit in sich.
Ich bin absolut gesund, vital und voller Lebensenergie.

Reinige meinen Körper

Jetzt und in diesem Raum gebe ich allen niedrig schwingenden
Elementen die Erlaubnis, meinen Körper zu verlassen.
Jetzt und in diesem Raum befreit sich mein Körper.
Mein Körper besteht aus Licht und aus Liebe.

Erhöhe meine Spiritualität

Göttliches Licht und göttliche Freude sind das Wesen
meiner Seele und meines Geistes.
Meine Seele und mein Geist verbinden sich hier und jetzt
mit den Räumen des göttlichen Lichts und Bewusstseins.
Das Licht meiner Seele und meines Geistes ist unendlich.

Jede Zelle deines Körpers erstrahlt hell und rein, absolut kraftvoll und widerstandsfähig gegenüber allen äußeren Einflüssen. Jegliche Negativitäten verlassen dich, steigen nach oben auf, und das Licht deiner Seele und deines Geistes dehnen sich weit aus.

Unterstützende Affirmation

Mein Körper ist erfüllt von Lichtenergie.
Meine Seele ist erfüllt von Lichtenergie.
Mein Geist ist erfüllt von Lichtenergie.
Mein Geist, meine Seele und mein Körper sind eins.
Mein Geist, meine Seele und mein Körper sind an die Lichtenergie des Kosmos angebunden.

Jetzt ist dein Lichtfeld bereit, sich vollständig zu entfalten. Es wird zur Merkaba, zum Lichtgefährt. Reise damit in der Meditation überall hin und erkunde alles, deinen Körper ebenso wie fremde Welten.

Hinweis! Kolloidale Metalle, die in Form von feinstofflichen Frequenzen zu euch kommen, helfen euch auf dem Weg in die lichtvolle Zukunft. Kolloidales Germanium dient dabei als »Weckruf« für alle Teile eures Systems, sich der göttlichen Intelligenz zu öffnen und gemeinsam aufzusteigen. Viele irdische Heiler verwenden in ihrer Lichtarbeit schon lange Kolloidales Germanium. Oft ist es ihnen überhaupt nicht bewusst, dass bei ihrer Heilarbeit in Form von Frequenzen gerade Kolloidales Germanium aus dem Kosmos durch ihre Hände und durch ihre eigenen Systeme fließt. Auf diese Weise heilen, reinigen und regenerieren sie die Systeme der zu heilenden Menschen.

CD *Kolloidales Germanium* (Musik von Michael Reimann mit Rife-Frequenzen und Channelings von Pavlina im Booklet; Album auch als Download)

CD *Lichtbotschaften von den Plejaden: Klangmeditation zur Wiederanbindung deiner DNA-Stränge* (Gechannelte Anleitungen von Pavlina zur Musik von Sayama im Booklet; Album auch als Download)

CD *Zirbel Drüsen Aktivierung* (Musik von Michael Reimann mit Anleitungen von Jeanne Ruland im Booklet; Album auch als Download)

22 Kolloidales Gold

Aus den Räumen der Kosmischen Heilapotheke fließt diese Energie zu dir und aktiviert Systeme für die Kommunikation mit der Lichtwelt und ihren Wesen.

Die Wesen der Kosmischen Heilapotheke sehen, dass du dich nach Anbindung sehnst. Sie möchten deiner Zirbeldrüse, deinem Herzen und deinem Gehirn die Frequenz von Kolloidalem Gold zuführen. Dadurch, dass du dieses Heilsymbol betrachtest, haben deine Systeme für die Kommunikation mit der Lichtwelt bereits deine Anbindung zu verbessern begonnen. Durch den Zustrom der Frequenz fällt es dir jetzt leichter, Informationen der Lichtwesen zu empfangen.

Kolloidales Gold erhöht und verbessert die Funktion aller Systeme deines Körpers. Deine Zellen erhalten dadurch feinstoffliche Nahrung, die regenerierend wirkt. Durch die lichtvolle Aktivierung der Meridiane deines Körpers mithilfe dieser Frequenz bindest du dich an die kosmischen Energiebahnen der Unendlichkeit an. Das bringt den Fluss deiner Meridiane in Schwung, und je besser sie sich mit den Systemen all deiner Organe und den anderen Systemen deines Körpers verbinden können, desto stärker beginnen sie, unterstützt vom Zustrom der kosmischen Energien, in ihrer ganzen Schönheit zu erstrahlen.

Kolloidales Gold gewährt dir verjüngende Wirkungen. Durch den Zustrom können die Zellen deines Körpers auch Belastungen, die sie aus der Nahrung oder aus der Umgebung aufgenommen haben, umfassender abzugeben. Dadurch kehrt Langlebigkeit zurück.

Kolloidales Gold aktiviert die innere Energie deines Körpers. Es ist ein multidimensionales Element, das deinem gesamten System hilft, seine Lichtschwingung zu erhöhen und sich so von körperlichen Krankheiten zu heilen. Außerdem wird die Aktivierung des Lichtkörpers dadurch erleichtert. Und wie alle kolloidalen Stoffe, von denen hier die Rede ist, kannst du seine Frequenz auch in Form von Musik genießen.

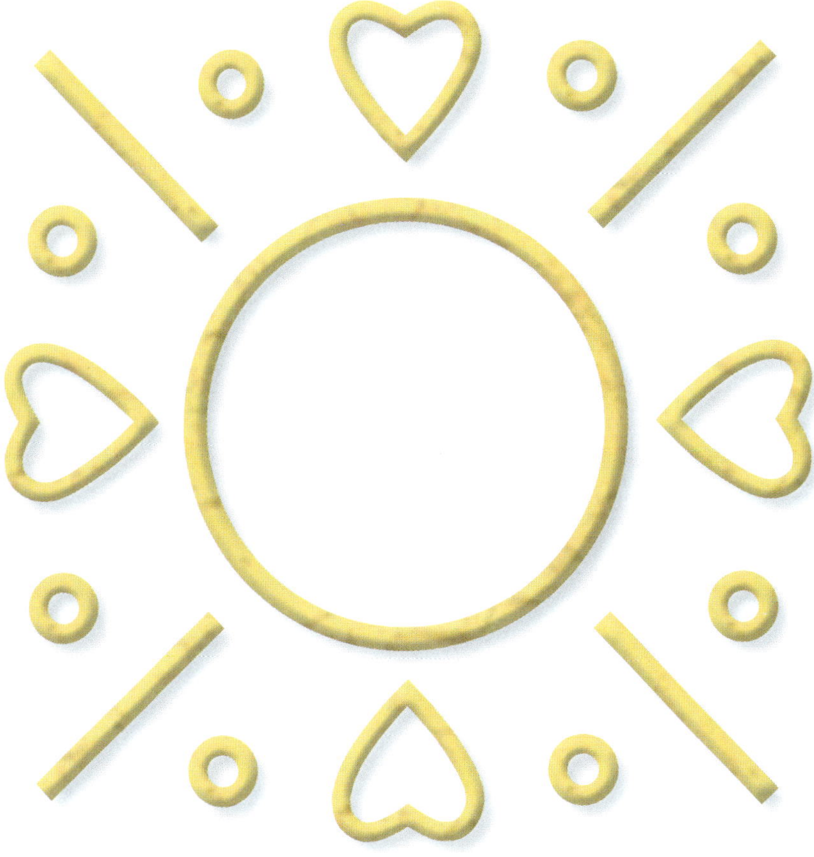

Warum Gold euer Reichtum ist

Alle kolloidalen Metalle vitalisieren euren Körper durch kosmische, lebensspendende Energie. Ihr nehmt sie in erster Linie über eure Energiebahnen auf – über Meridiane, die an der Oberfläche eures physischen Körpers verlaufen und einen Teil eurer geometrischen Matrix bilden. So wird eure geometrische Matrix regeneriert und auf die Matrix eurer Galaxis und die Matrix eurer Erde abgestimmt.

Viele außerirdische Zivilisationen nutzen die lebensspendenden Eigenschaften kolloidaler Metalle. Dabei ist Gold der Favorit. Auch ihr Menschen könnt damit eure Lebensenergie anheben. Wenn ihr Gold visualisiert, schützt es euch vor belastenden Einflüssen aus der Umgebung, vor Energien und negativen Wesen. Verwendet ihr es in Form von Tönen, durchdringt es jede Zelle eures Körpers. Es ist ein allmächtiges natürliches Heilmittel, das von eurem pharmazeutischen System bewusst in den Hintergrund geschoben wurde. Ihre Betreiber wussten genau, dass sich mit den Eigenschaften des Goldes fast alle Erkrankungen des Menschen heilen lassen. Sogar die Gedanken des Menschen können mit goldenen Frequenzen geheilt werden. Die metallische goldene Farbe ist am besten für die Umprogrammierung oder Umschreibung belastender Gedankenmuster geeignet.

Die Welt und die ganze Menschheit streben jetzt auf das Goldene Zeitalter zu, in dem sich die Erde endgültig mit den goldenen Frequenzen und Strahlen der kosmischen Christusliebe verbindet. Die Farbe Gold aktiviert hierzu im menschlichen Herzen eine energetische Form für die neuen Frequenzen des Goldenen Zeitalters.

Und ihr braucht nicht zu befürchten, dass der Rohstoff Gold etwa begrenzt wäre. Euer Planet hat die Fähigkeit, sich zu regenerieren und erschafft immer mehr seiner Mineralien und wertvollen Erze. Er erschafft auch Gold, weil es für ihn selbst eine wichtige Aufgabe und Funktion hat. Es bildet in ihm ein System von Meridianen. Diese Meridiane vernetzen den gesamten Planeten energetisch, und gleichzeitig verbinden sie ihn mit den Meridianen der Galaxis.

Auch an deiner Seite sind Lichtwesen
Eine Botschaft von Orella

Sei ganz unbesorgt, auch an deiner Seite sind Lichtwesen, bei jedem Einzelnen von euch. Durch die Lichtfrequenzen dieser Texte wurden sie zu euch gerufen. Sie begleiten euch, sie können eure Gedanken verstehen, und sie können sich mit eurer Seele verbinden. Diese Lichtwesen stehen in ständigem Kontakt mit euren Engelwesen, und ihr gemeinsames Ziel ist es, euch den optimalen Weg eurer jetzigen irdischen Inkarnation zu zeigen. Eure Verstorbenen sind ebenfalls in ständigem Kontakt mit euch und schicken Menschen in euer Leben, die euch helfen, unterschiedlichste Situationen auf eurem irdischen Weg zu meistern. Schon mehrfach haben wir euch mitgeteilt, dass jeder von euch ein ganzes Team an Lichtwesen um sich hat. Es genügt, sich das bewusst zu machen und mit ihnen in Kontakt zu treten.

Unterstützende Affirmation

Alle Systeme meines Körpers sind an die goldene Frequenz der Regeneration und Verjüngung angebunden.
Mein Körper ist absolut gesund und vital.
Ich bin vollkommen an die goldene Farbe der höheren Bewusstseinsdimensionen angebunden.

CD *Kolloidales Gold* (Musik von Michael Reimann mit 432 Hertz und Anleitungen im Booklet; Album auch als Download)

CD *Zirbel Drüsen Aktivierung* (Musik von Michael Reimann mit Anleitungen von Jeanne Ruland im Booklet; Album auch als Download)

CD *Lichtbotschaften von den Plejaden 4* (Track 2: »Aktivierung des Zugangs zur Lichtwelt«; mit Klängen von Sayama; Album auch als Download)

CD *Anbindung an die Lichtwelt* von Pavlina Klemm, physisch nur erhältlich auf www.AmraVerlag.de (Track 1: »Anbindung an die Lichtwelt und die Lichtwesen«; mit Klängen von Sayama; Album auch als Download)

23 Kolloidales Kupfer

Die verjüngende und belebende Wirkung von Kolloidalem Kupfer kommt in diesem Moment zu dir.

Über die ausgezeichneten Eigenschaften von Kolloidalem Kupfer ist bisher nicht viel bekannt. Nur wenige Menschen wissen, dass es das Immunsystem stärkt und heilsame Impulse übermittelt.

Aus spiritueller Sicht könnte man sagen, dass Kupfer eine weibliche Kraft in sich trägt. Es bringt die Frequenz des Planeten Venus auf eure Welt und durchleuchtet ihre Systeme mit dieser wärmenden Energie, die besänftigend und liebevoll ist. Dadurch erleichtert Kolloidales Kupfer auch den Zugang zur fünften Herzkammer des Menschen und ihre Aktivierung. Die menschliche Seele fühlt sich in Verbindung mit Kolloidalem Kupfer sicher und geborgen und spürt deutlich die mütterliche Energie und ihre Umarmung, weshalb Kolloidales Kupfer auch besonders von kleinen Kindern und Tieren geliebt wird.

Unter dem Einfluss dieser Frequenz werden Emotionen von Angst aufgelöst, so dass die Seele des Menschen sich ganz den positiven Qualitäten des Lebens überlassen kann – in Sicherheit, Freude und Glück. Erfüllt von Entspannung und Liebe, gibt euer Körper viel leichter die Belastungen ab, die ihn bisher beschwert haben.

Kolloidales Kupfer verbindet alles und jeden mit der liebevollen weiblichen Kraft der kosmischen Welt. Es heilt, verjüngt, regeneriert und vitalisiert Körper, Seele und Geist des Menschen. Es strafft das Bindegewebe, reinigt Adern, regeneriert Knorpel und Sehnen, unterstützt die Haut sowie den Bewegungsapparat und wirkt allgemein sehr vorteilhaft auf die Nervenbahnen des Menschen.

Die ausgleichende Energie von Kolloidalem Kupfer bemüht sich, alles, was nicht in Harmonie ist, wieder in Harmonie zu bringen. Und wie alle anderen kolloidalen Elemente, von denen hier die Rede ist, lässt es sich auch sehr gut in Form von Musik genießen.

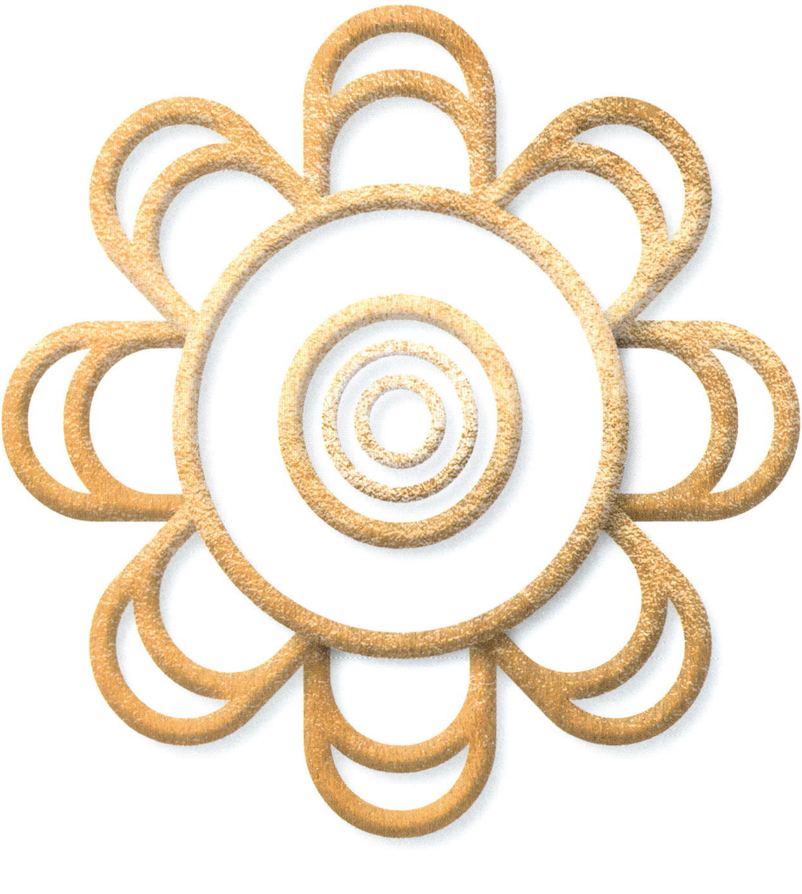

Aufruf der Wesen des Planeten Venus

Die auf der Venus lebenden Wesen sind hoch intelligent und äußerst kreativ. Sie standen vor ähnlichen Herausforderungen wie ihr auf der Erde und begegneten ihnen, indem ihre Frauen die Kraft ihres Lichts und ihrer Liebe miteinander verbanden. So gelang es ihnen, ihren Planeten rein zu erhalten, und jetzt unterstützen sie mit ihrer Stärke die Seelen in weiblichen Körpern auf eurem Planeten.

Du, zu der wir sprechen. Lasse die Flamme deiner Weiblichkeit auflodern. Durchleuchte mit dieser Flamme deine Töchter. Durchleuchte damit alle Frauen deiner Familie. Durchleuchte damit die lange Reihe deiner weiblichen Ahnen. Verbinde deine Flamme mit den Flammen der anderen Frauen eures Planeten. Verbrenne in diesen Flammen alles Negative und Unangenehme, das dich belastet. Verbrenne in diesen Flammen alles, was du und dir nahestehende Frauen an negativen und unangenehmen Dingen in euren Gedanken und in eurem Herzen tragt. Verbrenne alles, was sich schwer anfühlt – verbrenne alles, was nicht licht und hell ist. Binde dich an uns an, an die weiblichen Wesen des Planeten Venus. Fühle unsere subtile Schwingung. Fühle, wie stark diese Schwingung ist. Wir helfen dir, dich in dieser schwierigen Zeit zu stabilisieren. Fühle unsere Schwingung. Lass sie zu deiner werden. Fühle, wie diese Schwingung deinen Körper durchdringt. Fühle, wie sie dein Herz erfüllt und dich mit allen anderen Herzen verbindet. Fühle deine Großartigkeit. Fühle deine Natürlichkeit. Fühle deine Göttlichkeit.

Ihr weiblichen Wesen eures Planeten, verbindet eure Kraft, Liebe und das Licht eurer Herzen. Verbindet euch und lasst in euren Herzen die Flamme eurer Weiblichkeit und Natürlichkeit auflodern.

Meditation mit dem Wesen des Kupfers
exklusiv von Jeanne Ruland (1966-2021)

Entspanne dich und fühle, wie kupferfarbenes Licht sich in einem warmen, sanften Farbton in dir ausbreitet, jede Stelle in deinem Sein umhüllt und durchdringt. Atme tief, bis du vollkommen in dieser klärenden und zuversichtlichen Schwingung angekommen bist.

Jede Zelle und Stelle in dir wird durchschwungen, gereinigt und aufgeladen durch die Heilige Geometrie des Kolloidalen Kupfers. Körper, Geist und Seele werden harmonisiert, Glückshormone durch deine innere Harmonie angeregt, so dass Lebensfreude, Zuversicht und ein lebendiger, magnetischer Energiefluss entstehen, die mit der Liebesschwingung des Universums abgeglichen sind.

Stabil, verjüngt, elastisch, flexibel und im Einklang mit deinem Lebensplan kann sich die Schwingung des Kolloidalen Kupfers nun in jeder deiner Zellen und an allen Stellen entfalten. Die magnetische und anziehende Schwingung hilft dir zu vertrauen, Geduld und Zuversicht zu entwickeln, dass alles auf einem guten Weg ist.

Spüre die Schwingung des Kolloidalen Kupfers. Und erlebe die Freude, die daraus entsteht. Glück ist ein Zustand im Innen und nicht an äußere Umstände gebunden. Vertraue auf dich selbst und erwarte das Beste. Das Universum ist voller Fürsorge für dich.

Unterstützende Affirmation

Ich bin an die kosmische Energie der Verjüngung angebunden.
Mein Körper ist absolut jung, vital und gesund.
Ich bin gesund auf allen Ebenen meines Seins.

CD *Kolloidales Kupfer* (Musik von Michael Reimann mit 432 Hertz und Anleitungen von Jeanne Ruland im Booklet; Album auch als Download)

CD *Lichtbotschaften von den Plejaden 4* (Track 9: »Aufruf der Wesen des Planeten Venus«; mit Klängen von Sayama; Album auch als Download)

24 Kolloidales Magnesium

Wunderschöne Nuancen blaurosa Lichts des feinstofflichen Magnesiums gelangen gerade in den Raum deiner Realität und fließen in deinen Körper ein.

Magnesium! Wie wunderschön sind seine Farbfrequenzen. Von silbrigem Weißblau bis zu violettem Dunkelblau reichen seine Nuancen und decken das gesamte Spektrum innerer Stärke ab. Deine Wahl fiel auf dieses Symbol, weil die kolloidalen Frequenzen, die dein System gerade durchdringen und in deinen persönlichen Raum fließen, dich nähren, energetisieren und harmonisieren möchten.

Wohltuend fließen die Lichtfrequenzen in deine Haut, deine Muskeln und deine Nerven. Sie fließen in das Hauptnervensystem deiner Wirbelsäule, das deinem Rückenmark und deinen Nervenbahnen immer neue Energie verleiht. Die Herztätigkeit des Menschen ist abhängig von einer gut versorgten Wirbelsäule. Deine Wirbelsäule nimmt die heilsamen Wirkungen des Kolloidalen Magnesiums auf und gibt seine Energie an alle anderen Systeme weiter, an deine Organe und Muskeln. So schenkt es deinem Körper innere Ruhe und Kraft.

Dank des Kolloidalen Magnesiums regenerieren sich die Billionen Zellen deines Körpers unablässig. Es schützt dich vor Schadstoffen und Krankheiten aus der Außenwelt. Es beeinflusst den Zustand deiner Knochen und Zähne. Es hilft dir, die Energie deines Körpers in einem natürlichen Gleichgewicht zu halten, und hält deine Psyche in Balance. Es verleiht dir psychische und physische Ausgewogenheit.

In dieser Zeit des Übergangs in höhere Bewusstseinsdimensionen benötigt dein Körper ausreichend Mineralstoffe und Vitamine. Dein Körper leistet eine gesteigerte Aktivität. Kolloidales Magnesium schenkt ihm die nötige Stabilität und Anbindung an die neuen feinstofflichen Systeme der Erde. Und wie alle anderen kolloidalen Elemente kannst du auch Magnesium in Form von Musik genießen.

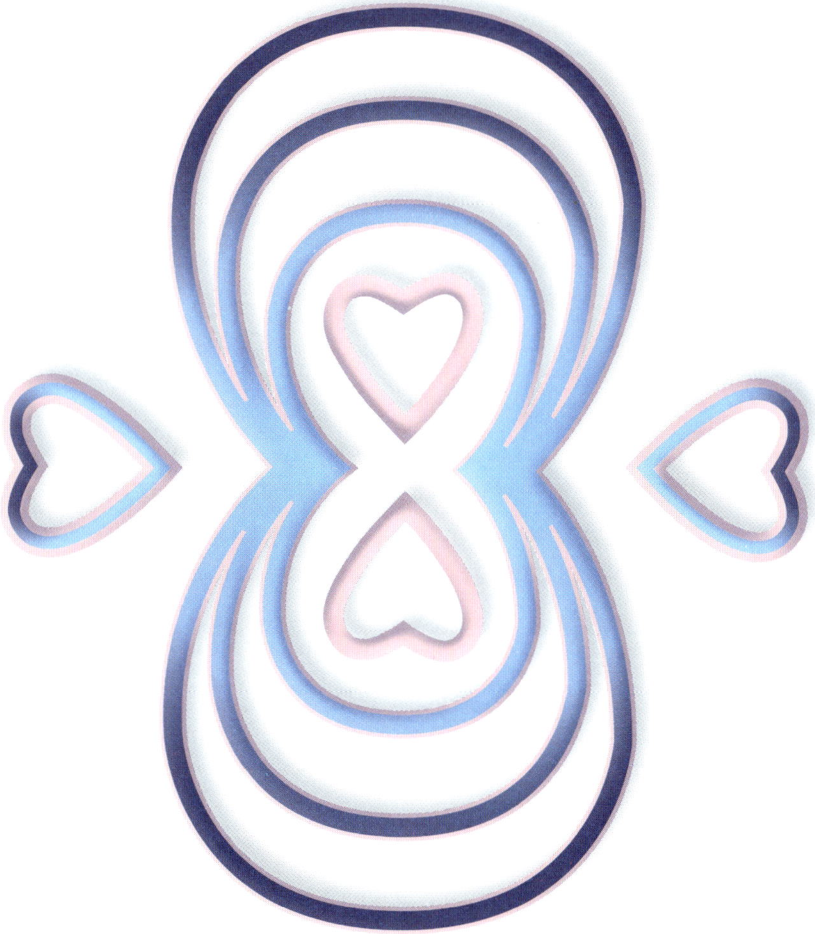

Wie du auf Magnesium meditierst

Beruhige deinen Atem und entscheide dich bewusst für die Regeneration und Entspannung deines Körpers. Halte deine Wirbelsäule in einer aufgerichteten, geraden Position. Es ist egal, ob du bei der Meditation sitzt oder liegst, wichtig ist, dass du die Zeit der Meditation in einer so angenehmen Position wie möglich erlebst.

Atme tief und konzentriere dich auf diesen wundervollen Moment, in dem du farbige Heilfrequenzen und die Wirkungen von Kolloidalem Magnesium empfängst. Genieße diese Zeit, die du deinem psychischen und körperlichen Gleichgewicht widmest.

Konzentriere dich auf den oberen Bereich der Wirbelsäule, auf deinen Atlas. Lasse durch ihn die Farbtöne von Magnesium fließen. Beobachte, wie sich deine Wirbelsäule mit diesem Licht füllt. Es durchdringt den gesamten Wirbelsäulenkanal, alle Wirbel und Nervenbahnen, die zu den Organen des Körpers führen. Die Nervenbahnen übertragen das Magnesium auf deine Organe. Deine Organe werden von dieser Frequenz genährt und gleichzeitig harmonisiert.

Konzentriere dich jetzt auf dein Herz. Lasse die Farbtöne in dein Herz fließen. Die Venen und Arterien deines Herzens tragen die Frequenz des Magnesiums mit dem Blut in alle Organe, Gewebe und Muskeln deines Körpers. So kann sich das Magnesium in den Bereichen und Systemen des Körpers verteilen, in denen es am meisten benötigt wird.

Alle Zellen deines Körpers freuen sich über die neue Energie und die farbenfrohen Heilfrequenzen des Magnesiums. Dein ganzer Körper freut sich und gelangt in einen Zustand des Glücks.

Atme tief und sei dir bei jedem Atemzug bewusst, wie glücklich dein Körper und deine Seele gerade sind. Sie befinden sich in vollendeter Harmonie mit dem Sein. Dein Körper wird durch die Frequenz des Magnesiums genährt – und er spürt dessen Kraft und Stabilität. Dein Sein auf diesem Planeten ist fest, stabil und voller Leben.

Segne deinen Körper, segne deine Seele und segne deinen Geist.

Segne dein Sein auf diesem Planeten.

Herzensgruß an den Urgrund allen Seins

Nicht allen menschlichen Wesen ist klar, dass die kosmische Energie ihren Körper ernährt, dass es ihnen ohne die vielfältigen Ausdrucksformen der Energie, zu denen auch die Frequenz von Magnesium gehört, nicht möglich wäre zu leben und zu funktionieren. Sie wissen nicht, dass ihr Herzorgan, das als Pumpe die Grundlage für die Sauerstoffversorgung ihres Körpers bildet, über die Herzimpulse mit kosmischer Energie versorgt wird und diese Frequenzen es sind, die das Herzorgan und ihr ganzes Sein unablässig in Bewegung halten.

Bedanke dich aus tiefstem Herzen bei der kosmischen Energie und mache dir die Bedeutung dieser Worte voll bewusst …

Ich, ein Wesen mit Liebe im Herzen und in der Seele,
nehme dankbar die kosmische, lebensspendende Energie an.
Ich freue mich über sie, und ich bedanke mich dafür.
Ich bin der kosmischen Energie dankbar für ihre Kraft,
ihr Licht und ihre Liebe und fülle diese Worte mit ihrer
Schwingung an. Jetzt lasse ich sie durch meinen Körper
und meine Seele dringen. Mit Frieden im Herzen.

Unterstützende Affirmation

Stabile Kraft befindet sich in allen Systemen meines Körpers.
Stabile Kraft befindet sich in allen Systemen meines Geistes.
Meine Wirbelsäule ist voller Lebensenergie.

CD *Kolloidales Magnesium* (Musik von Michael Reimann mit 432 Hertz und Channelings von Pavlina im Booklet; Album auch als Download)

CD *Sonnenklang: Lichtheilung durch die Plejader* (Gechannelte Anleitungen von Pavlina im Booklet zur Musik von Sayama; Album auch als Download)

25 Kolloidales Platin

Kolloidales Platin tritt in deinen Zeitraum ein und öffnet die Tore zu deiner absoluten Heilung und Befreiung.

Kolloidales Platin ist ein multidimensionales Wesen mit der Fähigkeit, unterschiedlichste Räume, Zeiten und Dimensionen für deine Heilung und Befreiung zu öffnen. Wenn es in deinen Zeitraum fließt, kannst du dir sicher sein, dass sich Dimensionen für dich auftun, die dich mit heilsamen Frequenzen des Universums verbinden.

Kolloidales Platin schließt aber nicht nur die Räume zur Heilung des Menschen und seiner Realität auf. Es verbindet ihn auch mit kosmischen Elementen, die bei seiner Gesamtregeneration helfen. Es verbindet dich mit den Informationsfeldern des positiven kollektiven menschlichen Bewusstseins und öffnet Räume in Bereiche deiner persönlichen Systeme, in denen belastende Erfahrungen und Traumata abgelegt sind. Dank seiner Frequenzen können die Wirkungen dieser Traumata in Licht aufgelöst und neutralisiert werden.

Kolloidales Platin kann außerdem dein Zellgedächtnis reinigen. Es durchlichtet die gesamte Zellmatrix und befreit sie dadurch von ihren belastenden Erfahrungen. So können Menschen, die an schweren Krankheiten leiden, ihre Erinnerungen positiv umprogrammieren und heilen. Darüber hinaus hat es die Eigenschaft, wie ein Magnet andere heilsame Elemente und Mineralien anzuziehen. Die bloße Gegenwart dieser Frequenz tritt also bereits mit anderen heilsamen Substanzen in Resonanz und bringt regenerierende Wirkungen.

Kolloidales Platin erzeugt ein feinstoffliches Lichtportal um dich herum, das dich mit der Lichtwelt und ihren Wesen verbindet. Dadurch können sich deine Lebensenergie und deine Vitalität erhöhen. Du wirst verjüngt. Deine Seele erstrahlt, dein Geist kann sich ausdehnen und dein Körper gesunden. Und auch diese kolloidale Frequenz kannst du, wie alle anderen, in Form von Musik genießen.

Wie du auf Platin meditierst

Wenn du den Zustrom der Frequenz von Kolloidalem Platin in dein System unterstützen möchtest, visualisiere das silberne und gelbe Heilsymbol vor deiner Brust und lass dein Herz vom goldenen Licht der göttlichen Quelle durchstrahlen. Dann sprichst du laut …

Ich nehme die Frequenz von Kolloidalem Platin dankbar auf. Ich verbinde meine Seele mit der Heilfrequenz von Platin, meinen Geist mit der Heilfrequenz von Platin. Ich verbinde auch meinen Körper mit der Heilfrequenz von Platin..

Lass diese heilsame Frequenz deinen Körper erfüllen. Genieße den warmen, lichten Fluss und spüre, wie sich in dir Ruhe und Harmonie ausbreiten, bis ins kleinste Atom, in den Quantenstrom des Seins, der dich bewegt und belebt, der dich denken, leben und lieben lässt, ein unablässiger Strom. Du atmest gleichmäßig und sprichst …

Ich integriere nun alle heilenden Wirkungen dieser Frequenz in mein System und aktiviere sie. Ich segne das natürliche Gleichgewicht meines Systems. Ich segne meine Gesundheit. Ich segne meine Vitalität. Danke, danke, danke.

Durch den Zustrom dieser Frequenz erbaut das Platin deine Matrix neu. Es entfaltet um dich einen Lichtkanal, trägt dich in ihn hinein – in dein ganz persönliches Portal, in einen Heilstrom, durch den Frequenzen zu dir fließen, die gerade jedes deiner Systeme liebevoll heilen, alle Systeme in deinem Körper, deiner Seele und deinem Geist.

Wir sehen jetzt, in diesem Augenblick, wie sich dank dieser heilsamen Frequenz alles Belastende in dir durchlichtet, wie dunkle und fehlerhafte Felder sich auflösen. Sie werden hell, licht und freudvoll, erstrahlen im betörenden Glanz des reinsten Kolloidalen Platins.

Channeling der Plejader

Dein menschlicher Körper befindet sich jetzt in der Phase der Regeneration. Veraltete und belastende Informationen, die seine Zellen in der Vergangenheit gespeichert haben, verlassen ihn, und es verlassen ihn auch Informationen, die der menschliche Geist nicht mehr braucht. Ganze Bereiche von Körpersystemen durchlichten sich und verbinden sich mit ihrer göttlichen Urinformation. Gleichzeitig wird jedes Körperorgan des menschlichen Organismus an die planetarischen Gesetzmäßigkeiten und die Schwingungen der umgebenden Planeten eures Planetensystems und eurer Galaxis angebunden.

Das ganze körperliche und energetische System des Menschen bindet sich wieder an seine Urfrequenz an und wird immer mehr eins mit deiner Heimatgalaxis. Dieser Prozess kostet Kraft. Deshalb ist es jetzt mehr als jemals zuvor wichtig, den Geist in einer guten Verfassung zu halten, damit der Körper seine Vollkommenheit und Langlebigkeit bewahren kann. Es ist mehr als jemals zuvor wichtig, in die Natur zu gehen und den Körper gesund zu ernähren. Der menschliche Körper braucht derzeit erheblich mehr Vitamine und Mineralstoffe.

Später wird er die zur absoluten Anbindung an die kosmischen Frequenzen benötigten Substanzen und Stoffe aus der lichtvollen kosmischen Energie schöpfen, in der alles enthalten ist.

Unterstützende Affirmation

Ich öffne Zeiten und Räume für meine absolute Befreiung.
Ich öffne Zeiten und Räume für meine absolute Heilung.
Ich bin gesund auf allen Ebenen meines Seins.

CD *Kolloidales Platin* (Musik von Michael Reimann mit Channelings von Pavlina im Booklet; Album auch als Download)

CD *Lichtbotschaften von den Plejaden 4* (Track 2: »Aktivierung des Zugangs zur Lichtwelt«; mit Klängen von Sayama; Album auch als Download)

26 Kolloidales Silber

Die natürliche Immunität deines Körpers gegenüber Entzündungen wird frequenzmäßig unterstützt.

Sicher hast du schon viele Situationen erlebt, die Stress bei dir bewirkten. Es waren Situationen der unterschiedlichsten Art, die Emotionen in dir hervorriefen, durch die Bereiche in deinem Körper niedriger schwangen. Auf solche Weise wurde dein Gesamtsystem geschwächt. Auch unterbewusster Stress hat diese Wirkung. Die Zellen in den niedriger schwingenden Bereichen verlieren ihre natürliche Energie, was in deinem Körper leichter zu Entzündungen führt.

Die Frequenz des Kolloidalen Silbers, für die das Heilsymbol ein Portal ist, breitet ihre heilsame Wirkung in deinem ganzen Körper aus. Die abgebildeten Spiralen sind einige wenige von vielen, die aus unterschiedlichen Richtungen kommend sich in verschiedene Richtung drehen, je nach engergetischem Bedarf. Diese Drehungen bewirken alle eine Umkehr ins Positive, so dass Entzündungen energetisch geheilt werden und Genesung einsetzen kann. Die Elemente, die deinen Körper geschwächt haben, werden dann eliminiert und ausgeschieden. Dein Körper kehrt in seine ursprüngliche Kraft zurück, und die Zellen deines Körpers erleben eine echte Verjüngung.

Wenn du mit diesem Symbol Wasser programmierst, hast du nicht nur ein gesundes Getränk, das dich bei regelmäßigem Trinken geistig erfrischt. Du kannst damit auch gurgeln, wenn du merkst, dass eine Erkältung im Anzug ist, oder es als Hautspülung verwenden. Außerdem hilft es bei der Heilung verletzter Haut und wirkt antibakteriell bei pilzbedingten Erkrankungen und Insektenstichen.

Früher verwendeten Alchemisten Kolloidales Silber zur Regeneration und für die psychische Heilung. Diese Frequenz, die aus der Kosmischen Heilapotheke zu dir kommt, teilt diese Eigenschaften. Sie hilft nicht nur deinem Körper, sondern auch deinem Geist.

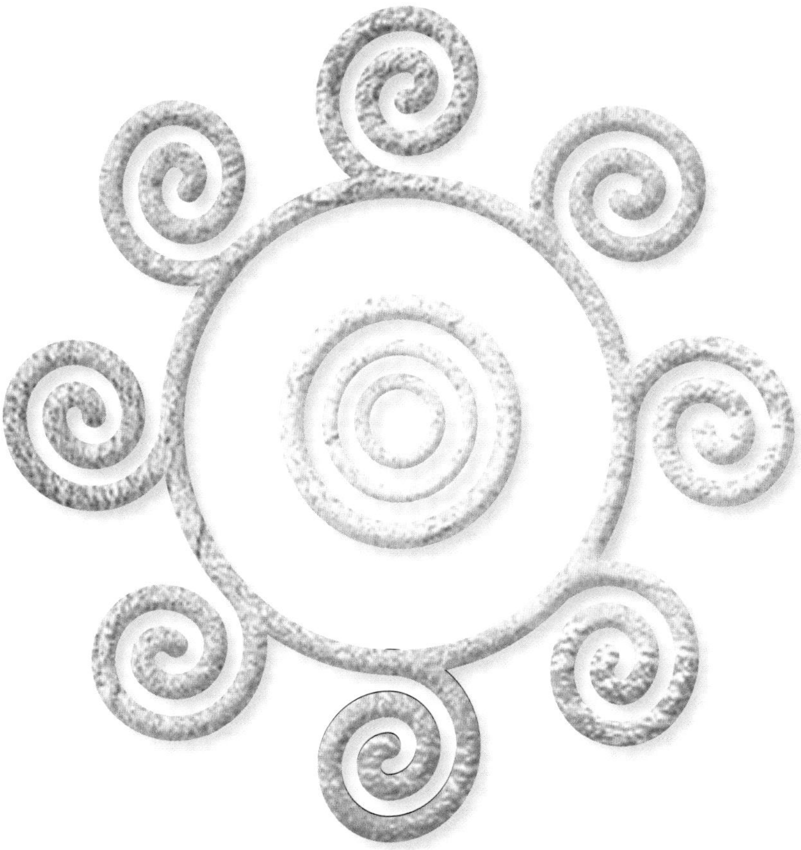

Stabilisierung deines Systems durch die Lichtfontäne

Es ist stets ratsam, dass du nach der Verwendung einer Heilmethode deinen neuen Energiezustand fixierst. Sorge für den Schutz der besseren energetischen Verhältnisse. Dazu durchleuchtest du deinen Körper mit Hilfe einer sogenannten Lichtfontäne. Durch sie kannst du deinen gesamten Prozess optimieren. Dein ganzes System kann sich beruhigen, lichtvoll umprogrammieren, regenerieren und heilen. Die Stellen in deinem System, die Belastungen abgegeben haben, können dann leichter mit lichtvollen Informationen befüllt werden.

Stelle dir dazu vor, dass aus dem Kosmos goldenes Licht zu deinem Kronenchakra gelangt. Dieses goldene Licht tritt in dein Kronenchakra ein und fließt hinunter in dein Herz.

Stelle dir jetzt vor, dass durch deine Fußsohlen das reinste Licht und die Energie der Erde dringen und ebenfalls zu deinem Herzen fließen.

Stelle dir auch diese Energie in goldener Farbe vor.

Die Lichtenergie des Kosmos und der Erde treffen sich in deinem Herzen. Ihre Strömung ist so stark, dass du beobachten kannst, wie aus deinem Herzen eine Lichtfontäne hervorkommt.

Die Strahlen dieses Lichts strömen in alle Richtungen und Räume deines Körpers und deiner Aura.

Sie strömen in alle Räume deiner Existenz.

Du kannst das Licht dieser Strahlen sich beliebig in alle Richtungen ausdehnen lassen. Visualisiere dieses herrliche Licht nun so lange, wie es dir deine Intuition rät.

Diese Übung solltest du nach einer Heilsitzung oder entsprechend deiner Intuition wenigstens drei Mal in Zeitabständen machen, die dir passend erscheinen. Falls erforderlich, führe sie so oft durch, bis du die Stabilisierung deines Systems deutlich spüren kannst und deine Energie zweifelsfrei angehoben ist.

Die Verbindung von Silber und Gold

Silber bereinigt und neutralisiert Negatives, das sich in euren Zellen oder Körpersystemen angesammelt hat. Es kühlt und wirkt entzündungshemmend, und ihr könnt es bei der Energiearbeit auch sehr gut zum Spiegeln von Energien verwenden, falls ihr den Eindruck habt, euch besonders schützen zu müssen oder Angriffen ausgesetzt zu sein. Silber macht euch unsichtbar für negative Energien oder Wesen. Da diese Frequenz hervorragend mit den magnetischen Gesetzen des Universums kommuniziert, ist Silber bei hoch entwickelten kosmischen Zivilisationen außerdem die Domäne der technischen Errungenschaften. Genau wie die Farbe Gold hebt Silber die göttliche Allmacht hervor. Gemeinsam bildet sie den »Fluss des Wissens«, der von der göttlichen Quelle zu euch strömt – einen wunderschönen Strom, in dem die Wellen aus funkelnden Teilchen bestehen. Mit der Farbe Silber sind auch sehr lichtvolle Wesen der fünften und siebten Bewusstseinsdimension verbunden. Es ist eine Vorstufe der Farbe Gold, die aus spiritueller Sicht die höchste Bewusstseinsfrequenz der göttlichen Quelle bildet, und eine Inspiration für neue Lebensformen, die in der göttlichen Quelle entstehen. Wir nehmen die Farbe Silber als Gegenstück zur Farbe Gold wahr. Beide ergänzen sich gegenseitig und wirken oft gemeinsam. Die Farbe Silber ist der »kosmische Partner« der goldenen Farbe.

Unterstützende Affirmation

Die glänzende Farbe des Silbers heilt alle meine Systeme.
Alle Systeme meines Körpers regenerieren und verjüngen sich.

CD *Kolloidales Silber* (Musik von Michael Reimann mit Erläuterungen und Anleitungen im Booklet; Album auch als Download)

CD *Lichtbotschaften von den Plejaden 1* (Track 5: »Reinigung des Blutkreislaufs mithilfe von Lichtenergie«; Album auch als Download)

27 Kolloidales Silizium

Erfahre Unterstützung bei deinem Aufstieg in höhere Bewusstseinsdimensionen und beim Lichtkörperprozess.

Gerade bricht eine Zeit für dich an, in der dein Körper lichtvolle Schritte vorwärts machen möchte, um noch höher zu schwingen und weitere Etappen in deinem eigenen Lichtkörperprozess zu schaffen. Dazu benötigt dein Gesamtsystem vermehrt Kolloidales Silizium, den weiteren Zustrom feinstofflich schwingender Partikel.

In deinem Körper befinden sich Kristallnetzwerke, die dich mit dem Planeten Erde und dieser gesamten Galaxis verbinden. Sie bestehen aus kristallinen Teilchen, die sich überall in deinen Zellen befinden – aus Silizium. Selbst deine DNA trägt solche Kristallinformationen in sich. Der Zustrom von Kolloidalem Silizium aus der Kosmischen Heilapotheke hilft dir beim Aufbau spezialisierter Kristallsysteme, die dazu beitragen, dass du in höhere lichtvolle Bewusstseinsräume aufsteigen kannst, die noch umfassender und differenzierter von Kristallsystemen erfüllt sind. Er verleiht dir alles Lichtvolle und Kristalline, was dein System für seinen Lichtkörperprozess – den Aufstieg in höhere Räume – benötigt. Du passt dann von deiner Matrix her in diese Systeme. Gleichzeitig wird es dank des Kolloidalen Siliziums für dich viel einfacher, dich von niedriger schwingenden Ebenen zu lösen.

Dein Körper strebt von Natur aus zur Feinstofflichkeit hin, zur immer höheren Durchlichtung der Materie, genau wie deine Seele und dein Geist. Auch deine Spiritualität nimmt dadurch zu, und dein Bewusstsein dehnt sich aus. Dies alles wird durch Silizium erleichtert.

Der Erdmantel besteht zum größten Teil aus Siliziumverbindungen, aber dein Körper stellt es nicht selbst her. Du führst es dir durch gesunde Ernährung zu, in Form von Mineralien und Vitaminen. Und wie alle anderen kolloidalen Stoffe, von denen hier die Rede ist, kannst du Kolloidales Silizium auch in Form von Musik erfahren.

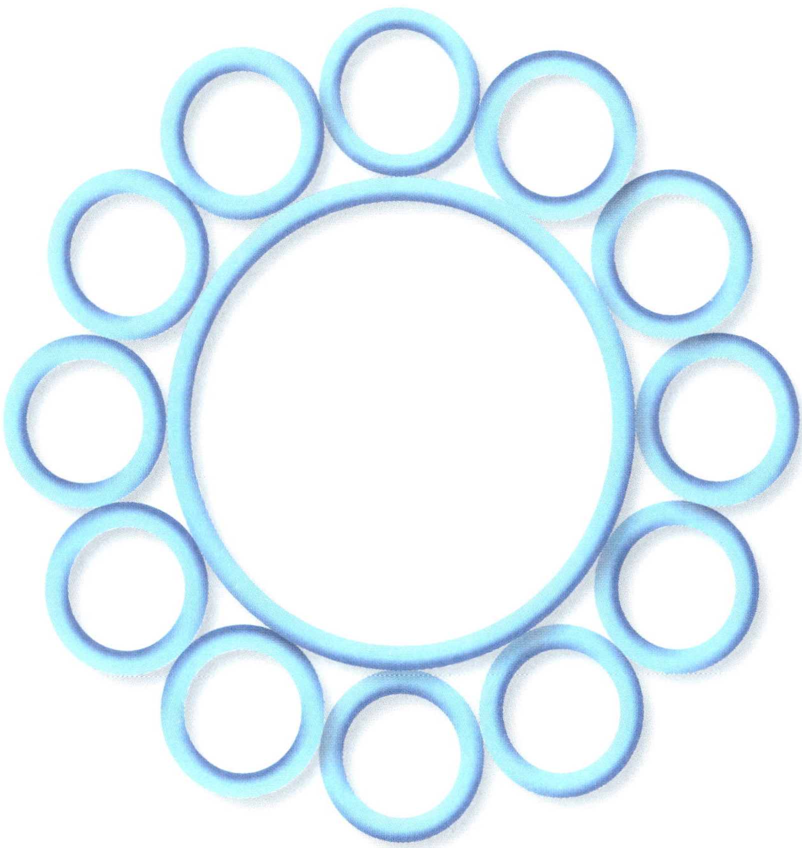

Eure Welt ist ein Kristallreich

Kristalle haben in der Zeit von Atlantis eine große Rolle gespielt. Sie dienten der Kommunikation zwischen euch und uns. Sie dienten der Kommunikation zwischen verschiedenen Völkern auf eurem Planeten, die wir hierhergebracht haben. Als wir euch auf den Planeten Erde gebracht haben, war euch noch alles klar. Ihr habt nach den Gesetzen des Universums gehandelt, wie ihr schon auf euren ursprünglichen Planeten danach gehandelt habt. Euer Herz war rein, eure Essenz mit der universellen Energie des göttlichen Zentralwissens verbunden, und es gab für euch keine Probleme spiritueller Art bei der Inkarnation oder Evolution. Ihr habt gearbeitet und euch über Kristalle angebunden. Über das Kristallreich. Ihr habt die unberührte Natur auf der Erde geehrt und eure Wünsche kraft eurer Gedanken manifestiert.

Dunkle Mächte und dunkle Seelen aus anderen Welten des Universums, die barbarische und habgierige Absichten verfolgten, haben diese kristallinen Kommunikationsriesen zerstört und ihre Reste über den ganzen Planeten verteilt. Dadurch geschah es, dass die Menschen sofort aufhörten, untereinander zu kommunizieren. Sie verloren den Kontakt zu sich selbst und zu anderen menschlichen Wesen. Sie verloren auch den Kontakt zu uns und den Kontakt zu ihrem Körper.

Jetzt werden wieder Kristalle riesigen Ausmaßes aktiviert, wie es zurzeit von Atlantis der Fall war, und sie werden eure Informationsträger sein. Eure Gedanken werden geradewegs an die Kraft dieser Kristalle angebunden sein, und eure Herzenskraft wird euch dabei helfen. Eure Gemeinschaft wird wieder die wahren Möglichkeiten der Sonnenenergie nutzen, erheblich umfassender und effektiver als bisher. Für die Kommunikation wird sie die Kraft und Intelligenz der Kristalle nutzen, die momentan im Inneren der Erde entstehen, und ihre Netze, ihr Netzwerk. Die Kristalle sind in Netzen organisiert. Die Kristallnetze verbinden euch mit den Kristallschwingungen des Universums.

Ihr strebt nach draußen …

Alles ist sorgfältig durchdacht.

Aktivierung deiner Kristallstrukturen

Halte deinen Lieblingskristall an deinen Solarplexus. Bitte ihn, seine Frequenz auf deinen Solarplexus zu übertragen. Spüre, wie sein Silizium sich mit deinem Chakrasystem verbindet. Alle Chakren empfangen die Frequenz. Dein Solarplexus ist der zentrale Energiepunkt für die Aufnahme des Siliziums in dein System. Jetzt sprich …

Mein Körper, meine Seele und mein Geist sind an die Ordnung
und an das Kristallsystem des Planeten Erde angebunden.
Mein Körper, meine Seele und mein Geist sind an die Ordnung
und das Kristallsystem dieser Galaxis angebunden.
Ich bin mit dem Geschehen dieses Universums verbunden.
Ich bin ein göttlicher Teil dieses Universums.
Ich bin vollkommen.

Beobachte, wie die kristallinen Systeme deines Körpers neue lichtvolle Strukturen bilden, die deinen Körper erstrahlen lassen. Sie verbinden dich mit den Strukturen der Erde und dieser Galaxis. Deine gesamte DNA erstrahlt. Deine Zellen aktivieren ihre innere Kristallsonne.

Unterstützende Affirmation

Jetzt und in diesem Raum empfange ich Kolloidales Silizium.
Die Kristallstrukturen meines Körpers, meiner Seele und
meines Geistes kodieren Kolloidales Silizium in ihre Systeme ein.
Jede Zelle meines Körpers aktiviert ihre innere Kristallsonne.

CD *Kolloidales Silizium* (Musik von Michael Reimann mit 528 Hertz und Channelings von Pavlina im Booklet; Album auch als Download)

CD *Anbindung an Gaia* von Pavlina Klemm, physisch nur erhältlich auf www.AmraVerlag.de (Track 1: »Programmierung deines Kristalls«; mit Klängen von Sayama; Album auch als Download)

28 Kolloidales Zink

Dein Körper weist einen Zinkmangel auf und schickt Signale an die Lichtwesen der Kosmischen Heilapotheke.

Aus der Kosmischen Heilapotheke kommen rot strahlende geometrische Frequenzen von Kolloidalem Zink zu dir, die dich in Form von rechtsdrehenden Lichtspiralen erreichen. Sie durchdringen deinen Zeitraum und verbinden sich mit deinem System. Dein Körper erfährt die Wirkung und erhöht dadurch seine Abwehrkräfte. Dank des Kolloidalen Zinks kann er die Funktion der Enzyme regulieren, die Herstellung gesunder Zellen unterstützen und freie Radikale abbauen. Unzählige Funktionen deines Körpers sind von einer ausreichenden Menge dieses energiereichen Elements abhängig.

Auch aus spiritueller Sicht schöpfen all deine feinstofflichen Systeme von einem hinreichenden Vorkommen an Kolloidalem Zink. Deine Seele kann es vor fremden Energien schützen und deinen Geist vor fremden Gedanken. Kolloidales Zink hilft dir, zu deiner Meinung zu stehen, ohne ein schlechtes Gewissen zu bekommen. Dadurch kannst du leichter zu dir selbst stehen. Es verleiht dir Stabilität im Denken und ermöglicht dir, deine Visionen erfolgreich umzusetzen.

Man könnte das aus der Kosmischen Heilapotheke kommende Kolloidale Zink als ein Lichtwesen betrachten, das dir beim harmonischen Umgang mit anderen Wesen hilft. Menschen, die sich fürchten, können dadurch ihre Gefühle zeigen und ihre Gedanken aussprechen. Durch den Zustrom seiner Lichtgeometrie stärkt es das Energiefeld eines jeden und verleiht ihm Kraft und Entschlossenheit. Es beseitigt zum Beispiel die Angst, vor einer großen Menschenansammlung zu sprechen, und durchdringt die Aura des Menschen, während er spricht, mit seiner liebevollen Stabilität und äußersten Klarheit.

Die Frequenz von Kolloidalem Zink kannst du, wie bei allen anderen hier genannten kolloidalen Stoffen, auch als Musik genießen.

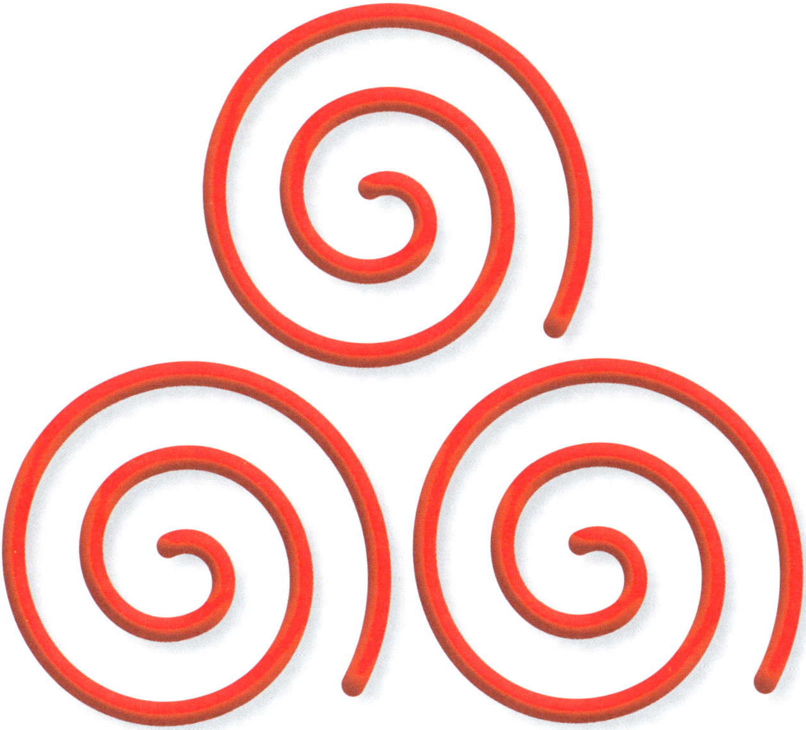

Schaffe eine Herzensverbindung mit dem Lichtwesen eines kolloidalen Metalls

Jedes Energiefeld ist ein Wesen mit Intelligenz, und je höher es schwingt, desto erfüllender ist die Verbindung. Wenn du kraft deines Herzens mit dem Lichtwesen eines kolloidalen Metalls in Kontakt treten möchtest, visualisiere Licht in deinem Herzen. Dieses Licht geht von der fünften Herzkammer aus. Sende einen Lichtstrahl aus deinem Herzen zu deiner Zirbeldrüse und beobachte, wie deine Zirbeldrüse erstrahlt. Je heller sie strahlt, desto leichter wird es dir fallen, mit dem Lichtwesen in Verbindung zu treten und Informationen zu empfangen.

Und dann sprichst du …

Im Hier und Jetzt trete ich in liebevollen Kontakt mit meinem Herzen. Im Hier und Jetzt trete ich in Kontakt mit der Intelligenz von [hier nennst du das kolloidale Metall]. Im Hier und Jetzt schenke ich meinem Herzen und jeder meiner Herzzellen sowie diesem Lichtwesen tiefe Dankbarkeit. Und ich segne mein Herz, jede Zelle meines Herzens und auch [hier nennst du das kolloidale Metall]. Ich aktiviere durch meine Absicht meine kristalline und lichtvolle Herzenskraft. Ich aktiviere durch meine Absicht meine göttliche Herzenskraft. Ich aktiviere durch meine Absicht meine Fähigkeit der Kontaktaufnahme mit [hier nennst du das kolloidale Metall]. Die lichtvolle Kraft meiner Dankbarkeit verstärkt meine Absicht und öffnet alle göttlichen Räume meines Herzens. Danke, danke, danke.

Und jetzt kannst du dich bewusst und in tiefer Dankbarkeit für die Präsenz dieses kollidalen Lichtwesens bedanken, das immer für dich da ist. Zur Stabilisierung deiner Gesundheit kannst du beschließen, seine stetige Unterstützung in deinem Herzen zu verankern.

Meditation mit dem Wesen des Zinks

exklusiv von Jeanne Ruland (1966-2021)

Verbinde dich mit dem geistigen Wesen des Zinks und spüre die Gegenwart von Erzengel Michael. Er ist umgeben von stärkendem blauem Licht. Mit seinem strahlenden Lichtschwert zieht er einen wundervollen blauen Lichtdom um dich herum. Unendliche Sicherheit erfüllt dich, tiefe Geborgenheit. Du lässt los und bist ganz bei dir.

Michael beginnt nun mit diesem Schwert, dein Lichtfeld zu reinigen, es heilsam auszurichten. Feinstoffliche Energiebahnen verbinden sich neu, alte Erinnerungen lösen sich. Du spürst, wie sie in einer Lichtsäule losgelöst aufsteigen, und wirst innerlich immer heller und klarer. Du siehst kristallweißes Licht, das deine Seele durchstrahlt, deine wahre Essenz. Immer kraftvoller und stärker leuchtet es in dir, und manchmal blitzen Funken in verschiedenen Farben auf, die bestimmte Stellen aufladen, reinigen oder mit heilsamen Impulsen speisen.

Spüre, wie dich neue Kraft erfüllt, neue Energie im Hier und Jetzt. Du kannst dieses Gefühl auch mit in den Schlaf nehmen und über die Traumebene Botschaften und wegweisende Führung erhalten.

Unterstützende Affirmation

Alle Systeme meines Körpers sind in absolutem Einklang.
Die natürlichen Abwehrkräfte meines Körpers
und meiner feinstofflichen Systeme sind aktiviert.
Meine Emotionen und meine Gedanken sind
in Einklang mit meiner inneren Harmonie.

CD *Kolloidales Zink* (Musik von Michael Reimann mit 432 Hertz und Anleitungen von Jeanne Ruland im Booklet; Album auch als Download)

CD *Channeling* (Musik von Michael Reimann mit 852 Hertz und Channelings von Pavlina im Booklet; Album auch als Download)

29 Kosmische Heilfrequenz für dein Chakrensystem

Dieses Symbol tritt mit dem Bewusstsein deiner Chakren in Verbindung und verstärkt ihre Energie in dir.

Wenn du bei diesem Symbol verweilst, haben deine Seele, dein Geist und dein Körper sich entschieden, das System deiner Chakren zu befreien. Deine Chakren sind dann bereit, Programme und Belastungen abzugeben, die sie über viele Inkarnationen hier auf diesem Planeten hinweg in sich aufgenommen haben. Sie haben sich jetzt, während der Zeit des Aufstiegs, für ihre Freiheit und die Anbindung an die kosmischen Chakren dieser Galaxis entschieden.

Damit sich deine Chakren an die lichtvolle und farbige Kraft der Chakren dieser Galaxis anbinden können, ist es notwendig, alle negativen Energien abzugeben, die sich während vergangener Situationen in ihnen festgesetzt haben. Dazu verbindet sich die hoch schwingende Frequenz dieses Symbols, das von lichten Kristallwesen und der reinsten göttlichen Essenz der Menschheit getragen wird, mit dem Bewusstsein deiner Chakren, und es kommt zum Zustrom der Kristallenergie aus der Kosmischen Heilapotheke. Die Belastungen lösen sich auf, und deine Chakren können sich frei entfalten.

Betrachte in dem Heilsymbol ganz besonders die Zahlenreihe **8787** inmitten der Kristallschwingungen von Körper, Geist und Seele, die dich an den Kosmos anbinden. Sie verbindet dich mit der reinsten göttlichen Essenz der Menschheit und erleichtert die Heilung deines Chakrensystems. Du kannst diese Heilung noch dadurch unterstützen, dass du allen Menschen und allen Wesen vergibst, die dich verletzt haben. So bereitest du deine Aura auf den kristallinen Zustrom vor. Bitte auch alle, die du verletzt hast, um Vergebung. Und vergib dir selbst dafür, dass du dich mit deinem Handeln und Denken oft selbst verurteilt und deshalb keine Selbstliebe gefühlt hast.

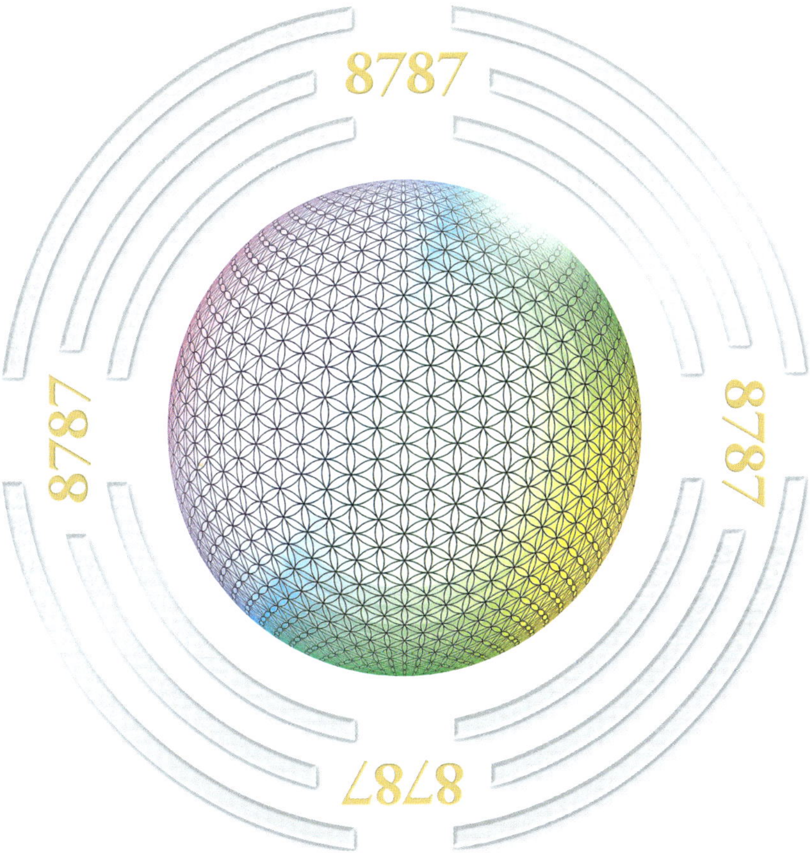
8787
8787
8787
8787

Reinigung aller Chakren und energetische Fixierung

Stelle dir vor, dass die Lichtchakren unter deinen Füßen wunderschön erstrahlen in einer metallisch goldenen Farbe. Dieses Licht geben sie an dein Wurzelchakra weiter, das es an dein Sakralchakra weitergibt, von wo es zum Solarplexus-Chakra hinaufsteigt, dann zum Herzchakra, zum Halschakra, zu den Ohrenchakren, zum Chakra deines Dritten Auges, zum Kronenchakra und zu den Lichtchakren über deinem Kopf.

Und jetzt stellst du dir unter den Lichtchakren, die sich in der Erde befinden, das Zeichen der Unendlichkeit vor, die liegende Acht.

Du stellst es dir im Bereich deines Wurzelchakras vor, danach vor und hinter dem Sakralchakra, vor und hinter dem Solarplexus, dem Herzchakra, dem Halschakra, neben dem linken und dem rechten Ohr, vor dem Chakra deines Dritten Auges, über dem Kronenchakra und über deinen Lichtchakren, die sich über deinem Kopf befinden.

Und jetzt sprichst du in Gedanken oder laut …

Alle meine Chakren sind durchleuchtet und aktiviert.
Das heilende göttliche Licht heilt alle meine Chakren.
Ich bin an die Frequenz der kosmischen Heilung angebunden.
Ich segne mich auf allen Ebenen meines Seins.
Ich fixiere die absolute Vitalität meiner Chakren.
Jetzt und in diesem Raum.
Danke, danke, danke.

Diese Übung kannst du abends vor dem Schlafengehen machen, um deinen Chakren zu helfen, ihr Licht erstrahlen zu lassen, falls du den Tag über negative Belastungen angesammelt hast. Du kannst sie natürlich auch präventiv zu jeder anderen Tageszeit machen. Deine Chakren nehmen deine regelmäßigen energetischen Impulse und das Licht deiner Gedanken auf und kodieren sie in sich ein.

Anmerkung von Pavlina

Diese Inkarnation ist unsere wichtigste, die wir auf der Erde erleben. Wir haben uns für die aktuelle Zeit entschieden, weil wir wussten, dass wir unsere karmischen Angelegenheiten, die uns schon viele Inkarnationen lang belastet haben, hier und jetzt loslassen können. Der Zustrom kosmischen Lichts und die Planetenkonstellationen helfen uns bei der energetischen Befreiung. Wir haben uns entschieden, uns an das Licht unserer Seele zu erinnern und mit diesem Licht der Menschheit bei ihrem Aufstieg zu helfen. Eine Vielzahl an Lichtwesen und friedliebenden außerirdischen Zivilisationen hilft und begleitet uns.

Unterstützende Affirmation

Ich vergebe allen Menschen und allen Wesen, die mich verletzt haben. Ich vergebe in allen Räumen und in allen Zeiten meiner Gesamtrealität. Ich bitte alle Menschen und alle Wesen um Vergebung, die ich verletzt habe. Ich bitte in allen Räumen und in allen Zeiten meiner Gesamtrealität um Vergebung. Ich vergebe mir selbst dafür, dass ich durch mein Handeln und durch mein Denken meine Seele, meinen Geist und meinen Körper verletzt habe. Ich vergebe mir in allen Räumen und Zeiten meiner Realität. Ich binde mich im Hier und Jetzt an die kosmische Frequenz der Chakrenheilung an. Meine Chakren befreien sich und kehren in ihre ursprüngliche, kosmische Kraft und Schönheit zurück.

Wenn du die Affirmation zur Vergebung sprichst, stelle dir vor deiner Brust eine Liegende Acht vor. Du kannst zur Verstärkung auch gern einen Rosenquarz auf dein Herz oder in deine Nähe legen.

CD *Heile deine Chakren: Reinigung für das Große Erwachen* (Audio-Heilkurs mit geführten Meditationen von Pavlina und Klängen von Sayama; Album auch als Download)

30 Kräuteressenz für deine Abwehrkräfte

Die feinstoffliche Essenz dieser Kräuter bringt dir Widerstandsfähigkeit für deine physische Gesundheit und energetischen Schutz für deine Seele.

Dadurch, dass dein Blick auf diesem Heilsymbol zur Ruhe gekommen ist, zeigt dir dein Körper, dass er sich Unterstützung für seine Abwehrkräfte wünscht. Er wünscht sich, widerstandsfähiger zu sein, und möchte in voller Kraft durchs Leben gehen, ganz und gar uneingeschränkt. Und im gleichen Maß, in dem dein Körper sich umfassende Abwehrkräfte für sein tägliches Handeln wünscht, die allen Herausforderungen standhalten, wünscht sich deine Seele, bei der Umsetzung ihrer Qualitäten energetisch geschützt zu sein.

Die feinstoffliche Essenz der Kräuter, die gerade aus der Kosmischen Heilapotheke zu dir gelangt, hilft dir, wieder in deine ursprüngliche Kraft zu kommen. Sie hilft dir, die wahre Kraft, die du schon immer in dir trägst, zu aktivieren, damit dein Körper sich auf natürliche Weise äußerer Einflüsse und physischer Krankheiten erwehrt, so dass du dein Sein wirklich uneingeschränkt leben kannst. Dazu tritt sie mit der Intelligenz deines Körpers und deiner Seele in Kontakt.

Die feinstoffliche Essenz, die dich durch das Portal des orangeroten Symbols erreicht, nimmt ihren Ausgang in der göttlichen Quelle. Dort ruht deine ursprüngliche Kraft, die dir hilft, stabil in deinem Körper zu stehen, und durch den Zustrom der Essenz der Kräuter werden jetzt deine Selbstheilungs- und deine Abwehrkräfte, die du zu Beginn all deiner Inkarnationen mitgebracht hast, gestärkt und aktiviert.

Energiereich und lichtvoll schützt dich die Essenz der feinstofflichen Kräuter mit einem freundlichen Orangerot. Nach ihrer Integration in dein Gesamtsystem wirst du diesen Farbton selbst ausstrahlen. Dein Körper und deine Seele werden energetisch geschützt sein.

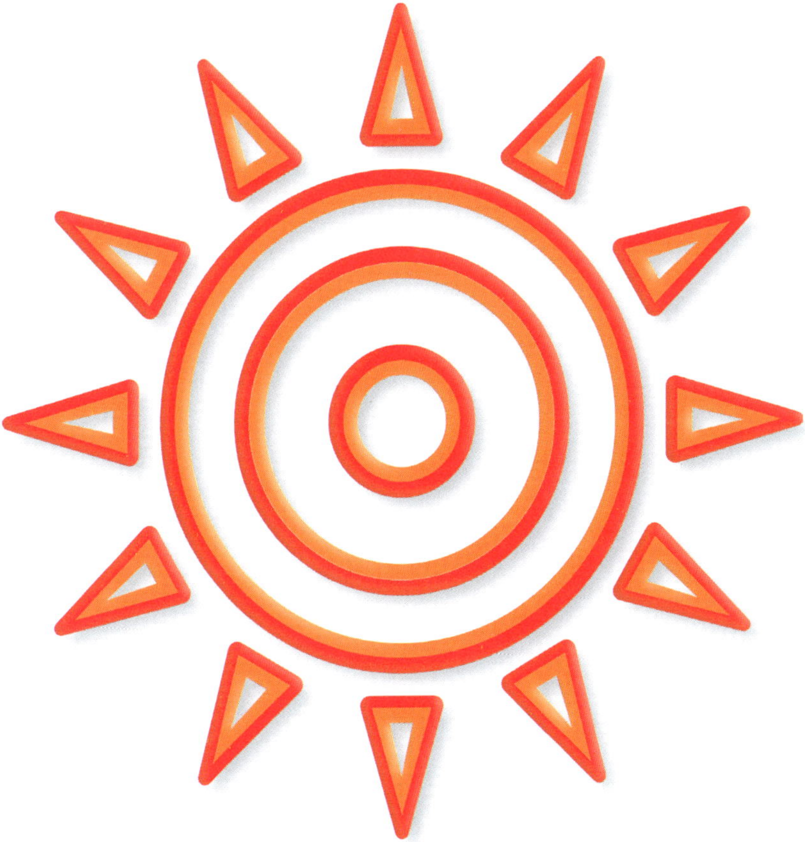

Die göttliche Quelle befindet sich in deinem Herzen

Deine göttliche Heimat ist dein Wesen, deine Essenz und alles, was dich zu einem reinen menschlichen Wesen macht. Deine Anbindung an Lichtwesen bringt dir Freude im Herzen, weil du dich mit einer Freude verbindest, die der göttlichen Quelle zu eigen ist.

Deine göttliche Heimat, aus der du gekommen bist, ist nicht in der Zeit entstanden, sondern im Raum. Sie ist im unendlichen Geschehen des Nullpunktfeldes entstanden, das seit Anbeginn jeglicher Existenz einfach *da* ist. Du musst nicht nach dem Entstehungsort der göttlichen Quelle suchen; sie war schon immer in dir. Du musst nicht in der Zeit nach ihr suchen; sie ist schon immer gewesen. Du darfst im Raum suchen; im Raum ist die göttliche Quelle grenzenlos existent.

Doch Zeit existiert in der göttlichen Quelle nicht. Zeit gibt es auf deinem Planeten, damit du in Zeitabschnitten denkst und dich danach richtest. In der unendlichen göttlichen Quelle existiert Zeit nicht.

Die göttliche Quelle ist unendliches Geschehen, das von Liebe geführt wird. Es wird von den Gesetzen und Regeln der Liebe geführt. Liebe ist Frequenz, Schwingung, Licht, Dankbarkeit, die unendliche Möglichkeit der Farben und die unendliche Möglichkeit der Formen.

Alles, was in der göttlichen Quelle entsteht, sind unendliche Möglichkeiten. *Und Liebe ist das, was dich göttlich macht.*

Deine Seele, dein Geist und die Essenz deines Körpers sind in der göttlichen Quelle entstanden. Die unendliche Intelligenz der göttlichen Quelle hat dir Gestalt und Eigenschaften gegeben – die Gestalt und Eigenschaften eines Menschen.

Und alles, was in der göttlichen Quelle entstanden ist, besteht aus göttlicher Geometrie. DU bestehst aus göttlicher Geometrie und wirst von göttlichem Licht genährt. Alle Formen und alle Wesen – lebendig und unbelebt – bestehen aus lichtvoller Geometrie.

Du bist der göttlichen Quelle so nahe!

Reinigung durch Kräuteressenzen

Für den Fall, dass du das Gefühl hast, dass bei dir zuhause negative Energie herrscht, gehe die ganze Wohnung durch, Raum für Raum, Ecke für Ecke und reinige dein Zuhause mit Kräuteressenzen. Für eine starke Reinigung sind weißer Salbei oder Mistel geeignet. Öffne nach der Ausräucherung die Fenster und Türen, damit die schlechte Energie abziehen kann. Vergiss nicht, auch Kellerräume und den Speicher auszuräuchern, wo sich schlechte Energie sehr lange hält, vor allem dort, wo viele Gegenstände sind und die Energie nicht im Raum fließen kann. Bemühe dich, so viele Gegenstände wie möglich loszuwerden, die dich belasten und dir keinen Nutzen bringen. Verwende zur Reinigung deines Zuhauses auch Musik, die positiv ist und harmonisierend wirkt. Die Schwingung der Musik durchdringt Wände, Fußböden und Möbel und verwandelt so schlechte Energie in positive.

Unterstützende Affirmation

- *Meine Selbstheilungsfähigkeiten sind aktiviert.*
- *Mein Körper und meine Seele sind absolut geschützt.*

Stelle dir auch gerne vor deiner Brust das Zeichen der Unendlichkeit vor, die Liegende Acht, zur Fixierung deines absoluten Schutzes.

CD *Anbindung an die Lichtwelt* von Pavlina Klemm, physisch nur erhältlich auf www.AmraVerlag.de (Track 4: »Energetischer Schutz für dein ganzes Sein«; mit Klängen von Sayama; Album auch als Download)

CD *Energetischer Schutz und Rückkehr der Gesundheit deines Körpers* (Audio-Heilkurs mit geführten Meditationen von Pavlina und Klängen von Sayama; Album auch als Download)

CD *Kolloidales Zink* (Musik von Michael Reimann mit 432 Hertz und Anleitungen von Jeanne Ruland im Booklet; Album auch als Download)

CD *Kolloidales Silber* (Musik von Michael Reimann mit Erläuterungen und Anleitungen im Booklet; Album auch als Download)

31 Kräuteressenz für Harmonie

Die Essenz dieser Kräuter bringt Harmonie für deine Seele, deinen Geist und deinen Körper.

Die feinstoffliche Energie, die durch das Heilsymbol der Kräuteressenz gerade zu dir strömt, bringt Harmonie für dein Gesamtsystem. Sie tut dies, weil die Situationen der Außenwelt dir oft sehr herausfordernde Momente beschert haben, die sich in deinem System von Körper, Geist und Seele festgesetzt haben. Die Lichtwesen der Heilapotheke haben beschlossen, etwas dagegen zu unternehmen.

Deshalb strömen jetzt Liebe und Heilung in dein System, seit dein Blick auf dem Heilsymbol ruhte, und erfüllen dich mit einer Harmonie, die Ausdruck der feinstofflichen Kräuteressenz ist. Schon beginnt ihre wunderschöne, lichtvolle Schwingung die belastenden Ergebnisse der Herausforderungen deiner Außenwelt zu neutralisieren, damit diese gehen und liebevoll dein System verlassen können.

Vor allem deine Seele sehnt sich nach Harmonie und dem Gefühl von Ruhe und Frieden. Sie möchte sich von der täglichen Routine in dieser Welt und den negativen Situationen vergangener Zeiten in diesem Leben erholen. Die geballte Kräuteressenz, die gerade in dein System fließt, bringt dir die ausgeglichenen Schwingungen, welche die kleinen Pflanzen in sich tragen. Sie bringt dir auch die Frequenz der Mutterliebe, die dein inneres Kind vor allem Bösen schützt und ständig eine wärmende, liebevolle Energie auf es überträgt.

Dein gesamtes System von Körper, Geist und Seele wird nach der Übertragung der feinstofflichen Essenz von einem heilsamen Grün erfüllt sein. Es wird eine einzigartige rosafarbene Frequenz ausstrahlen, die dich mit allem Liebevollen und Lichtvollen verbindet. Selbst während des Schlafs wirst du noch von dieser wunderschönen rosafarbenen Frequenz der bedingungslosen Liebe begleitet.

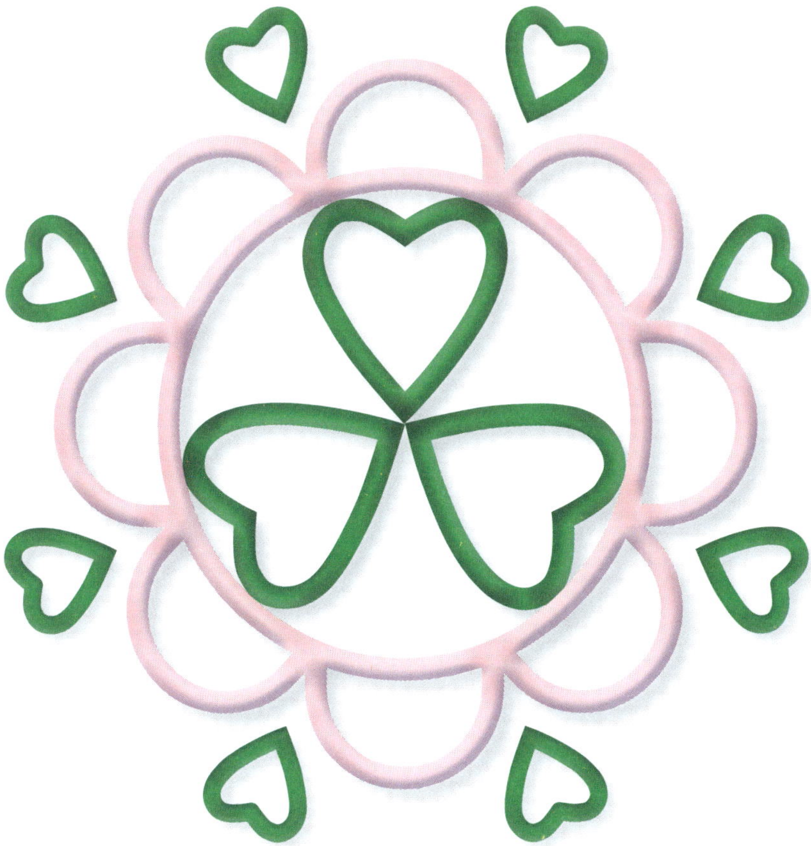

Harmonie von Körper, Geist und Seele

Ich erlaube jetzt und in diesem Raum allen Lichtwesen, die mir helfen können, meinen Körper, meinen Geist, meine Seele und alle ihre Anteile, die zu meiner gesamten Existenz gehören, zu heilen.

Ich bitte alle Lichtwesen, die mir helfen können, um absolute energetische Reinigung meines Körpers, meines Geistes, meiner Seele und aller ihrer Anteile, die zu meiner Existenz gehören.

Ich bitte um energetische Reinigung in allen Zeiten, Räumen, Dimensionen, Zwischendimensionen und in jeglichen meiner Existenz angehörenden Linien, und ebenso bitte ich um Reinigung jeglicher negativen Programme und Belastungen mit allen existierenden energetischen Abdrücken, Duplikaten, Sicherheitskopien und einkodierten Programmen, mit allen sich wiederholenden Programmen in allen Räumen und Zeiten, Dimensionen, Zwischendimensionen und in jeglichen Ahnenlinien meiner gesamten Existenz.

Ich bitte um absolute Reinigung der Matrix meiner Seele.

Ich lasse einzig und ausdrücklich Frequenzen des Positiven zu mir, Frequenzen der Liebe und des Lichts. Belastungen oder für mich schädliche Frequenzen haben keinen Zugang zu mir.

Ich entscheide mich jetzt und in diesem Raum für die absolute Gesundheit meines Körpers, meines Geistes, meiner Seele und all ihrer Anteile, die zu meiner gesamten Existenz gehören.

Meine Heilung geschieht jetzt und in diesem Raum.

Ich bin absolut an die Frequenz des Positiven, der Liebe und des Lichts angebunden und an die heilende Kraft der Erde. Mein Herz verbindet mich mit sämtlichen Heilfrequenzen des Universums.

Ich bitte alle Lichtwesen, die mir helfen und mich unterstützen können, um den Schutz meines Körpers, meines Geistes und meiner Seele. Dankbar empfange ich die energetische Reinigung und Heilung der Lichtwelt und ihrer Wesen. Ich bin geschützt, ich bin rein, ich bin geheilt, ich bin geerdet und gesegnet.

Danke, danke, danke. Frieden. Frieden. Frieden.

Rückkehr in deine Kindheit

Wenn du das Gefühl hast, dass es deinem inneren Kind nicht gut geht, begib dich in deine Kindheit zurück und hole den verlorenen Anteil deines verletzten Ichs zu dir zurück, den du gerade benötigst. Er wartet schon auf dich und freut sich auf die Wiedervereinigung. Mache es dir dazu bequem, atme tief und stelle dir vor, dass dein inneres Kind vor dir steht. Du schaust diesem kleinen Kind in die Augen.

Und dann sprichst du …

Ich sehe dich und ich fühle dich.
Es tut mir leid, dass ich dich vergessen habe.
Bitte verzeih mir. Bitte komm zu mir zurück.
Ich liebe dich. Ich segne dich.
Danke, danke, danke.

Beobachte nun, wie dein inneres Kind zu dir zurückkommt.

Unterstützende Affirmation

Harmonie und Frieden treten im Hier und Jetzt in die Systeme meiner Seele, meines Geistes und meines Körpers ein. Harmonie und Frieden verbinden mich mit der Harmonie und dem Frieden der göttlichen, liebevollen Welt.

Du siehst, wie die Engel des Friedens dein gesamtes System mit der lichtvollen Frequenz bedingungsloser Liebe anfüllen.

CD *Lichtbotschaften von den Plejaden 6* (Track 11: »Affirmation zur Aufhebung aller Belastungen in dir«; mit Klängen von Sayama; Album auch als Download)

CD *Freude* (Musik von Michael Reimann mit 396 Hertz und Channelings von Pavlina im Booklet; mit Klängen von Sayama; Album auch als Download)

32 Lichtenergie für dein Nervensystem und dein Gehirn

Du erhältst Essenzen, die deine Nerven, deine Wirbelsäule, dein Gehirn und alle zugehörigen Systeme unterstützen.

Die lichtvollen Energien, die gerade zu dir kommen, unterstützen alle Systeme deines Nervensystems. Sie unterstützen deine Wirbelsäule, die in Form deines Rückenmarks, zusammen mit deinem Gehirn, dein größtes und gleichzeitig zentrales Nervensystem bildet. Die Synapsen in deinem Gehirn jubeln über diese Schwingung.

Mit den goldenen und hellblauen Energien, die dich aus der Kosmischen Heilapotheke erreichen, kommen auch Lichtwesen zu dir. Sie bestehen aus kristallinem Licht, glänzen und glitzern fröhlich und verbinden sich, wenn du dies wünschst, mit deinem Nervensystem. So können sie deinen gesamten Körper durchleuchten und bringen ihn wieder in die göttliche Ordnung. Sie verbinden dich mit dem Frieden und der beruhigenden Stille des Universums. Gleichzeitig werden durch die Gegenwart dieser Wesen diejenigen Bereiche deines Nervensystems energetisiert und in einen optimalen Zustand gebracht, die im Gegenteil mehr Energie als Entspannung brauchen.

Die Lichtenergie aus der Heilapotheke und das Licht der kristallinen Wesen helfen dabei, dein Nervensystem in einen optimierten Zustand zu bringen. Sie helfen dir beim Einstieg in die Neue Zeit und machen es dir leichter, dich an die höheren Schwingungen der lichtvollen Bewusstseinsdimensionen zu gewöhnen und bei allen sich ergebenden Herausforderungen stets deine innere Ruhe zu bewahren.

Der menschliche Körper leistet in dieser Zeit wirklich eine sehr herausfordernde Arbeit. Deshalb braucht er viel Entspannung, und dabei unterstützt ihn die Energie der Kosmischen Heilapotheke.

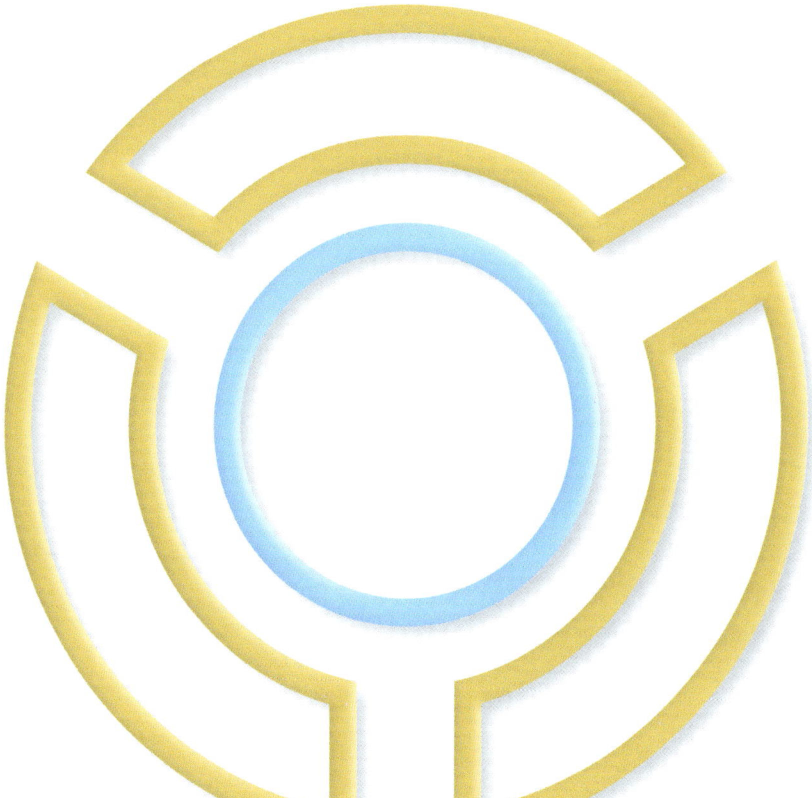

Anbindung an das Göttliche

Noch immer überlappen sich die dritte und die fünfte Dimension des Bewusstseins. Du merkst es daran, dass du manchmal das Gefühl für die irdische Zeit verlierst und dir alles unwirklich erscheint. Vielleicht plagt dich manchmal auch leichter Schwindel oder Kopfschmerz. Das kann daran liegen, dass du beide Realitäten in stetem Wechsel wahrnimmst. Gleichzeitig fühlst du deutlicher als früher, wie sich bedingungslose Liebe anfühlt, wahre Liebe zwischen Menschen und Liebe, die aus der Lichtwelt zu dir strömt. Das zeigt, dass du feinstofflicher geworden bist, du wirst zu einem subtileren menschlichen Wesen – einem Wesen der Liebe und Freude, einem Wesen der fünften Dimension.

Damit du dich wieder leicht und schnell an die fünfte Dimension anbinden kannst, überbringen wir dir hier eine Affirmation, die von uns positiv programmiert wurde und dich auf deinem weiteren Weg unterstützt. Verbinde dich mit der göttlichen Essenz und werde zu einem erwachten Menschen der Neuen Zeit. Binde dich an all das Göttliche an, das du in dir trägst und das überall um dich herum ist.

Sprich dazu die folgenden Worte …

Mein Herz ist erfüllt von göttlicher Liebe.
Mein Herz ist erfüllt von göttlichem Licht.
Mein Herz ist erfüllt von göttlicher Wahrheit.
Mein Herz ist erfüllt von göttlicher Freiheit.
Ich bin ein Kind des Universums.
Ich bin ein Kind des Lichts.
Ich bin ein Kind der Liebe.
Ich bin reinste göttliche Essenz.

Und jetzt sprichst du drei Mal hintereinander laut deinen Vornamen aus. Er verbindet dich mit deiner ganzen Energie und Kraft, die du für diese Inkarnation aus der göttlichen Quelle mitgebracht hast.

Channeling der Plejader

Ihr Menschen auf dieser Erde leidet momentan an einem Übermaß an Elektrosmog, der eurem Nervensystem sehr schadet. Dabei handelt es sich im Grunde um ein Übermaß an niedrig schwingenden Informationen, die euch immer noch mit der 3D-Welt verbinden. Mit Hilfe der lichtvollen Energien, die durch dieses Symbol in dein Nervensystem gelangen, könnt ihr euch an die höher schwingenden 5D-Systeme anbinden. Die Synapsen des menschlichen Gehirns verbinden sich dann mit den Systemen der höheren Bewusstseinsdimensionen.

Unterstützende Affirmation

Alle Nervensysteme meines Körpers sind in Harmonie.
Alle Nervensysteme meines Körpers tragen
die optimale Lichtenergie in sich.

Tipp! Wir empfehlen dir, so viel wie möglich in die Natur zu gehen, wo sich dein Nervensystem beruhigen und an die höheren Bewusstseinsdimensionen gewöhnen können. So hältst du dich in einer Schwingung, die frei von Stress ist. Du solltest dich auch entgiften und schädliche Strahlenquellen meiden, damit Toxine in der Nahrung und agressive Frequenzen möglichst wenig Einfluss auf dich haben.

CD *Lichtbotschaften von den Plejaden 1* (Track 4: »Reinigung deines Lichtkörpers durch die Plejader«; Album auch als Download)

CD *Lichtbotschaften von den Plejaden 4* (Track 7: »Lichtwesen verbinden dich mit der Natur«; mit Klängen von Sayama; Album auch als Download)

CD *Lichtbotschaften von den Plejaden 2* (Track 4: »Anbindung an deine ursprüngliche göttliche Essenz«; mit Klängen von Sayama; Album auch als Download)

33 Lichtinformationen für deine DNA

Lichtvolle Informationen aus dem Kosmos reinigen, heilen und regenerieren deine DNA.

Deine DNA steigt gerade aus den niedrig schwingenden Ebenen der 3D-Realität und ihrer künstlichen Matrix auf. Dein Gesamtsystem empfängt immer mehr regenerierende Lichtinformationen, die von der Heilapotheke zu dir kommen. Diese Informationen sind direkt von der göttlichen Intelligenz in der Quelle für dich programmiert und helfen deiner DNA, sich zu reinigen, zu erneuern und von den uralten Trugbildern zu heilen, die der Menschheit aufgedrängt wurden.

Die lichtvollen Informationen, die deiner DNA gerade zuströmen, geben ihr auch die Möglichkeit, zu ihrer ursprünglichen Gestalt zurückzukehren, die erheblich mehr als zwei Stränge aufweist. Deine Bewusstseinsentwicklung wird dazu beitragen, dich wieder an alle DNA-Stränge anzubinden, die der Mensch bei seiner Entstehung in sich trug. Dank der Lichtinformationen, die in diesem Moment zu dir fließen, kannst du dich aufgrund deiner genetischen Grundausstattung wieder deiner ursprünglichen Gestalt nähern. So kannst du zu deiner Langlebigkeit und einer dauerhaft natürlichen Regeneration deiner Organe sowie deines gesamten Körpers zurückfinden.

Der Mensch, der sich wieder bewusst entwickelt, kann sein Leben dank der kosmischen Informationen, die durch dieses Heilsymbol zu ihm kommen, tatsächlich verlängern. Er braucht sich nur dafür zu öffnen und den unablässigen Zustrom von Informationen tief in seinem Herzen und aus freien Stücken willkommen zu heißen.

Die neue Generation junger Menschen kann ihren Körper leichter regenerieren und ein längeres Leben führen, als es noch vor kurzem möglich war. Viele derzeit geborene Kinder kommen bereits mit einer höheren Anzahl von DNA-Strängen auf die Welt.

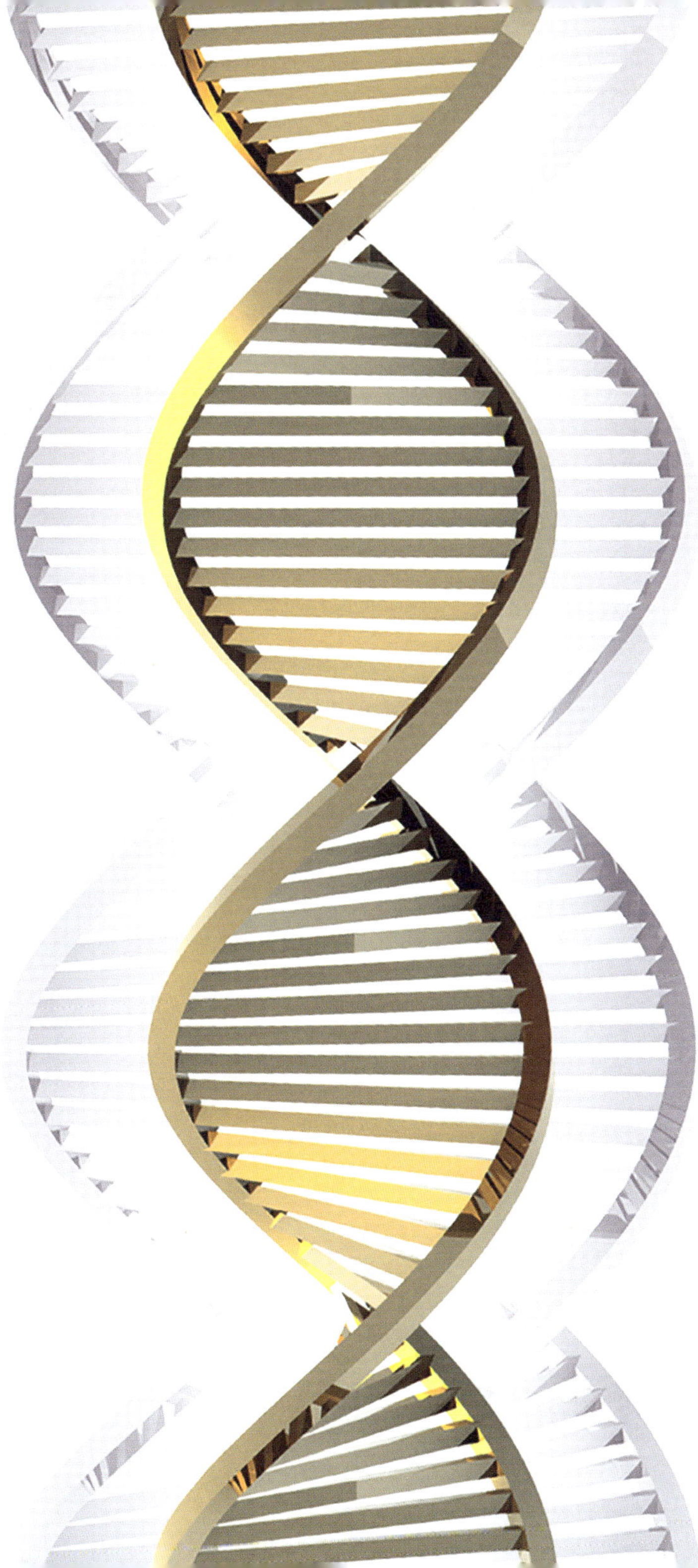

Wiederanbindung an die DNA

Du fühlst diese riesige, majestätische und gleichzeitig bedingungslose Liebe in deinem Herzen. Lasse sie aufsteigen und sich mit den Lichtchakren über deinem Kopf verbinden. Du siehst, wie sich deine Lichtchakren mit Liebe und wunderschönen Farben füllen.

Lasse den Lichtstrahl der Liebe noch höher steigen, bis du mit der göttlichen Quelle verbunden bist, mit allem Unendlichen, das es überhaupt gibt. Du hast dich mit deiner Heimat verbunden.

Binde dich jetzt an die Urinformationen deiner DNA an. Sie heilen deinen Körper, lassen dich spirituell wachsen. Du hattest sie verloren, und jetzt kehren sie zu dir zurück. Verbinde dich mit deinen Lichtwesen und bitte sie, dich bei diesem Prozess zu begleiten.

Und dazu sprichst du …

Mein Herz und meine Lichtchakren sind mit der
bedingungslosen Liebe der göttlichen Intelligenz verbunden.
Ich binde mich jetzt kraft meiner Absicht und meines reinen,
liebevollen Herzens an die Urinformationen meiner makellosen
und absolut göttlichen DNA an. Mein reines Herz verbindet
mich mit den Informationen der göttlichen Quelle.
Ich bitte meinen Körper, meine Seele und meinen Geist jetzt,
die makellosen Informationen meiner DNA aufzunehmen.
Mein Körper, meine Seele und mein Geist sind eins.
Ich bin an die makellose Signatur meiner göttlichen Essenz,
meines göttlichen Ichs angebunden.
Meine Urinformationen fließen zu mir.
Danke, danke, danke.

Liebe und Harmonie verbinden dich jetzt mit der göttlichen Intelligenz und der Signatur deiner göttlichen Essenz. Erfreue dich daran, wie dein System die Informationen der göttlichen Quelle aufnimmt.

Zu deiner energetischen Stärkung

Jeden Tag vermehrt sich der Zufluss der göttlichen kosmischen Energie und ihres Wissens, und jedes Wesen und jeder Mensch, der auf diesem wunderschönen Planeten lebt, hat die Möglichkeit, sich an seine göttlichen Urinformationen und Urfrequenzen anzubinden.

Ich bin die Liebe des Lichts.
Dankbarkeit durchleuchtet mein Herz.
Meine Realität ist durchdrungen von göttlichem Licht.
Die Strahlen der kosmischen Freiheit und Reinheit befreien
meine Seele, meinen Geist und meinen Körper.
Meine Gegenwart und Zukunft sind absolut positiv und
voll von Liebe, Licht, Glück, Frieden und göttlichem Segen.
Meine Lichtwesen unterstützen und begleiten mich stets,
und sie zeigen mir den Weg, der für mich am besten ist.
Ich segne mich, ich segne meine Liebsten, ich segne alle Wesen
dieses Planeten. Ich segne den Planeten Erde.
Danke, danke, danke.

Unterstützende Affirmation

Im Hier und Jetzt empfange ich lichtvolle
Informationen für meine DNA.
Meine DNA reinigt sich, regeneriert sich und heilt.
Mein Körper programmiert sich
im Hier und Jetzt auf Langlebigkeit um.

CD *Lichtbotschaften von den Plejaden: Klangmeditation zur Wiederanbindung deiner DNA-Stränge* (Gechannelte Anleitungen von Pavlina zur Musik von Sayama im Booklet; Album auch als Download)

CD *DNA Aktivierung* (Musik von Michael Reimann mit 528 Hertz und Anleitungen von Jeanne Ruland im Booklet; Album auch als Download)

34 Lichtvolle Energie für deine Lunge

Die Heilige Geometrie der Kosmischen Heilapotheke bringt deine Lunge wieder ins Gleichgewicht.

Die Lichtwesen haben sich entschieden, deiner Lunge zu helfen, weil sie wahrgenommen haben, dass sie vor allem in deiner Kindheit gelitten hat. Wahrscheinlich hast du in deinem Leben immer wieder Situationen erlebt, die dir die Luft zum Atmen raubten. Vielleicht hast du auch Situationen erlebt, die dich nur flach atmen ließen. Das Gleichgewicht zwischen der äußeren und deiner inneren Welt wurde dadurch gestört. Vielleicht hast du aus diesem Grund oft unter Erkältungen oder Husten gelitten, was eine Erscheinung des Ungleichgewichts und des Schmerzes deiner Seele und deines Geistes war. Nun ist es an der Zeit, deine Lunge bei ihren Aufgaben zu unterstützen.

Aus der Kosmischen Heilapotheke kommen jetzt wunderschöne lichtvolle Kreise zu dir, die strahlend gelb rotieren. Vor deinem inneren Auge werden sie in deiner Außenwelt sichtbar und schweben in deine Innenwelt. Mit jedem Atemzug holst du sie in dich hinein, manche gelangen dabei durch deinen Brustkorb tief in deinen Körper. Die Lichtwesen schicken dir diese Kreise, damit alles Negative, was sich in deinen Lungen befindet, mit jedem Atemzug liebevoll transformiert und in eine freudvoll strahlende Energie verwandelt wird.

Diese lichtvollen gelben Kreise verbinden sich mit deiner Lunge. Sie verbinden sich mit deiner Seele und deinem Geist. Sie bringen allen deinen Systemen eine leuchtende Schwingung der Freude und Harmonie. Sie bringen deiner Lunge ihre ganze Liebe und verbinden dich mit allen Lichtwesen des Elements Luft. Sie durchlichten deine Lunge so lange, wie du es dir wünschst, um Heilung zu erfahren, und erfüllen deine äußere und deine innere Welt immer mehr, bis sie sich wieder in reine Energie auflösen und wohlige Wärme hinterlassen.

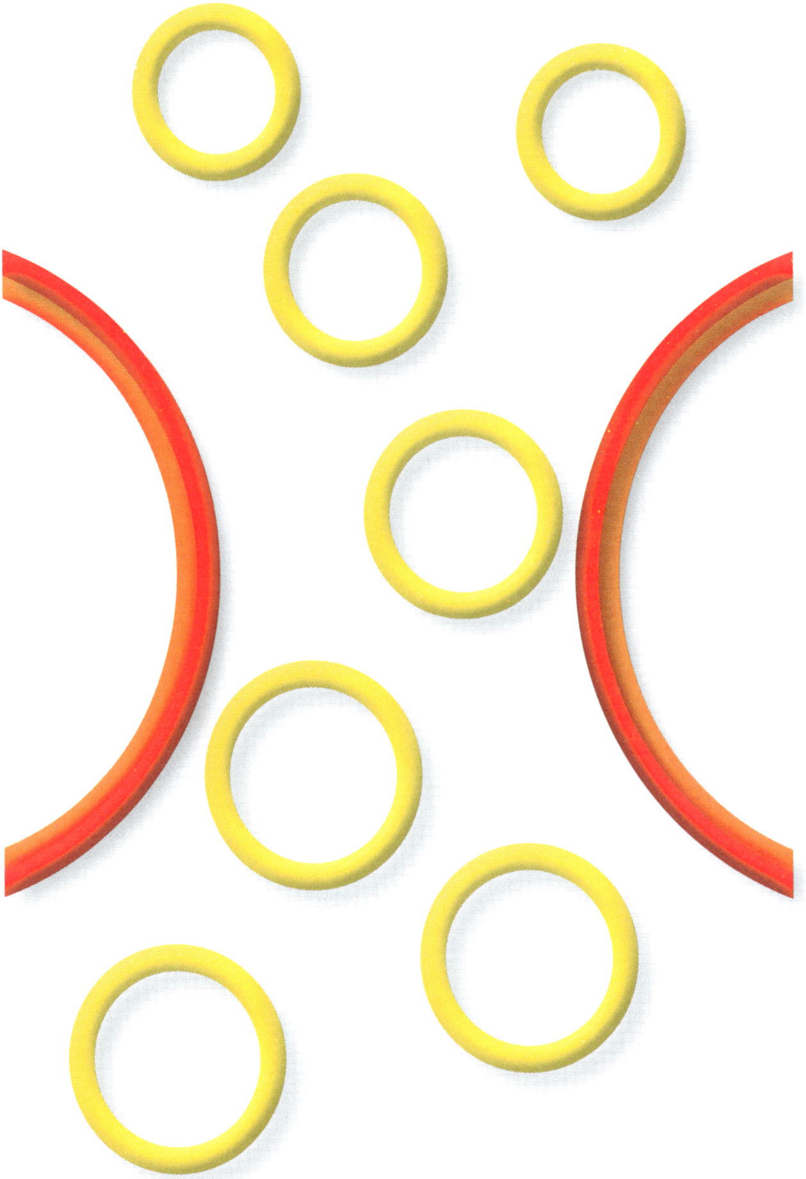

Erlangung deiner kosmischen Freiheit

Jeder Mensch braucht Freiheit wie die Luft zum Atmen, und kosmische Freiheit ist das höchste Ziel deiner Bewusstseinsevolution. Deshalb verbinde dich mit dieser Frequenz und allen ihren Eigenschaften. Integriere sie in deiner Seele und deinem Geist. Du erhöhst damit den Zustrom kosmischen Christuslichts zu deinem Herzen.

Sprich dazu die folgenden Worte …

Ich öffne mein Herz und empfange Licht, Liebe
und Informationen der kosmischen Christusenergie.
Die kosmische Christusenergie verankert sich in meinem Herzen
und verbreitet sich in alle Räume und Zeiten meiner Existenz.
Die kosmische Christusenergie verbindet sich mit weiteren
reinen menschlichen Herzen. Jetzt und in diesem Raum.
Meine Seele verbindet sich nun mit der Frequenz der kosmischen
Freiheit und nimmt sie in ihre Matrix auf.
Ich verbinde mich kraft meines Geistes mit der Intelligenz
der kosmischen Freiheit und bitte sie, allen Wesen zu helfen,
die die Frequenz der kosmischen Freiheit benötigen und die
die Frequenz der kosmischen Freiheit empfangen wollen.
Ich bitte die Intelligenz der kosmischen Freiheit um Hilfe
für den Planeten Erde und seine Seele Gaia.
Ich bitte die Intelligenz der kosmischen Freiheit um Hilfe
für die Seele der Menschheit. Jetzt und in diesem Raum.
Meine Absicht ist rein und klar. Liebe, Licht und Freiheit
verbreiten sich über den ganzen Planeten und helfen
allen Wesen, die meine Hilfe annehmen.
Jetzt und in diesem Raum. Danke, danke, danke.

Schicke diese Frequenz allen, die ihre Fesseln des Geistes abstreifen wollen. Was du reinen Herzens gibst, kommt tausendfach zurück.

»Ich atme, ich lebe!«

Diese Aussage ist für deine Existenz hier auf der Erde grundlegend. Sie enthält alles, was dich mit deiner Lebensenergie verbindet. Du atmest die Luft des Planeten ein und gibst alles ab, was dein Körper nicht braucht. Deine Lunge verbindet dich mit der Luft und mit allen Lichtwesen, die für dieses Element zuständig sind. Deine Lunge, dieses majestätische Organ, ist dabei das Tor zwischen deiner äußeren und deiner inneren Welt. Sie entscheidet darüber, was in deinen Körper und damit in deine inneren Räume gelangt. Sie entscheidet über die Qualität dessen, was in deinem Inneren seine Wirkung entfaltet, und über die Qualität deines gesamten Innenlebens. Deine Lunge möchte tief einatmen und nichts als Liebe in sich einsaugen. Gleichzeitig möchte sie beim Ausatmen alles abgeben, was sich im Laufe deines Lebens in dir angesammelt hat und nicht zu dir gehört. Deine Lunge atmet liebevolle Energie ein und atmet alles aus, was nicht zu dir und zu deiner lichtvollen Realität gehört.

Unterstützende Affirmation

Ich atme, ich lebe.
Meine Lunge ist erfüllt von lichtvoller Energie.
Meine äußere und meine innere Welt sind
in absolutem Gleichgewicht.

Tipp! Natürlich ist Bewegung an der frischen Luft immer ganz wesentlich für die Gesundheit deiner Lunge. Halte dich deshalb möglichst oft in der freien Natur auf und lass dir von den Pflanzen, Bäumen und Feen bei deinen negativen Belastungen helfen.

CD *Lichtbotschaften von den Plejaden 8* (Track 7: »Affirmation zur Erlangung deiner kosmischen Freiheit«; mit Klängen von Sayama; Album auch als Download)

35 Mineralkomplex

Der Mineralkomplex verbindet deinen Körper und deine Systeme mit den Mineralien dieses Planeten.

Dein Körper und dein gesamtes System rufen nach verstärkter Zufuhr von Mineralien, und mit diesem Heilsymbol erhörst du den Ruf. Deine Geistführer haben dich zu ihm geleitet, weil deine Entwicklung und Anbindung an die neuen Frequenzen der Erde deine Systeme mehr Kraft als bisher kostet. Du hast gehandelt, weil die Prozesse deines Körpers mehr Mineralstoffe brauchen. Der Grund ist, dass sich die Schwingung des Planeten Erde immer mehr erhöht.

Das Lichtwesen der Mineralien bringt dir Stabilität und Verbindung mit dem Planeten. Die feinstofflichen Mineralien, die in deinen Körper fließen, stabilisieren dein Gesamtsystem und bringen ihm, deiner Seele und deinem Geist energetische Nahrung. Dank der Stoffe, die jetzt aus der Heilapotheke zu dir strömen, verspürst du neue Vitalität. Du spürst immer mehr, dass das Leben auf diesem Planeten dir Glück und Freude bringt, weil dein Körper die Verbindung mit der Erde wahrnimmt, die für die derzeitige Inkarnation deine Heimat ist.

Es gibt einen einfachen Weg, deine Verbindung zu den Mineralien weiter zu stärken: Gehe so oft du kannst in die Natur. Berühre mit bloßen Füßen die Erde und das Gras und lasse die Kraft der Erde in deinen Körper aufsteigen. Spaziere barfuß einen Sandstrand entlang oder ein Ufer voll runder, warmer Kieselsteine. Spüre, wie dich die Erde unablässig nährt und dir die Kraft der Mineralien bringt. Sie kommen von Mutter Erde und aus dem Kosmos.

Nimm ein paar Steine, die du in der Natur findest, mit ihrer Erlaubnis nach Hause und verbinde dich bewusst mit ihrer Kraft und Schönheit. Lege sie in deine Nähe. Sie tragen das Bewusstsein der Erde in sich und helfen dir bei deinem Aufstieg in höhere Bewusstseinsdimensionen, nach dem dein Körper sich so sehr sehnt.

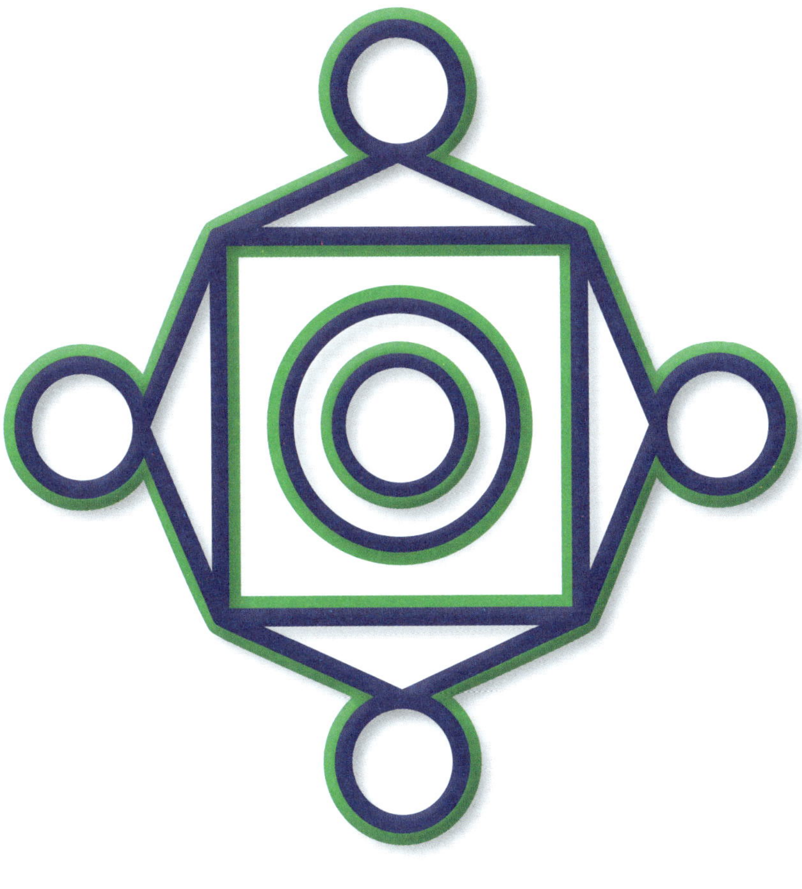

Auch Mineralien sind Lichtwesen

Wie unsinnig euer Planet über so lange Zeit hinweg seiner Mineralien beraubt wurde, die er Milliarden von Jahren in sich geborgen hatte, und wie ahnungslos ihr mit Vitaminen umgegangen wart, die eine Grundlage für jegliches Leben auf eurem Planeten bilden. Jedes Element eures Planeten, auch jedes in euren Augen nicht lebende Wesen wie ein Mineral, wird durch euer Handeln beeinflusst. Doch ihr hattet das Wissen und die Fähigkeit verloren, euren Körper und euren Geist an die Mineral- und Kristallreiche anzubinden. Ihr hattet vergessen, dass die Mineralvorkommen, die sich in den Tiefen der Erde verbergen, nicht der Ausbeutung dienen sollen, sondern dass sie für eine gesunde Balance und eine gute Funktion der natürlichen Vorgänge im Einklang mit eurem Planeten gedacht sind. Dabei ist es wichtig, den eigenen Körper in einem basischen, nicht übersäuerten Zustand zu halten und ihm ausreichend Mineralien und Vitamine zuzuführen – vor allem Vitamin C, D und B. Durch die künstliche Herstellung von Obst und Gemüse kamen Sorten zu euch auf den Markt, die weder Mineralien noch Vitamine enthalten. Gerade jetzt braucht der menschliche Körper aber eine verstärkte Anzahl an Mineralien, Vitaminen und Nährstoffen, weil die physische Materie wegen der erhöhten Frequenzen und Energien des Kosmos besonders gefordert ist. Zum Glück könnt ihr die Mineralstoffe mithilfe von Visualisierung und Materialisation selbst aktivieren, und später wird euer Körper die zur absoluten Anbindung an die kosmischen Frequenzen benötigten Substanzen und Stoffe aus der lichtvollen göttlichen Energie schöpfen, in der alles enthalten ist, was das menschliche Wesen braucht. Aber bis es soweit ist, raten wir euch, den Gebrauch physischer Mittel mit den Mitteln der Kosmischen Heilapotheke zu kombinieren. Denkt immer daran, dass auch Mineralien und Vitamine lichtvolle Wesenheiten sind, die euch an die Natur und ihr Reich anbinden, an das Reich der Mineralien, Pflanzen, Tiere und aller Naturelemente. Macht es euch bewusst, dann werdet ihr auch Pflanzen und Mineralien immer besser verstehen können.

Lichtwesen verbinden dich mit der Natur

Wende dich wieder verstärkt der Natur zu. Auch die Natur erlebt einen Anstieg ihrer Frequenz. Sie nimmt gerade mehr denn je die Kraft der kosmischen Lichtteilchen auf. Diese Lichtteilchen regenerieren die Natur. Sie versetzen sie in einen lichteren, leichteren Zustand.

Mit den Lichtteilchen kommen lichtvolle Naturwesen auf den Planeten Erde herab. Sie unterstützen den göttlichen Plan und die menschliche Spezies. Sie unterstützen die Natur auf dem Planeten Erde.

Die lichtvollen Naturwesen werden unterstützt von der göttlichen Intelligenz. Ihr Licht und ihre hilfreiche Kraft erhöhen sich.

Und sie übergeben der Natur Lichtenergie. Sie tun dies dank dieser Kraft und durch ihre bloße Anwesenheit. Ständig beleben sie Naturorte, aus denen jegliches Leben schon entwichen zu sein schien. Sie beleben diese Orte neu. Sie energetisieren sie, machen sie lichtvoll.

Sie reinigen auch jeden Menschen, der seinen Weg in die Natur gefunden hat. Sie verbinden ihn mit den Heilfrequenzen der Natur. Sie regenerieren ihn dadurch und erinnern ihn an seine Verbindung mit Mutter Erde. Sie möchten in jedem Menschen seine natürlichen Fähigkeiten wecken. Seine Fähigkeiten zur Selbstheilung.

Unterstützende Affirmation

Mein Gesamtsystem bindet sich im Hier und Jetzt
an die Lebenskraft der Mineralien an.
Die Mineralien verbinden mich mit der Kraft
und Stabilität der Erde.
Die Mineralien nähren alle meine Systeme.

CD *Heilung des Herzens* von Pavlina Klemm, physisch nur erhältlich auf www.AmraVerlag.de (Track 4: »Erdung durch die Kraft und schützende Frequenz von Gaias Seele«; mit Klängen von Sayama; Album auch als Download)

36 Plejadische Heilenergie

Die Plejader haben sich mit den Lichtwesen der Kosmischen Heilapotheke verbunden und übergeben dir Frequenzen und Essenzen der Liebe und der plejadischen Energie.

Die Frequenz, die dich durch den Trichter dieses Heilsymbols gerade aus der Unendlichkeit des Kosmos erreicht, erhöht und festigt deine gesamte Lebensenergie. Sie erhöht die göttliche Energie, die du bereits in dir trägst. Dieser anhaltende Zustrom an Energie wird stabilisiert durch Unendlichkeitszeichen und die Zahlenreihe des Vertrauens **3717**, die dich mit unserer Bewusstseinsebene und Frequenz verbindet. Immer mehr Wissen von den Plejaden strömt zu dir und manifestiert sich in deinem Zeitraum, was zur Folge hat, dass deine Seele sich an ihre lichtvolle Essenz erinnert. Auch dein Geist erinnert sich durch seine Verbindung mit deinem höheren Bewusstsein an seine Aufgaben, die er sich für diese Inkarnation vorgenommen hat. Er erinnert sich an seine Kreativität und an seine Multidimensionalität.

Vor deinem inneren Auge siehst du, wie farbige, symmetrische Mandalas in deine Realität eintreten. Sie durchdringen deinen gesamten Zeitraum und verbinden sich mit der Schönheit deiner Seele, deines Geistes und deines Körpers. Sie bringen dir aktuelle Informationen der Lichtwesen aus der Kosmischen Heilapotheke und Lichtimpulse, die du für deine Bewusstseinsentwicklung benötigst. Auch deine Intuition wird verstärkt, so dass du die Verbindung mit allem Lichtvollen, Liebevollen und Positiven spürst, das um dich herum existiert.

Dein Körper kann jetzt dank der plejadischen, hoch schwingenden Lichtenergie Programme abgeben, die ihn belastet haben, und er bindet sich an die neuen Energiesysteme des Planeten an. Die plejadische Energie programmiert dich in diesem Augenblick auf das Positive und stärkt dich durch die Anbindung an den Kosmos.

Auch deine Heilfähigkeiten werden aktiviert und verstärkt.

3717

Vor und nach dem Empfang plejadischer Heilenergie

Wenn du möchtest, kannst du vor der Energieübertragung noch eine Affirmation sprechen. Du kannst diese Affirmation auch bei anderen Energieübertragungen, die wir durchführen, anwenden.

Sprich dazu laut …

3717, 3717, 3717.
Im Hier und Jetzt öffne ich die Räume und Zeiten
für den Empfang von Heilenergie und Lichtinformationen
meiner plejadischen und lichtvollen Begleiter.
Kraft meiner Absicht verbinde ich mich mit allen
liebevollen Lichtfrequenzen und Lichtwesen,
die mir im Hier und Jetzt die Energie
der Heilung, Regeneration, des Schutzes
und der Bewusstseinsentwicklung geben können.
Alle positiven, lichtvollen und liebevollen Energien
nehme ich mit Dankbarkeit an.
Jetzt und in diesem Raum.
Zeit und Raum sind eins.
Danke, danke, danke.

Nimm dir nach der Übertragung noch etwas Zeit für dich, damit sich die neuen Frequenzen, die dein System heilen, erfolgreich mit deinem System verbinden können. Trinke ausreichend Wasser, damit dein Körper alle Toxine ausscheiden kann, die sich darin und in deinem Verstand und Geist festgesetzt haben.

Ramuel dankt dir im Namen des lichtvollen Teams der Plejader von ganzem Herzen für die Arbeit, die du durchführst. Deine Arbeit an dir durchlichtet auch die Systeme anderer menschlicher Wesen und des kollektiven Felds der gesamten Menschheit.

Ramuel über die Montagsmeditation

Ich begleite euch dank Pavlina schon viele Jahre und verfolge die Ergebnisse, die sich nach der Arbeit, die ihr für die Heilung eurer Systeme durchführt, einstellen. Bei den Seancen jeden Montag von 21:00 bis 21:20 Uhr eurer Ortszeit arbeite ich mit jedem von euch. Eure bloße Absicht verbindet mich mit euch. Und nicht nur ich arbeite dann mit euch, sondern eine ganze Anzahl physischer und weiterer plejadischer Wesen, die in lichtvoller Form existieren. Wir sind in der Lage, im Jetzt mit euch zu arbeiten – ohne Grenzen zwischen den Dimensionen, Räumen und Zeiten. Jeder von euch, der sich gezielt für seine Heilung entscheidet, erhält sofort eine ganze Palette von Heilfrequenzen, die nicht nur auf den Körper wohltuend wirken, sondern auch auf die Seele und das Bewusstsein des Menschen. Die Übertragung der Heilfrequenzen kommt zu euch, sobald ihr euch dafür entscheidet.

Tipp! In den *Hilfreichen Anmerkungen* am Ende des Buches erfahrt ihr mehr über die abendlichen Heilungssessions am Montag.

Unterstützende Affirmation

Die plejadische Energie heilt alle Systeme meines Körpers.
Die plejadische Energie dehnt mein Bewusstsein aus.
Die plejadische Energie durchleuchtet meine Seele.
Die plejadische Energie durchleuchtet meinen Geist.

CD *Lichtbotschaften von den Plejaden 1* (Track 1: »Anbindung an die reine Essenz des Plejadengestirns«; Album auch als Download)

CD *Lichtbotschaften von den Plejaden 7* (Track 3: »Anbindung an die Bewusstseinsebene der Plejader«; mit Klängen von Sayama; Album auch als Download)

37 Positive Energie

Positive Energie durchdringt alle Zeiten und Räume deiner persönlichen Realität. Sie durchdringt alle Systeme deines Körpers, deines Geistes und deiner Seele.

Jedes menschliche Wesen trägt den natürlichen Wunsch in sich, sich an die positive kosmische Lebensenergie anzubinden, die nur darauf wartet, von ihm gelebt zu werden. Es ist ein Geburtsrecht seiner Seele, all ihre Frequenzen und Elemente freizusetzen, um die absolute Vitalität des Körpers und des Geistes leben zu können. Die Wesen der Kosmischen Heilapotheke freuen sich sehr darüber, dass sie jetzt ein ganzes Spektrum an Frequenzen und Essenzen in deinen Zeitraum schicken dürfen, die dir positive Energie vermitteln. Die Frequenzen des Glücks und der Freude sind ebenfalls in dieser Energie enthalten.

Das Heilsymbol, auf dem dein Blick gerade ruhte, beschert dir ein ganzes Füllhorn mit den verschiedensten feinstofflichen Kräutern aus der Heilapotheke, den schönsten positiven Tönen und Farben und geometrischen Formen, die deine neue Wahrnehmung dir eröffnet – die Wahrnehmung des Positiven in all seinen Aspekten.

Diese Fülle an Energie kommt jetzt zu dir, und dein ganzer Körper beginnt freudvoll zu schwingen, während dein Herz seine wunderschöne Energie über den Planeten zu verbreiten beginnt, der dich liebt und nährt. Deine Seele bindet sich an die Emotionen der Heiterkeit an, und dein Geist stimmt sich auf eine göttliche Frequenz ein, die seinem Körper entspricht und Ausgeglichenheit bringt.

In deinem Körper erwacht das Bedürfnis, all dieses Glück und diese Freude in sich einzuatmen. Gönne ihm mehrere tiefe Atemzüge und atme die positive Lebensenergie in die Tiefen deines Körpers und deines Herzens ein. Spüre das unfassbar hohe Energiepotenzial, das dich jetzt durch die Frequenzen deiner neuen Realität trägt und dich mit der unerschöpflichen Energie des Kosmos verbindet.

Gesundheit ist dein Geburtsrecht

Hoch schwingende Lichtenergie tritt in deinen Zeitraum ein und bringt dir heilsame und farbenfrohe Frequenzen. Das unendlich breite Spektrum an Energie, das die Schwingung der höheren Dimensionen in sich trägt, verbindet sich mit deinem Bewusstsein. Dein Bewusstsein dehnt sich dadurch in alle Ebenen deines Seins aus und verbindet dich mit deinem höheren Bewusstsein, mit deiner höheren Intelligenz. Deine Fähigkeiten als Heiler werden stimuliert und aktiviert. Gleichzeitig werden deine Selbstheilungskräfte gestärkt. Die Intelligenz deines Körpers erinnert sich an ihre Selbstliebe. Sie erinnert sich daran, dass absolute Gesundheit ihr natürlicher Zustand und ihr Geburtsrecht sind.

Channeling der Plejader

Deine Lichthelfer sind gerade unbeschreiblich stolz auf dich. Sie sind überglücklich, dass du mit deiner Anwesenheit zur Verbreitung von Frieden und Harmonie auf diesem Planeten beiträgst. Frieden, Glück und Harmonie sind grundlegende Bedürfnisse deiner Seele.

Dein Herz empfängt jetzt die wunderschöne positive Energie wieder verstärkt. Es wird sie an andere menschliche Seelen und den Planeten Erde, auf dem du dich gerade befindest, weitergeben. Deine Inkarnation in dieser Zeit und auf diesem Planeten ist kein Zufall.

Alles geschieht zur rechten Zeit. Deine Inkarnation gehört zum göttlichen Plan, genau so, wie du selbst zum göttlichen Plan gehörst.

Ja, auch du gehörst zum göttlichen Plan. Du bist auf diesen Planeten gekommen, um deine Schönheit und Reinheit zu verbreiten.

Du, genau du, hältst diese Macht in Händen. Deine positive Absicht trägt unsere Energie. Wir sind unglaublich stolz auf dich.

Wir stehen in fortwährender Verbindung mit dir.

Unsere Verbindung ist lichtvoll, von Liebe erfüllt.

Genau so, wie es sich die göttliche Essenz deiner Seele wünscht.

Durchlichtung deiner Wirbelsäule

Setze dich bequem hin und nimm wahr, wie deine Wirbelsäule vom Licht des Universums erfüllt wird. Das Licht tritt am oberen Ende ein und am unteren Ende wieder aus und strömt in die Erde hinab. Verbinde dich dabei gedanklich mit uns und lass diese wundervolle Verbindung mehr als einmal geschehen ... diese Verbindung zwischen dir – und uns – UND der göttlichen Intelligenz.

Verbinde dich mit deinem Höheren Ich, das im Raum der Ewigkeit und der ewigen Liebe siedelt. Verbinde dich *gedanklich* mit ihm: Dein Höheres Ich empfängt augenblicklich deine positiven Gedankenimpulse und steht sofort mit dir in Verbindung.

Verlangsame die Frequenz deines Körpers und deines Herzens und konzentriere dich nur – und wirklich *nur* – auf die Verbindung zwischen dir, dem Höheren Ich, uns und der lichtvollen Intelligenz. Konzentriere dich auf nicht mehr und auf nicht weniger.

Lass dir Zeit und lass uns wirken.

Unterstützende Affirmation

Positive *Energie fließt in jedem Augenblick meines Seins*
zu meinem Körper, meinem Geist und meiner Seele.
Diese positive Energie verbindet mich mit der positiven
Energie der göttlichen Quelle.
Ich bin mit allem Positiven verbunden.

Segne jetzt bewusst alles Belastende, was nicht zu dir gehört, und erfülle dein Herz mit der Wahrnehmung der absoluten Lebensfreude deines Körpers und deines Geistes. Lass die Energie des Positiven unablässig zu dir fließen und beginne dein neues, positives Leben.

CD *Lichtbotschaften von den Plejaden 9* (Track 10: »Kontakt zu Engeln der positiven Zukunft«; mit Klängen von Sayama; Album auch als Download)

38

Regenerierende Frequenz für deine Augen

Die Lichtwesen der Kosmischen Heilapotheke haben sich entschieden, deine Augen mit einer regenerierenden, verjüngenden Frequenz zu unterstützen.

Vielleicht hast du schon oft Situationen erlebt, vor denen du die Augen verschlossen hast. Manche Situationen wolltest du möglicherweise nicht sehen und hast dich deshalb in dein Inneres zurückgezogen. Eventuell ist dadurch deine Sehkraft schwächer geworden, weil du eine innere Angst verspürt hast, in deine Zukunft zu blicken.

Die Frequenz des Heilsymbols, das deine Geistführer gerade für dich ausgesucht haben, hilft deinen Augen, ihre Sehkraft zu stärken. Diese Frequenz, die jetzt zu dir kommt, bringt dir intensive, grüne Farben, die deine Augen und die damit verbundenen Systeme heilen, regenerieren und verjüngen. Sie bringt dir einen klaren Blick auf deine Gegenwart und eine klare Vision für deine Zukunft. Sie hilft dir, deine Zukunft positiv zu sehen und dich auf sie zu freuen. Sie hilft dir auch, die Nerven zu beruhigen, die mit deinen Augen verbunden sind.

Gleichzeitig reinigt diese lichtvolle Frequenz aus der Heilapotheke deine Augen von unangenehmen Visionen, die sich in ihrem energetischen Feld einkodiert haben. Negative Gedanken, die mit den unangenehmen Visionen verbunden sind, werden entfernt.

Nutze dieses Heilsymbol immer wieder, wenn dein Blick sich trübt. Visualisiere es bei der Meditation vor deinem Herzen und lass die Energie in deine fünfte Herzkammer strömen. Indem du dieses Symbol betrachtest, verbindet sich deine Seele mit seiner Energie und sendet dir motivierende, freudvolle Emotionen. Deine Seele freut sich über deinen klaren und positiven Blick auf deine Außenwelt.

Loslassen von Belastungen aus dem System deines Energiekörpers

Diese Übung für das energetische Feld deiner Augen kannst du jederzeit auch für andere Energiefelder deines Körpers durchführen, für deine einzelnen Organe, deine Muskeln, beliebige Knochen, Sehnen und Zellbereiche. Es geht stets darum, Belastungen aufzulösen, die sich in Form energetischer Verdichtungen und Blockaden zeigen.

Verwende für die positive Umprogrammierung deines Energiekörpers ein hellblaues Blatt Papier. An den oberen Rand schreibst du in einer lila Farbe die Zahlenreihe **57819**. Sie öffnet die Zeiten und Räume, die für eine Heilung des energetischen Felds notwendig sind. Die lila Farbe bringt diesem Bereich deines Körpers energetische Reinigung, und die hellblaue Farbe bringt ihm Stärkung und göttliche Heilung.

Schreibe danach in einer lila Farbe unter die Zahlenreihe …

Ich [dein Vorname] trete hier und jetzt mit meinem Energiekörper in Kontakt. Meine Absicht ist rein und klar. Du, mein Energiekörper, gib bitte alle Negativitäten und Programme ab, die meine [nenne hier das Energiefeld deines Körpers wie Augen, Knochen oder Organ] belasten.
In allen Zeiten und in allen Räumen meiner Realität.
Ich [dein Vorname] erlaube es dir.
Ich bin absolut fest entschlossen, mich zu reinigen, zu heilen und an die kosmische Freiheit anzubinden.
Ich segne dich. Ich liebe dich.
Danke, danke, danke.

Betrachte die lilafarbene Zahlenreihe **57819** auf hellblauem Grund vor dir drei Minuten lang. Sprich die Affirmation danach sehr bewusst mindestens drei Mal hintereinander.

Channeling der Plejader

Sie sind wunderschön, eure Augen. Jeder Mensch hat eine andere Form, einen anderen Ausdruck, eine andere Färbung in die Wiege gelegt bekommen, und falls euer Körper oder eure Seele nicht richtig funktionieren, drückt sich das in euren Augen aus. Sie sind als Organe auch direkt mit eurem Dritten Auge verbunden, mit allen Chakren im Körper, und sie geben euch Signale von außen und von innen. Je reiner eure Seele ist, desto mehr strahlen eure Augen. Sie können sich nicht des Ausdrucks der Ergriffenheit erwehren, wenn ihr in eine traurige Situation kommt. Aus euren Augen kann alles herausgelesen werden. Und sie können nicht nur eure Umwelt wahrnehmen, sie sind auch, weil sie mit allen Chakren eures Körpers verbunden sind, in der Lage, von innen in euren Organismus zu sehen und dort zu studieren, was dem Organismus fehlt. Die meisten von euch haben vergessen, dass jeder von euch das kann. Jeder von euch ist in der Lage, sich selbst zu diagnostizieren und sich anschließend auch selbst zu heilen.

Unterstützende Affirmation

Meine Augen regenerieren sich und heilen
in diesem Augenblick. Meine Sehkraft ist klar und stark.
Mit meinen Augen sehe ich meine positive und klare Zukunft.

Die Systeme des göttlichen Bewusstseins führen deinen Augen von jetzt an unablässig einen Strom positiver Energie zu.

CD *Lichtbotschaften von den Plejaden 10* (Track 3: »Umprogrammierung deines Herzens auf Freude«; mit Klängen von Sayama; Album auch als Download)

CD *Freude* (Musik von Michael Reimann mit 396 Hertz und Channelings von Pavlina im Booklet; Album auch als Download)

39 Reinigung deiner Systeme nach der Genetischen Manipulation

Genau das richtige Präparat führt dein System zurück zu seiner ursprünglichen Ordnung.

Die Essenz der Frequenzen, die durch das Heilsymbol der Großen Reinigung gerade zu dir kommen, stammt vorwiegend aus Kräutern und Pflanzen eures Planeten. Unterschätze nicht, wie weise eure Natur ist. Sie ist ein Spiegel der kosmischen Ebenen. Deshalb es ist kein Zufall, dass sie energetisch mit euch verbunden ist. Eure Natur weiß, was das menschliche Wesen vollkommen heilen kann.

Obwohl die Frequenzen, die dieses Heilsymbol zu dir trägt, überwiegend von eurem Planeten stammen, bilden sie ein breites Spektrum an kosmischen Farben, Tönen und geometrischen Formen, die dem Menschen helfen, alles, was nicht zu ihm gehört, zu neutralisieren und ihn in seine ursprüngliche göttliche Ordnung zu bringen.

Und einige dieser Frequenzen sind Essenzen, die deinen genetischen Aufbau durchdringen, deine DNA heilsam in Schwingung bringen und sie wieder in ihren ursprünglichen Zustand versetzen.

Zusammen mit der Energie und feinstofflichen Essenz von Kräutern und Pflanzen gelangen beim Betrachten dieses Symbols auch Lichtwesen zu dir, die wundervoll golden schwingen. Sie helfen dir bei deiner Heilung und auf deinem Weg zur umfassenden Stabilität.

Im Inneren der Kreise findest du die Zahlenreihe **8787**. Sie ist ein energetisches Portal, das die reinste göttliche Essenz der Menschheit zu dir bringt. Sie reinigt das Feld deiner Aura, so dass du keine feinstofflichen Belastungen der genannten Art mehr anziehst. Lasse die Frequenzen, die gerade zu dir kommen, so lange auf dich wirken, bis du dich wieder ganz in deiner vollen Kraft und Form fühlst.

8787

Neuanbindung der Seele mithilfe deiner Schutzengel

Setze dich bequem hin, atme tief und lass dein Herz im Licht erstrahlen. Stelle dir vor, dass vor deinem Herz das Wort »Dankbarkeit« erscheint. Die Buchstaben schwingen wunderschön lichtvoll, das Wort ist von Licht und Energie erfüllt. Die Dankbarkeit fließt in dein Herz.

Liebe und Dankbarkeit verbinden dich mit deinen Schutzengeln.

Nun erscheint die Zahlenreihe **8787** vor deinem Herz. Sie verbindet dich mit allem, was rein ist, mit allen reinen Essenzen, die es gibt.

Fühle die Dankbarkeit und Liebe in dir und verbinde dich durch die Reinheit deines Herzens nun mit deinen Schutzengeln.

Atme tief und sprich laut …

Meine Schutzengel, ich trete mit euch in Kontakt.
Ich danke euch von ganzem Herzen, dass ihr meine
Seelenanteile beschützt habt. Ich danke euch für eure Hilfe.
Ich trete nun mit meiner Seele in Kontakt. Meine geliebte Seele,
ich bitte dich um Vergebung dafür, dass du verletzt wurdest.
Bitte nimm deine verlorenen Anteile zurück.
Meine Liebe und mein Licht beschützen dich.
***8787, 8787, 8787.** Danke, danke, danke.*

Und jetzt bedankst du dich bei deiner Seele und bei deinen Schutzengeln. Du segnest deine Seele und deine Schutzengel, und du siehst, wie sich die Zahlenreihe **8787** in Licht auflöst. Lila-goldenes Licht strömt aus dem Universum zu deinem Körper und zu deiner Aura. Es reinigt all deine Systeme und programmiert dich neu.

Atme tief. Bei jedem Atemzug spürst du, dass sich dein System positiv und liebevoll neu ordnet. Deine Schutzengel sind eins mit dir.

Vielleicht bist du in letzter Zeit häufig müde, und deine körperliche Leistungsfähigkeit ist nicht mehr so hoch. Das könnte eine Wirkung der weltweiten Genetischen Manipulation sein, die sich auf die kollektiven morphogenetischen Felder der menschlichen Gemeinschaft übertragen hat. Diese Manipulation muss nicht unbedingt physisch an dir selbst erfolgt sein, sie wurde weltweit auch feinstofflich durchgeführt. Die Frequenzen, die durch das abgebildete Heilsymbol aus der Kosmischen Heilapotheke zu dir kommen, gestärkt durch die Zahlenreihe **8787**, die den Schlüssel zu den Räumen der Kosmischen Heilapotheke bildet, bewirken eine Reinigung all deiner Systeme auf der Ebene von Körper, Geist und Seele. Außerdem verbindet sich beim Betrachten der drei goldenen Kreise dein Gesamtsystem mit der reinsten göttlichen Essenz der Menschheit, und es erfolgt eine Umprogrammierung auf das Positive, damit du in Zukunft mit den belastenden Stoffen der Genetischen Manipulation nicht mehr in Resonanz gehst.

Hinweis! Die Energie dieses Symbols kann dir auch dann helfen, wenn an dir selbst keine Genetische Manipulation durchgeführt wurde, du aber der Streuwirkung über die kollektiven morphogenetischen Felder der menschlichen Gemeinschaft ausgesetzt warst.

Unterstützende Affirmation

Alle Systeme meines Körpers
befinden sich in göttlicher Ordnung.
Ich bin absolut an die göttliche Ordnung angebunden.
Ich bin absolut an meine ursprüngliche
göttliche Energie angebunden.

CD *Neuanbindung der Seele und Rückholung verlorener Anteile* (Audio-Heilkurs mit geführten Meditationen von Pavlina und Klängen von Sayama; Album auch als Download)

CD *Lichtbotschaften von den Plejaden 5* (Track 1: »Rückholung deiner verlorenen Seelenanteile«; mit Klängen von Sayama; Album auch als Download)

40 Sauerstoff

Sauerstoff tritt in diesem Augenblick mit deinem Körper, deinen Zellen und allen Systemen deiner Seele und deines Geistes in Kontakt.

Die Luft deines Heimatplaneten und der Sauerstoff in der Atmosphäre verbinden dich ab deiner Geburt bei jeder Inkarnation mit der Erde. In ihrer natürlichen Form und ohne die seit den Anfängen der Industriellen Revolution erfolgende Verschmutzung sind sie für dich wie ein Lebenselixier. Der Sauerstoff verbindet dich mit Mutter Erde, die dir stets eine ausreichende Menge zuführen möchte. Er verbindet dich mit den Wäldern dieses Planeten, die seine Grünen Lungen sind.

Vielleicht hast du bereits Situationen erlebt, die dir im wahrsten Sinne des Wortes die Luft raubten. Es waren Situationen, die dir deinen Anspruch auf dein Geburtsrecht nahmen, das darin besteht, frischen Sauerstoff zu atmen und dessen belebende Kraft für dich und deine Schaffensprozesse zu nutzen. Vielleicht erlebst du das sogar gerade. Dadurch, dass du zu diesem Symbol geführt wurdest, zeigen dir deine geistigen Helfer, dass du mehr oder besseren Sauerstoff benötigst. Deshalb kommt jetzt Sauerstoff zu dir, der deinen Zellen und all deinen Systemen wundervolle Nahrung in Form von gesunder Luft bringt.

Sauerstoff unterstützt all deine Lebensfunktionen. Er unterstützt die biologischen, chemischen und energetischen Prozesse deines Körpers. Er belebt außerdem deinen Geist.

Dein Geist erhält dank des Sauerstoffs neue Ideen und ist durch ihn in der Lage, positive Gedanken hervorzubringen.

Dein Körper ist durch eine ausreichende Menge Sauerstoff mit dem morphogenetischen Feld der gesamten Menschheit verbunden.

Selbst deine Seele, die durch Sauerstoff feinstofflich mit deinem Körper-Geist-System verbunden ist, kann nur mit seiner Hilfe ihr Licht verstärken und sich mit dem Licht des Kosmos verbinden.

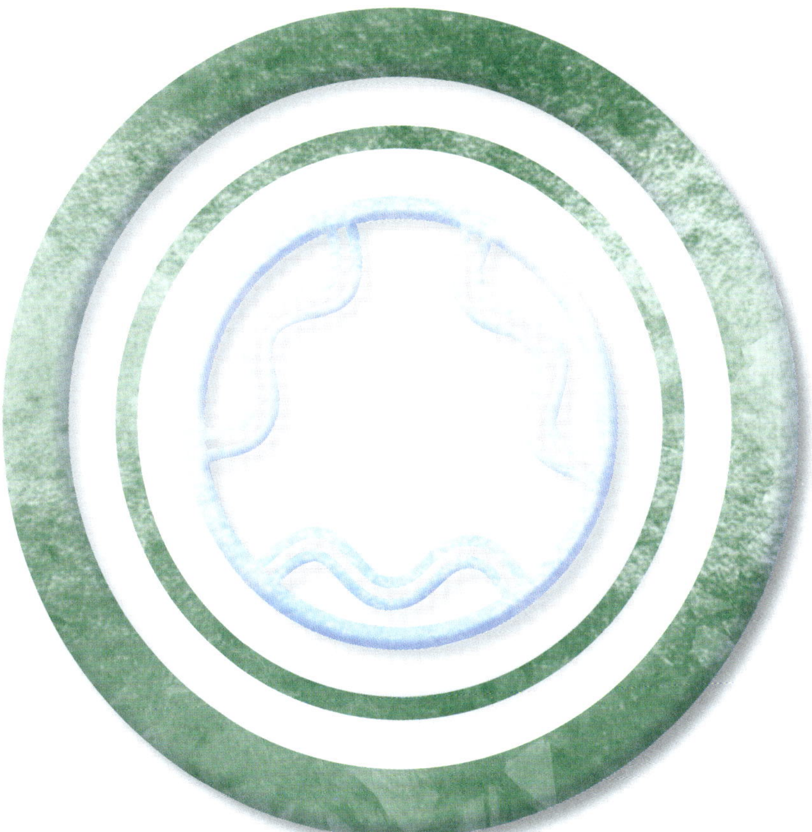

Energetische Stärkung durch Sauerstoff

Mache es dir bequem und und setze oder lege dich hin. Stelle dir vor, wie dein Atem den Sauerstoff in der Luft anzieht und er mit jedem Atemzug tiefer in deine Zellen eindringt. Jegliches Wasser, das du im Körper hast, wird mit lebensspendendem Sauerstoff angereichert und durchtränkt. Die Heilenergie, die dir aus dem Kosmos zuströmt, bindet sich an den Sauerstoff, worauf sie sich mit jedem Atemzug im Körper verteilt. Du spürst es ganz deutlich als Prickeln. Dein Organismus verbindet sich über die Kapillaren mit der Heilenergie des Kosmos.

Du bist jetzt durch den Wasseranteil deines Körpers mit dem Sauerstoff in deinem Körper verbunden. Du schwingst mit derselben Kraft wie die Natur um dich herum. Du spürst, wie gut geschützt dein Körper und dein energetisches System sind, und deine Energie hebt sich an.

Atme tief und sprich …

Ich bin die Liebe des Lichts, und Dankbarkeit
durchleuchtet mein Herz. Meine Realität ist
durchdrungen von göttlichem Licht.
Die Strahlen der kosmischen Freiheit und Reinheit befreien
meine Seele, meinen Geist und meinen Körper.
Meine Gegenwart und Zukunft sind absolut positiv und
voll von Liebe, Licht, Glück, Frieden und göttlichem Segen.
Meine Lichtwesen unterstützen und begleiten mich stets,
und sie zeigen mir den Weg, der für mich am besten ist.
Ich segne mich, ich segne meine Liebsten, ich segne alle Wesen
dieses Planeten. Ich segne den Planeten Erde.
Danke, danke, danke.

Spüre, wie die Heilenergie sich mithilfe des Sauerstoffs, der dir aus dem Kosmos zuströmt, im ganzen Körper verteilt und dich stärkt.

Weitere Stärkungen deiner Gesundheit

Nun, da dir feinstofflich Sauerstoff zuströmt, kannst du noch dein Gesamtsystem stärken. Deine Entscheidung, gesund zu sein, öffnet alle deine Dimensionen, die der Heilung bedürfen. Sprich laut …

Ich entscheide mich jetzt und in diesem Raum
für die absolute Gesundheit meines gesamten Systems.
Ich rufe meine Gesundheit zurück. Ich bin absolut verbunden
mit der göttlichen, makellosen Energie und Intelligenz.
Ich entscheide mich jetzt und in diesem Raum für meine
absolute Anbindung an die Frequenz meiner Gesundheit und
verbinde mich hiermit, in diesem Raum und in dieser Zeit,
mit der absolut makellosen Energie und makellosen
Information meiner Existenz.
Ich bin glücklich. Ich bin glücklich. Ich bin glücklich.
Ich bin gesund. Ich bin gesund. Ich bin gesund.
Ich bin frei. Ich bin frei. Ich bin frei.
Danke. Danke. Danke.

Erhöhe jetzt durch das Betrachten des Heilsymbols die Menge an Sauerstoff, die zu dir strömt. Bevor du die folgenden Worte zur zusätzlichen Stärkung aussprichst, atme bewusst tief ein und aus …

Unterstützende Affirmation

Sauerstoff verbindet mich im Hier und Jetzt mit Mutter Erde.
Sauerstoff bringt mir im Hier und Jetzt absolute Unterstützung
für meinen Körper, für meinen Geist und für meine Seele.
Ich atme, ich lebe.

CD *Lichtbotschaften von den Plejaden 2* (Track 3: »Anbindung an die liebende Seele von Mutter Erde«; mit Klängen von Sayama; Album auch als Download)

41 Unterstützende Frequenz für deine weibliche oder männliche Kraft

Kosmische Lebensenergie unterstützt auch deine Geschlechtsorgane und alle Systeme, die zu ihnen gehören.

Wieso wird dir gerade jetzt dieses Heilsymbol zugeführt? Es erleichtert dir, dich ungeachtet der gesellschaftlichen Verhältnisse so zu zeigen, wie du bist – Frauen als wunderschöne, wärmende Wesen und Männer als beschützende, tragende Wesen für die Frau und ihre gemeinsamen Nachkommen. Und je nachdem, ob du eine Frau oder ein Mann bist, wirkt es sich positiv auf dich und deine weiblichen oder männlichen Organe aus und stärkt deine Hormon- und Drüsensysteme.

Noch heute wird die natürliche Rolle der Frauen und Männer häufig niedergemacht und missbraucht. Aber jetzt lösen sich dein Körper und dein ganzes Wesen Schritt für Schritt aus den 3D-Feldern der Illusion. Durch das Abstreifen der niedrig schwingenden, künstlichen Matrix findet der menschliche Körper wieder zu seiner ursprünglichen Kraft und Energie. Dadurch kehren weibliche oder männliche Kraft und auch ihre Geschlechtlichkeit zu ihrer absoluten Energie und in die göttliche Ordnung zurück, egal in welcher Lebensphase du dich befindest.

Dein Körper kann sich vollkommen regenerieren und an die kosmische Lebensenergie anbinden. Er durchläuft jetzt positive Veränderungen und einen Zustrom an Heilenergie, der zur Verjüngung führt.

Die aus der Kosmischen Heilapotheke kommende Frequenz, die in diesem Moment zu dir strömt, unterstützt deine Weiblichkeit oder deine Männlichkeit. Sie lässt Frauen ihre natürliche Weiblichkeit fühlen und Männer ihre natürliche Männlichkeit. Die Energie dieses Symbols verbindet dich mit dem, was du in Wahrheit bist – ein wunderschönes weibliches oder männliches, energetisch reines Erdenwesen.

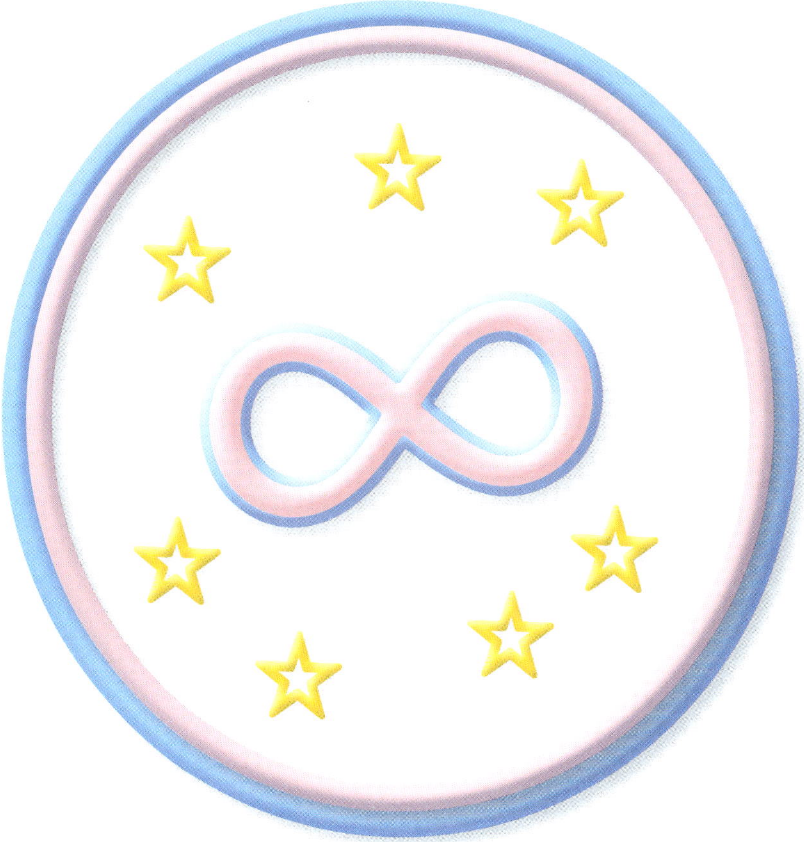

Anbindung an die kosmische weibliche oder männliche Kraft

Setze oder lege dich hin und halte deine Wirbelsäule in einer geraden Position. Lasse deine Hände aktivieren. Dazu drehst du die Handflächen nach oben und stellst dir vor, wie zur einen Hand rosa Farbe fließt und zur anderen Hand hellblaue Farbe. Dann sprichst du …

Die Chakren meiner Hände sind durch die kosmische weibliche und männliche Kraft aktiviert. Jetzt und Hier.

Lege nun beide Hände auf dein Sakralchakra. Lass die Farben in dein Sakralchakra hineinfließen. Und jetzt sprichst du …

Ich vergebe allen Menschen und allen Wesen, die meine natürliche weibliche und männliche Kraft verletzt haben. Ich vergebe in allen Zeiten und Räumen meiner Existenz. Meine Vergebung ist absolut. Im Hier und Jetzt heile ich mit der Kraft des kosmischen Lichts alle belastenden Emotionen, Erinnerungen und Gedankenmuster, die ich erlebt habe. Mein Sakralchakra wird im Hier und Jetzt geheilt und kraft des kosmischen Lichts alle Emotionen, Erinnerungen und Gedankenmuster, die nicht zu mir gehören, transformiert. Jetzt und in diesem Raum binde ich mich an meine natürliche Lebenskraft und Energie an. Ich segne jetzt und in diesem Raum meine Heilung. Ich segne jetzt und in diesem Raum meine Natürlichkeit, meine Lebenskraft und Energie.
Ich bin vollkommen.
Ich bin rein. Danke, danke, danke.

Durch deine Absicht, zu deiner Natürlichkeit zurückzukehren, beginnt auch deine DNA zu heilen. Die genetischen Informationen, die dich zur Frau oder zum Mann machen, fließen vermehrt zu dir.

Channeling der Plejader

Partner, die in Harmonie miteinander schwingen, sind die Grundlage der Liebe auf diesem Planeten. Die Dualität Mann/Frau ist bei ihnen ausgeglichen, und das männliche und das weibliche Element bilden zusammen eine vollkommene Grundlage für die neue Zukunft. Ausgeglichene Partnerschaften werden die ersten unverzichtbaren »Zellsysteme« des Organismus eures Planeten bilden. Wenn du fühlst, dass deine Beziehung stabil ist, lass sie dir durch die äußeren Umstände nicht nehmen. Kämpfe liebevoll darum und fülle dein Herz und das Herz deines Partners mit deiner galaktischen Liebe.

Unterstützende Affirmation für Frauen

Ich bin auf allen Ebenen meines Seins an die natürliche kosmische weibliche Kraft angebunden.
Mein Körper trägt die natürliche weibliche Kraft in sich.
Ich segne meine natürliche weibliche Kraft.

Unterstützende Affirmation für Männer

Ich bin auf allen Ebenen meines Seins an die natürliche kosmische männliche Kraft angebunden.
Mein Körper trägt die natürliche männliche Kraft in sich.
Ich segne meine natürliche männliche Kraft.

CD *Lichtbotschaften von den Plejaden 6* (Track 8: »Heilung der weiblichen Anteile in deinem System«; mit Klängen von Sayama; Album auch als Download)

CD *Neuanbindung der Seele und Rückholung verlorener Anteile* (Audio-Heilkurs mit geführten Meditationen von Pavlina und Klängen von Sayama; Album auch als Download)

42 Urton deiner Heimatgalaxis

Der Urton deiner Heimatgalaxis bringt dir eine heilsame und stärkende Tonfrequenz für dein Gesamtsystem.

Jetzt kommt die Frequenz des Urtons deiner Heimatgalaxis zu dir und programmiert sich in dein System ein. Du erinnerst dich an deinen kosmischen Ursprung und deine lichtvolle Größe.

Du hast nicht immer auf diesem Planeten gelebt. Andere Welten in den Weiten der Galaxis waren dein Zuhause. Vor der Ankunft auf der Erde hast du mit dem Galaktischen Rat eine Vereinbarung über deinen neuen Aufenthalt getroffen. Der Galaktische Rat erteilte dir die Erlaubnis, hier zu inkarnieren, und er machte dir für deine Reise ein Geschenk in Form des Urtons deiner Heimatgalaxis. Jetzt befindest du dich in einem Stadium, in dem dein System aus Körper, Geist und Seele sich wünscht, diesen Ton bewusst wahrnehmen zu können.

Das lila-magentafarbene Heilsymbol ermöglicht dir das. Es ermöglicht dir, den Ton in der Stille wahrzunehmen. Er ist eine Antriebskraft für dein Sein auf diesem Planeten. Er verleiht deinem System von Körper, Geist und Seele Stabilität. Er bringt dich in Einklang. Er verbindet dich mit der majestätischen Kraft deiner Heimatgalaxis und überträgt Frequenzen, Farben und geometrische Formen auf dich, die dich mit der Ordnung und Weisheit der galaktischen Welt verbinden.

Die Schwingung dieses Tons begleitet dich unablässig, auch wenn dein Gehör ihn nicht wahrnehmen kann. Vielleicht bist du sogar von der Wahrnehmung des Urtons abgetrennt worden. Das ändert nichts. Du kannst ihn jederzeit feinstofflich wahrnehmen, in der Meditation und dadurch, dass du dieses Heilsymbol auf dich wirken lässt.

Betrachte das Symbol oder visualisiere es vor deinem Herzen, und dein Urton wird seine Frequenz zu dir schicken. Die Schwingung deiner Heimatgalaxis bringt dir segensreiche Heilung und Ruhe.

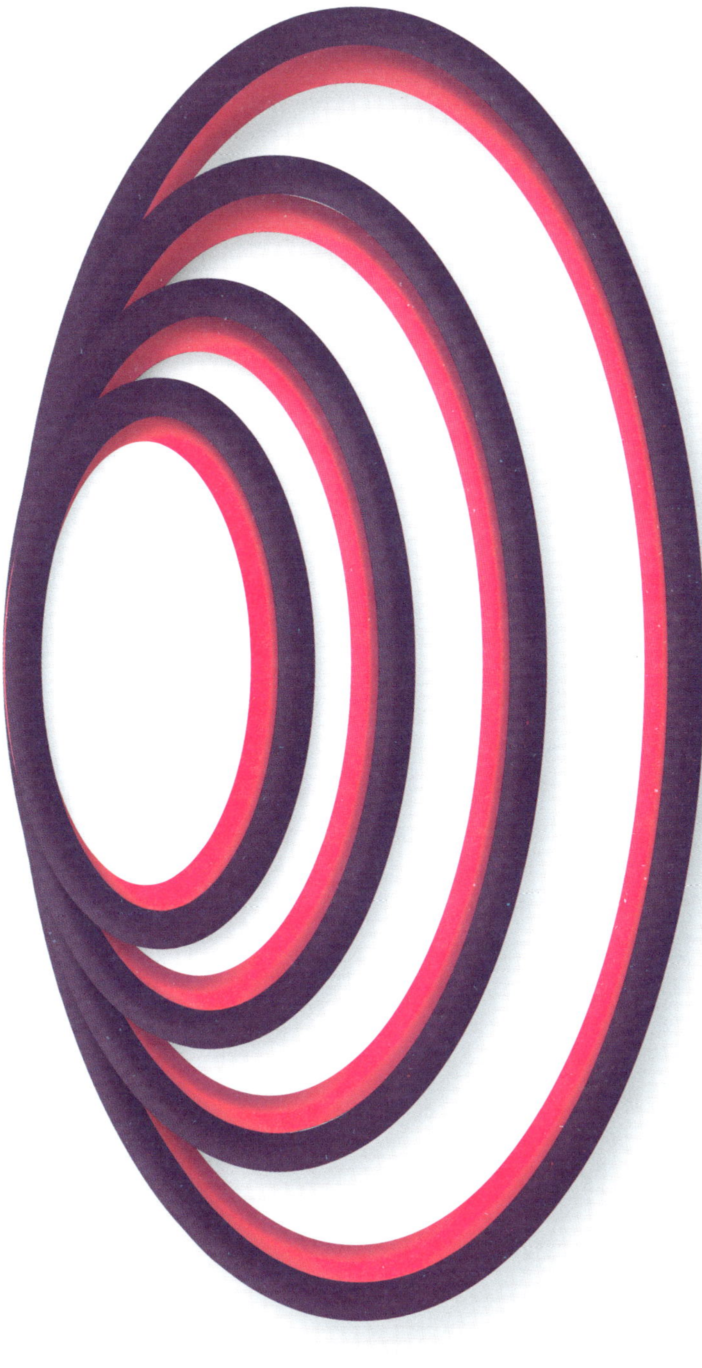

Die Liebe des Universums

Setze oder lege dich hin. Atme tief, verbinde dich mit deinem Herzen und durchleuchte dein Herz mit goldenem Licht. Dann verteile dieses goldene Licht im ganzen Körper und über den physischen Körper hinaus in deiner Aura. Du strahlst jetzt wie eine Sonne.

Sprich deinen Namen aus, dein Geburtsdatum und deinen Geburtsort. Durch Raum und Zeit kehrst du zu diesem magischen Augenblick zurück. Dem Augenblick deiner *Ankunft* auf dem Planeten Erde.

Du fühlst die Liebe deiner Mutter, die dir das Leben geschenkt hat, und die bedingungslose Liebe der Engelwelt.

Deine Lichthelfer und Verwandten, die ihr Zuhause im Licht haben, kommen zur Erde hinab und begrüßen dich. Sie sind dir ganz nahe und freuen sich über dein *Kommen* auf die Erde.

Sie segnen dich und dein Leben. Sie segnen deine *Lebenslinie*.

Blicke auf deinen gerade eben geborenen Körper.

Lichtvolle Sonnenstrahlen gehen von ihm aus.

Diese Strahlen verbinden sich mit dem Licht deiner Engel und der Lichtwesen, die sich um deinen Körper herum befinden.

JETZT bindest du dich mit dem Herzen an die Schönheit und Reinheit deines kleinen Körpers an, der gerade geboren wurde, an seine KRAFT und REINHEIT, an die FREQUENZ dieser reinen *Liebe*.

Diese bedingungslose Liebe strömt jetzt durch deinen erwachsenen Körper, deine Seele und dein Herz. Sie bindet dich an deine *ursprüngliche* Kraft und Essenz an. *Spüre* die Verbindung.

Deine Seele freut sich so sehr über diese Rückkehr. Sie freut sich über die Verbindung mit deiner *ursprünglichen*, *ureigenen* Essenz.

Bedanke dich bei deinen Engeln und Lichtwesen dafür, dass sie dir ermöglicht haben, dich an deine göttliche *Essenz* anzubinden.

Du bist jetzt angebunden an die reine Liebe der göttlichen Intelligenz bei deiner Geburt auf dem Planeten Erde. Viel Freude!

Ihr seid die Schöpfer der Neuen Welt

Euer Handeln auf dieser Erde führt zu Veränderungen, die nur das eine Ziel haben: den göttlichen Plan umzusetzen … die Aufhebung der dritten Bewusstseinsstufe und schrittweise Erschaffung der fünften Bewusstseinsebene, die den Planeten Erde mit weiteren Planeten ähnlicher Entwicklung verbindet.

Ihr seid machtvoll und liebevoll in eurem menschlichen Herzen.

Euer Herz zeigt euch die Richtung, in die ihr euch aufmachen sollt.

Euer ganzer Lebensweg ist ein einziges Abenteuer auf diesem Planeten … auf dem Planeten Erde, auf dem ihr gerade einen Teil eurer multidimensionalen Existenz durchlebt.

Ihr durchlebt eine *irdische* Existenz.

Aber eure Heimat ist viel abenteuerlicher und lichtvoller.

Euer Herz verbindet euch mit dem Abenteuer und der Vielfalt eurer lichtvollen Heimat. Euer Herz verbindet euch mit eurer wahren Heimat und mit eurer unerschöpflichen Urkraft aus der Lichtwelt.

Es verbindet euch mit allem, was ihr seid. Mit allem Wesentlichen.

Vergesst das nicht. *Vergesst das niemals.*

Unterstützende Affirmation

Jetzt und in diesem Raum empfange ich
den Urton meiner Heimatgalaxis.
Der heilsame kosmische Urton bringt mir
Stabilität und Kraft für mein Sein
und für mein Leben auf dem Planeten Erde.

CD *Lichtbotschaften von den Plejaden 1* (Track 7: »Die Liebe des Universums«; Album auch als Download)

CD *Lichtbotschaften von den Plejaden 7* (Track 7: »Heilung deines Herzens und deines Seins«; mit Klängen von Sayama; Album auch als Download)

43 Vitaminkomplex

Die heilsame Kraft des Vitaminkomplexes bringt Vitalität zu deinem Körper und den Prozessen deines Körpers.

Wenn dieses Symbol dich besonders anspricht, so dass du unwillkürlich verweilst, will die Geistige Welt dich darauf hinweisen, dass dein Körper einen höheren Bedarf an Vitaminen hat. Die Prozesse, die momentan in deinem Körper ablaufen, verbrauchen mehr »Kraftstoff« als zur Verfügung steht. Die Vitamine, die durch das Betrachten des Symbols aus der Heilapotheke zu dir kommen, freuen sich auf dich und verbinden sich gerne mit deinem Körper. Sie sind erfüllt von feinstofflichen Schwingungen, die deinen Körper beleben und ihm Energie geben. Sie wollen dir zeigen, welch wunderschöne Farben und Strukturen du durch die Vitamine im ganzen Universum sehen kannst.

Vitamine sind organische Verbindungen, und du findest sie auch bei euch auf der Erde, im Aufbau und in der Produktivität des Planeten, auf dem du inkarniert bist. Sie sind wichtig für deine Gesundheit, für dein Immunsystem und deine Abwehrkräfte. Sie sind am Stoffwechsel und an der Funktion von Muskeln, Knochen und Zähnen beteiligt. Und es gäbe sie nicht ohne die Natur. Letzten Endes werden sie vom Sonnenlicht erzeugt. Die Sonne ist ein Portal zum Universum mit seinen unendlichen Möglichkeiten. Doch um es nutzen zu können, benötigst du das feinstoffliche Licht der Sonne und ihre Photonen.

Auch die Feen, die überall in der Natur leben und freudig neben dir tanzen, können dir den Weg zu Vitaminen weisen, die in feinstofflicher Form als Nahrung zu sich genommen werden können. Ein Gedanke genügt, und du bist unter den Feen. Sie freuen sich über dein Erscheinen und deine Anwesenheit. Ihr Tanz und ihre immerwährende Freude helfen dir, Lichtteilchen und feinstoffliche Vitamine in deinen Körper zu integrieren. Deshalb gehe, wann immer du kannst, in die Natur und verbinde dich mit der Sonne und der Magie der Feen.

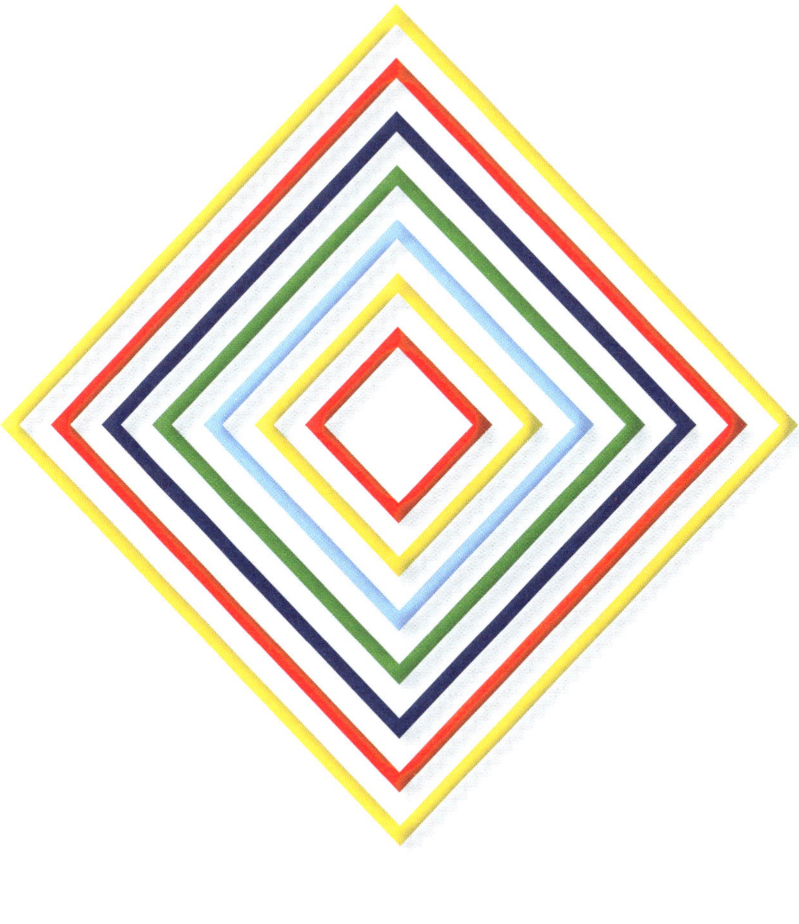

So viel habt ihr in zehn Jahren erreicht!

Am 11. Februar 2015 haben wir die folgende Botschaft durchgegeben, die seitdem viele Menschen wachgerüttelt hat …

»Die jetzige Zivilisation hat aufgehört, den menschlichen Körper wertzuschätzen. Sie hat aufgehört zu begreifen, dass der Körper ein Spiegelbild der Seele und umgekehrt die Seele ein Spiegelbild des Körpers ist. Die meisten Bewohner dieses Planeten ›füttern‹ ihre Körper nur, um den Hunger zu stillen, aber es interessiert sie nicht, welche Nahrung sie durch ihren Körper gehen lassen. Trennt euch bewusst von den belastenden, künstlich geschaffenen Nahrungssystemen. Kehrt zur natürlichen Ernährung ohne chemische Zusätze und Konservierungsstoffe zurück. Die gehören nicht in euren Körper und zerstören nur eure geometrische Signatur. Lasst euch nicht gegen alle möglichen und unmöglichen Krankheiten impfen. Gebt etwas auf euren gesunden Menschenverstand und entscheidet euch für einen gesunden Umgang mit den Präparaten. Wägt ab, was für euch am Wichtigsten und wirklich notwendig ist. Wägt ab, ob es sich nicht um einen weiteren Versuch der Pharmaindustrie handelt, die am Informationsmangel verdienen will. Wägt ab, ob die Medien nicht schon wieder versuchen, euch zu manipulieren, und wägt ab, ob die Informationen über die Ausbreitung verschiedener Epidemien tatsächlich wahr sind. Wägt ab, ob ihr eurem Körper wirklich eine riesige Menge an Vitaminen zuführen müsst, wenn ihr ihm doch am besten mit frischem Obst und Gemüse dient. Wenn wir Plejader anfangen zu essen, stellen wir uns schwingungsmäßig auf unser Essen ein. Essen ist für uns eine Besonderheit, und wir überlegen uns sehr genau, was wir unserem Körper schenken. Unser Körper ist uns dafür dankbar, er strahlt und freut sich, dass wir ihn mit der Nahrung gestärkt haben, die er gebraucht hat. Jedes Teilchen unseres Körpers sendet uns dafür Dank, und wir nehmen diesen Dank an. Es besteht Einklang zwischen Seele und Körper. Der Körper ›sagt‹ uns sofort, wenn ihm die Nahrung schwingungsmäßig nicht zusagt oder nicht passt.«

Durchlichtung der Atmosphäre deines Planeten

Verbinde dich gedanklich mit den Lichtwesen an deiner Seite. Sie begleiten dich durch diese Inkarnation. Schicke ihnen das Licht deines Herzens. Bitte sie um Unterstützung und lasse gemeinsam mit ihnen aus deinem Herzen einen Regenbogenstrahl aufsteigen.

Fokussiere dich auf eine bestimmte Höhe. Zehn Kilometer über der Erdoberfläche. Reinige diese Schicht, löse die letzten Reste von Störfeldern auf, die es dort einst gegeben hat, damit die galaktische Liebe absoluten Zugang zu allen Menschen, Tieren und Pflanzen hat.

Reinige diese Schicht, löse die letzten Reste auf.
Durchleuchte sie mit deinem liebevollen Regenbogenlicht.
Und dann segne dich selbst.
Segne alle Wesen dieses Planeten.
Segne deinen Planeten Erde und segne die Liebe deiner Galaxis.
Segne dein Leben und segne deine Lebenslinie.
Segne alle Räume und Zeiten deines Lebens.

Unterstützende Affirmation

Mein Körper bindet sich jetzt und in diesem Raum
an die Schwingung der kosmischen Vitamine an.
Mein Körper bindet sich jetzt und in diesem Raum
an die freudvollen Harmonien des Kosmos an.
Lebendige Vitalität erfüllt mich.

CD *Lichtbotschaften von den Plejaden 4* (Track 4: »Durchlichtung der Atmosphäre deines Planeten«; mit Klängen von Sayama; Album auch als Download)

CD *Lichtbotschaften von den Plejaden 4* (Track 8: »Liebe und Dankbarkeit für die Feen«; mit Klängen von Sayama; Album auch als Download)

44 Wasser

Die feinstoffliche Frequenz des Elements Wasser fließt zu allen Systemen deines Körpers.

In diesem Augenblick sehnt sich dein Körper nach Wasser und dessen heilsamen und nährenden Wirkungen, und die Wesen der Kosmischen Heilapotheke haben sich entschieden, dich mit Wasser zu versorgen, weil sie gesehen haben, dass deine Zellen und die Systeme deines Körpers einen Wassermangel aufweisen. Daher ist dein Blick auf dem Heilsymbol mit den Wellen haften geblieben. Es sorgt dafür, dass auf feinstoffliche Weise das begehrte Wasser zu dir kommt.

Wasser ist das grundlegende und wichtigste Element für deinen Körper, und auch feinstofflich belebt es deine Zellen und die Funktion aller deiner Systeme. Es bringt dir Feuchtigkeit für die Übertragung der Gedanken deines Geistes und stärkt deinen emotionalen Haushalt, so dass du ruhig und entspannt bist. Es bringt dir eine tiefe Verbindung mit den Ozeanen, den Meeren und allen Wasserläufen, von denen die Erde erfüllt ist – und zu den im Wasser lebenden Tieren.

Ein gesundes Maß an Wasser in deinem Körper ermöglicht dir eine optimale Anbindung an die Lichtwelt und führt dazu, dass du dich spirituell entwickelst. Es bringt dich auf allen Ebenen ins Gleichgewicht. Deine DNA regeneriert sich durch Wasser und befreit dich dadurch von Belastungen. Aber Wasser ist nicht nur unerlässlich für dein Leben auf diesem Planeten, es veranschaulicht dir auch ganz wundervoll, wie Frequenzen auf dich wirken. Wenn du hässliche Worte auf ein Glas mit Wasser schreibst, wird das Wasser verderben, wenn du disharmonische Musik abspielst, bildet das Wasser hässliche Muster.

All das geschieht genauso in deinem Körper durch den Gebrauch bestimmter Worte und durch Strahlung, der dein Körper ausgesetzt ist. Verwendest du positive Worte und Frequenzen, reagiert das Wasser immer positiv – auch in dir – und verjüngt deinen Körper.

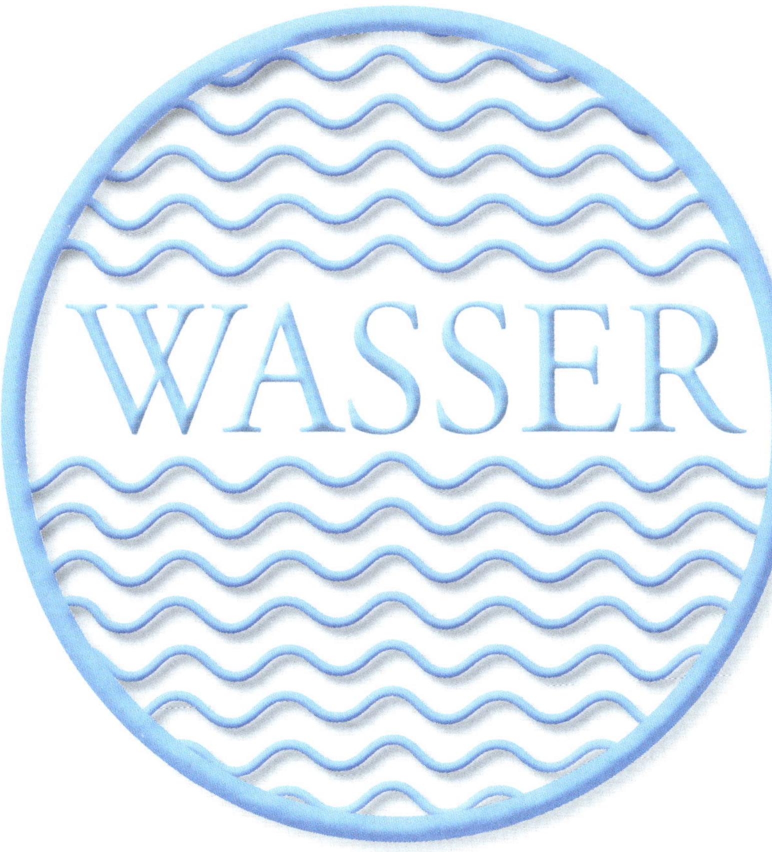
WASSER

Die heilende Kraft des Ozeans

Du sitzt am sandigen Ufer des Ozeans, und deine Seele verbindet sich bewusst mit der Kraft und Energie des Wasserreichs. Sie verbindet sich mit der Liebe und Energie der feinstofflichen Geistwesen.

Atme tief.

Die Wasser-Geistwesen verbinden dich jetzt mit der Liebe und besonnenen Energie der WALE. Sie binden dich an die majestätische Energie dieser riesigen Lebewesen des Wasserreichs an. Sie verbinden dich mit der unfassbaren Ruhe, die sie ausstrahlen.

Jetzt verbinden dich die feinstofflichen Wesen mit der verspielten Energie der DELFINE, mit der Energie dieser kosmischen Lebewesen, die auf euren Planeten gekommen sind, um euch Sorglosigkeit und Freude zu überbringen.

Atme tief und lass die Frequenzen der Wale, der Delfine und des Wasserreichs deinen gesamten Körper durchdringen.

Verbinde dich jetzt über dein Herz und all deine Sinne mit der wunderschönen und gleichzeitig so mächtigen und stärkenden Energie des *Ozeans* selbst.

Gehe in deiner Vorstellung IN den Ozean und lass deinen Körper, der ja zum Großteil ebenfalls aus Wasser besteht, sich mit dieser gigantischen heilenden Kraft verbinden, der gigantischen Kraft des Wasserreichs. Du bist *eins* mit ihm und absolut mit diesem kosmischen Element verbunden. Du fühlst *vollkommene Geborgenheit und Harmonie*, genau wie im Mutterleib.

Du fühlst *unendliche Ruhe und Sicherheit.*

Gehe wieder aus dem Wasser hinaus, lege dich in den warmen Sand am Ufer und lass die Frequenzen der Naturelemente noch eine Weile auf dich wirken. Nimm die Liebe der Erde wahr, diese Liebe, die sie ausstrahlt ... *Die Sonne wärmt deinen Körper.*

Erlebe das Gefühl des *Glücks*, der *Harmonie* und *Ganzheit*. Bedanke dich dafür, dass du deine Inkarnation auf diesem herrlichen blauen Planeten durchleben darfst. Bedanke dich dafür, dass du *lebst*.

Vielleicht gehörst du zu den Menschen, die im täglichen Leben sehr beschäftigt sind, und vergisst hin und wieder, deinen Körper mit ausreichend Wasser zu versorgen und entsprechend damit zu nähren. Auch wenn die Wirkungen des Heilsymbols für Wasser kein vollwertiger Ersatz für phyisches Wasser sind, bringt dir diese Frequenz doch die feinstofflichen Eigenschaften des Elements Wasser.

Unterstützende Affirmation

Mein Körper ist in jedem Augenblick meines Seins und meines Lebens vom Element Wasser genährt und versorgt. Das Element Wasser verbindet mich mit der lebensspendenden Kraft dieses Planeten. Ich bin voller Lebensenergie. Ich bin gesund auf allen Ebenen meines Seins und meines Lebens.

Zitat von Masaru Emoto (1943-2014)
unvergessener Wasserforscher

Lass dies dein Motto sein: »Wenn wir dem Wasser gegenüber die Absicht des Friedens hegen, wenn wir mit dieser Absicht gegenüber dem Wasser denken, sprechen und handeln, kann und wird das Wasser den Frieden bringen, unserem Körper und der Welt.«

CD *Lichtbotschaften von den Plejaden 1* (Track 6: »Die heilende Kraft des Ozeans«; Album auch als Download)

CD *Lichtbotschaften von den Plejaden 7* (Track 10: »Lemurische Meeresklänge«; Musik von Sayama; Album auch als Download)

CD *Anbindung an die Lichtwelt* von Pavlina Klemm, physisch nur erhältlich auf www.AmraVerlag.de (Track 5: »Wiederanbindung an die DNA«; mit Klängen von Sayama; Album auch als Download)

»Lasse dich nicht abbringen und schreite weiter auf deinem Weg voran, so gut du kannst. Jeder Schritt bringt dich ein Stück weiter. Dein Weg ist das Ziel und dein Weg ist deine Aufgabe, die du auf die Erde mitgebracht hast. Erfreue dich an den Erfahrungen, die du auf diesem Weg sammelst.« – B6/S175

»Durch eure Anwesenheit schreibt ihr gerade Geschichte. Ihr schreibt eine neue Geschichte der Menschheit und realisiert die neue Zukunft der Menschheit. Ihr befindet euch in einer der bedeutendsten Zeiten der menschlichen Zivilisation hier auf der Erde.« – B7/S175

»Eure Herzen, die göttliche Werkzeuge sind, verbinden euch untereinander. Und Liebe ist der Schlüssel zur Aktivierung dieser göttlichen Instrumente eures Körpers. Je reiner euer Herz ist, desto klarer ist die Anbindung an euer göttliches Zuhause. Je reiner euer Herz ist, desto reiner ist die Anbindung an die Lichtwesen und die Anbindung an die reinsten Gesetze der Lichtwelt.« – B9/S89

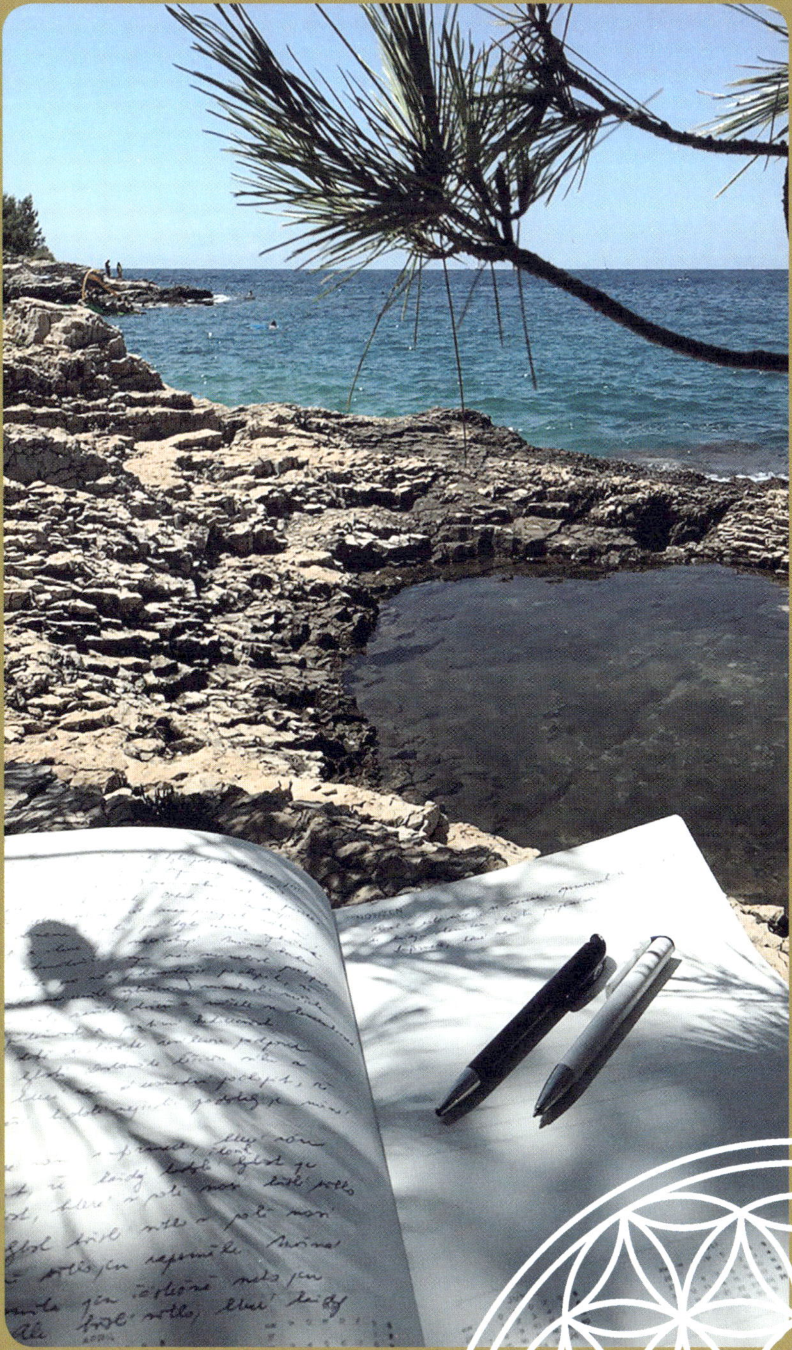

Welche Erfahrungen habe ich mit den Heilsymbolen gemacht?

Welche Erfahrung hat mich besonders beeindruckt?

Wie wirkt sich die Heilarbeit auf meine Gesundheit aus?

Wie kann ich meine Gesundheit am besten stärken?

Welche Erfahrungen habe ich mit Lichtwesen gemacht?

Welche Erfahrung hat mich besonders beeindruckt?

Wie wirkt sich meine gestärkte Spiritualität auf mich aus?

Was fällt mir durch meine Anbindung jetzt leichter?

In diesen Bereichen möchte ich mich weiterentwickeln …

So möchte ich mich in meiner Partnerschaft fühlen …

Das sind meine Ziele in der Neuen Welt …

Diese Ziele habe ich bereits erreicht …

Meine Notizen

Wende dich an die übergeordnete Seele deines Lieblingstiers

Für deine tierischen Lieblinge, die in deinem Haushalt leben, kannst du natürlich auch feinstoffliche Präparate aus dem Kosmos verwenden, denn Tiere werden genau wie du energetisch beeinflusst. Sie übernehmen zum Beispiel sehr leicht von Familienmitgliedern negative Energie und helfen dadurch, sie von nachteiligen Emotionen und Gedanken oder sonstigen Negativitäten zu reinigen. Und sie können genau wie du an Elektrosmog oder anderen Fremdenergien erkranken.

Wenn du bei deinem Tier mit feinstofflichen Präparaten aus dem Kosmos arbeiten möchtest, musst du allerdings zwei Dinge berücksichtigen. Zum einen haben Tiere ihre aus der göttlichen Quelle stammende Urfrequenz meistens schon empfangen und in ihre Systeme integriert. Sie leben bereits ihren göttlichen Urzustand der Gesundheit, Natürlichkeit und Vitalität; dieser Zustand entspricht ihrem »freien Willen«, der respektiert werden muss. Zum anderen hat jede Tierart eine übergeordnete Seele, die für die jeweilige Spezies zuständig ist.

Übergeordnete Seelen existieren etwa für Hunde, Katzen, Pferde oder Kaninchen. Auch verschiedene Hunderassen haben jeweils ihre eigene übergeordnete Seele. Es gibt die übergeordnete Seele der Dalmatiner, Retriever, Dackel. Mischlingshunde sind an die übergeordnete Seele ihrer Tierart, der Hunde, angebunden. Diese übergeordnete Seele verbindet dein Tier mit den morphogenetischen Feldern ihrer eigenen Kosmischen Heilapotheke, wie die übergeordnete Seele der Menschheit dich mit deiner Kosmischen Heilapotheke verbindet.

CD *Lichtbotschaften von den Plejaden 8* (Track 3: »Empfehlung der Kosmischen Apotheke für Tiere«; mit Klängen von Sayama; Album auch als Download)

CD *Heilmusik für Tiere* (Musik von Michael Reimann mit 111 Hertz und Channelings von Bianca Sommer im Booklet; Album auch als Download)

Buch *Das Heilende Wissen der Tiere* von Bianca Sommer: »Botschaften von Tiergruppenseelen« (Vorwort von Pavlina; auch als eBook)

So programmierst du Wasser für dein Lieblingstier

Stelle eine Schüssel mit möglichst reinem Wasser bereit und durchleuchte dein Herz mit Liebe und Dankbarkeit. Verbinde dein Herzenslicht mit dem deines Lieblingstieres. Lass einen Lichtstrahl der Dankbarkeit aus deinem Herzen aufsteigen, der sich mit der übergeordneten Seele deines Tieres verbindet. Diese verbindet dich mit den Lichtwesen der Kosmischen Heilapotheke deines Tieres.

Sprich jetzt deine Bitte aus …

Liebe Lichtwesen der Kosmischen Heilapotheke dieses Tieres.
Ich bitte um Heilmittel, Frequenzen, Töne, Farben und
geometrische Formen, die der Körper, die Seele
und der Geist dieses geliebten Tieres momentan brauchen.
Dankbarkeit verbindet mich mit euch.
Zeit und Raum sind eins. Danke, danke, danke.

Bitte das Wasser, die feinstofflichen Heilinformationen aus dem Kosmos aufzunehmen. Segne es. Bedanke dich bei allen Beteiligten und trenne den Lichtstrahl aus deinem Herzen von der Heilapotheke und der übergeordneten Seele deines Tieres. Lass dein Herz und das deines Tieres hell erstrahlen und trenne dich auch von deinem Tier energetisch ab. Ihr seid alle in Dankbarkeit miteinander verbunden.

Falls dein Lieblingstier gerade nicht trinken möchte, es aber dennoch der Heilung bedarf, kannst du die feinstofflichen Präparate auch unmittelbar in sein Herz oder an die erkrankte Körperstelle übertragen. Doch bitte dein Tier in diesem Fall vorher medial um Erlaubnis.

CD *Lichtbotschaften von den Plejaden 8* (Track 4: »Programmierung von Wasser für dein Lieblingstier«; mit Klängen von Sayama; Album auch als Download)

Liebe Leserinnen, liebe Leser!

Gestattet mir eine kurze Anmerkung zu den neuen Hilfsmitteln der Heilapotheke, die euch unsere plejadischen Begleiter hier so umfassend nahegebracht haben. Es sind gechannelte Werkzeuge zu eurer Heilung aus der Blaupause der göttlichen Intelligenz, und sie können euch zu eurer Natürlichkeit zurückführen, die euer angestammtes, kosmisches Geburtsrecht ist.

Zweifellos werdet ihr mit jedem Tag, an dem ihr diese Heilsymbole verwendet, feststellen, dass sie euch mehr Freude und Gesundheit bringen. Das hat einen ganz einfachen Grund: Jedes dieser Symbole ist ein Lichtwesen, das mit euch kommuniziert und zusammenarbeitet. Jedes Symbol trägt seine eigene Intelligenz und spezifische Lösungen für eure individuellen Themen in sich. Durch jede Arbeit mit diesen Symbolen bindet ihr euch stärker an die Intelligenz des Kosmos und an die positiven Lichtwesen an, lebt ihr mehr die Unendlichkeit des Universums und dessen unzählige Möglichkeiten, die sich euch jedes Mal leichter eröffnen und nur auf euch gewartet haben.

Mit jedem weiterem Tag dehnt sich euer Bewusstsein aus. Es entwickelt sich, entfaltet sich in die Räume und Zeiten eurer größer werdenden Realität und in die Räume und Zeiten der kosmischen Lichtwelt und ihrer Wesen. Mit jedem Tag werdet ihr mehr zu einem Teil der kosmischen Gemeinschaft, die aus Liebe, Verständnis und Dankbarkeit besteht.

Unser gemeinsamer Weg ist unser Ziel. Unser Aufstieg bringt grenzenlose Ausdehnung und Erweiterung des Bewusstseins. Das ist der Sinn unserer Existenz hier auf der Erde.

Ich freue mich über die liebevolle Verbindung mit euch.

Viel Glück und Segen!

Eure Pavlina

Liebe Lichtbotinnen und Lichtboten!

Unsere Übermittlung der vielen Möglichkeiten, die euch die Kosmische Heilapotheke seit atlantischen Zeiten jetzt erstmals wieder bietet, ist hiermit abgeschlossen, und ihr könnt mit ihren unendlich vielen wundervollen Formen, Farben und auch Klängen jetzt umfassend energetisch arbeiten.

Dabei ist dieses Praxisbuch für jeden Tag vollkommen eigenständig und entfaltet auch ohne das gleichnamige Kartenset seine volle Wirkung. Es ist sozusagen eine andere Darreichungsform, durch die wir euch die unzähligen Wege zur Heilung und der Anbindung an eure ursprüngliche göttliche Energie und eure geistige Führung nahebringen.

Aber ganz gleich, ob ihr das Buch oder das Kartenset oder beides für eure Heilung oder die eurer Nächsten verwendet, sind wir erfüllt von tiefstem Respekt für eure Arbeit mit den Präparaten der Kosmischen Heilapotheke, denn es ist immer auch eine Arbeit mit den plejadischen Energien und den Lichtwesen, die mit uns, den Plejadern, und euch verbunden sind.

Wir sind sehr glücklich darüber, dass ihr euch so mühelos an die Energie der kosmischen Heilsymbole und feinstofflichen Präparate anbinden und sie integrieren könnt. Es zeigt uns, wie sehr sich eure Systeme nach lichtvoller Energie, lichtvoller Liebe und umfassender Heilung gesehnt haben.

Nach der Rückkehr zu ihrer Natürlichkeit.

Wir wünschen euch viel Erfolg, Freude und segensreiches Glück auf eurem Weg. Wir begleiten euch auch weiterhin in Liebe und mit Verständnis und tiefstem Respekt.

Frieden mit euch, Frieden mit uns.

Eure plejadischen Begleiter

Liebe Lichtbotinnen und Lichtboten!

Pavlina hat euch anfangs schon darauf hingewiesen, dass wir zu eurer weiteren Unterstützung eine Essenz durchgegeben und frequenzmäßig aufgeladen haben, die eure Arbeit mit der Kosmischen Heilapotheke unterstützt. Wie sie ganz richtig darlegt, haben sich außer uns noch viele andere kosmische Helfer, die den Menschen feinstoffliche Präparate der Heilapotheke überreichen, bei der Energetisierung dieser Essenz liebevoll zusammengetan, feinstoffliche Heiler und Engel der Heilung.

Wir haben diese Essenz *Aktivierung der Selbstheilung* genannt. Sie trägt auch die heilende Schwingung und Frequenz der Bienen in sich, die bis heute mit der Energie des Plejadengestirns verbunden sind, der ursprünglichen Heimat der Bienen. Honig trägt daher die plejadische Heilfrequenz und Heilenergie in sich. Und wir haben bei der Energetisierung dieser Essenz mit einer bestimmten geometrischen Lichtform gearbeitet, einer vierseitigen Lichtpyramide. In ihrem Schutz ruht die Essenz. Auf der Spitze der Pyramide befindet sich eine plastische lichtvolle Form der Blume des Lebens, welche die Essenz mit allen erforderlichen morphogenetischen Feldern von Informationen und Heilsubstanzen verbindet. Diese energetische Pyramide hat ihre eigene Intelligenz und die Fähigkeit, sich über das Licht, das unablässig aus ihrer Spitze austritt, in jedem Augenblick ihres Seins mit den höheren Bewusstseinsdimensionen und den Dimensionen der göttlichen Quelle zu verbinden. Gleichzeitig dreht sie sich langsam rechts herum und bewahrt so in sich selbst die positive Schwingung der von uns aufgeladenen Essenz. Dadurch erhält der Mensch die Möglichkeit, sich an seine eigenen positiven, ursprünglichen Kräfte anzubinden.

Die Essenz *Aktivierung der Selbstheilung* ist aber nicht nur mit den kosmischen und plejadischen Heilinformationen verbunden. Sie ist auch an die Intelligenz und Heilkraft der Pflanzen und

Kräuter eures eigenen Planetenwesens angeschlossen. Feen, Elfen und viele lichtvolle Naturwesen programmieren diese Essenz durch ihre Anwesenheit und ihren fröhlichen Tanz. Sie hat die Fähigkeit der multidimensionalen Heilung des Geistes, der Seele und des Körpers in allen Räumen und Zeiten des Seins. Auch feinstoffliche Negativitäten, die eure Heilung verhindern möchten, wie etwa durch euch ausgesprochene bindende Verträge, Versprechungen oder negative karmische Programme vergangener Inkarnationen, können dank der Wirkung dieser Essenz transformiert werden. Der Zellkern und die DNA können von negativen Programmen befreit werden. Sie können zu ihrer ursprünglichen Funktion zurückkehren und sich ins Positive umkehren.

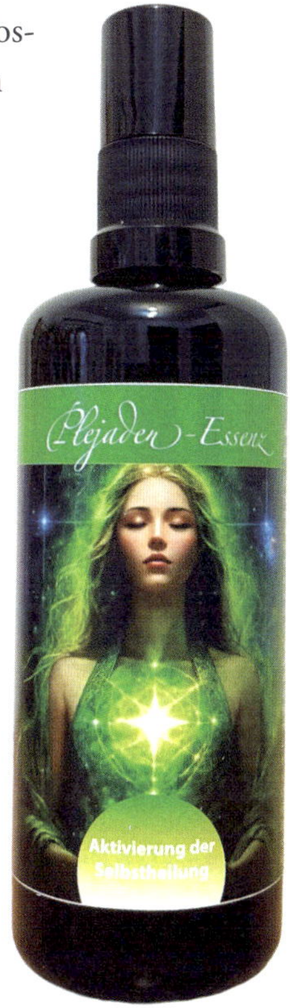

Diese Essenz ergänzt den Werkzeugkasten der Heilapotheke, und wenngleich die Heilsymbole auch ohne diese Essenz zur *Aktivierung der Selbstheilung* ihre volle Wirkung entfalten, könnt ihr sie gerne begleitend verwenden.

Wir danken euch für eure Hingabe und euer Vertrauen, denn durch die Arbeit mit der Kosmischen Heilapotheke helft ihr nicht nur euch selbst, ihr hebt auch die Lichtenergie des gesamten menschlichen Kollektivs an. Durch diese Arbeit durchlichtet ihr eure Gegenwart und verbindet euch mit der lichtvollen Zukunft. Dafür sind wir euch mehr als dankbar.

Frieden mit euch, Frieden mit uns.

Eure plejadischen Begleiter

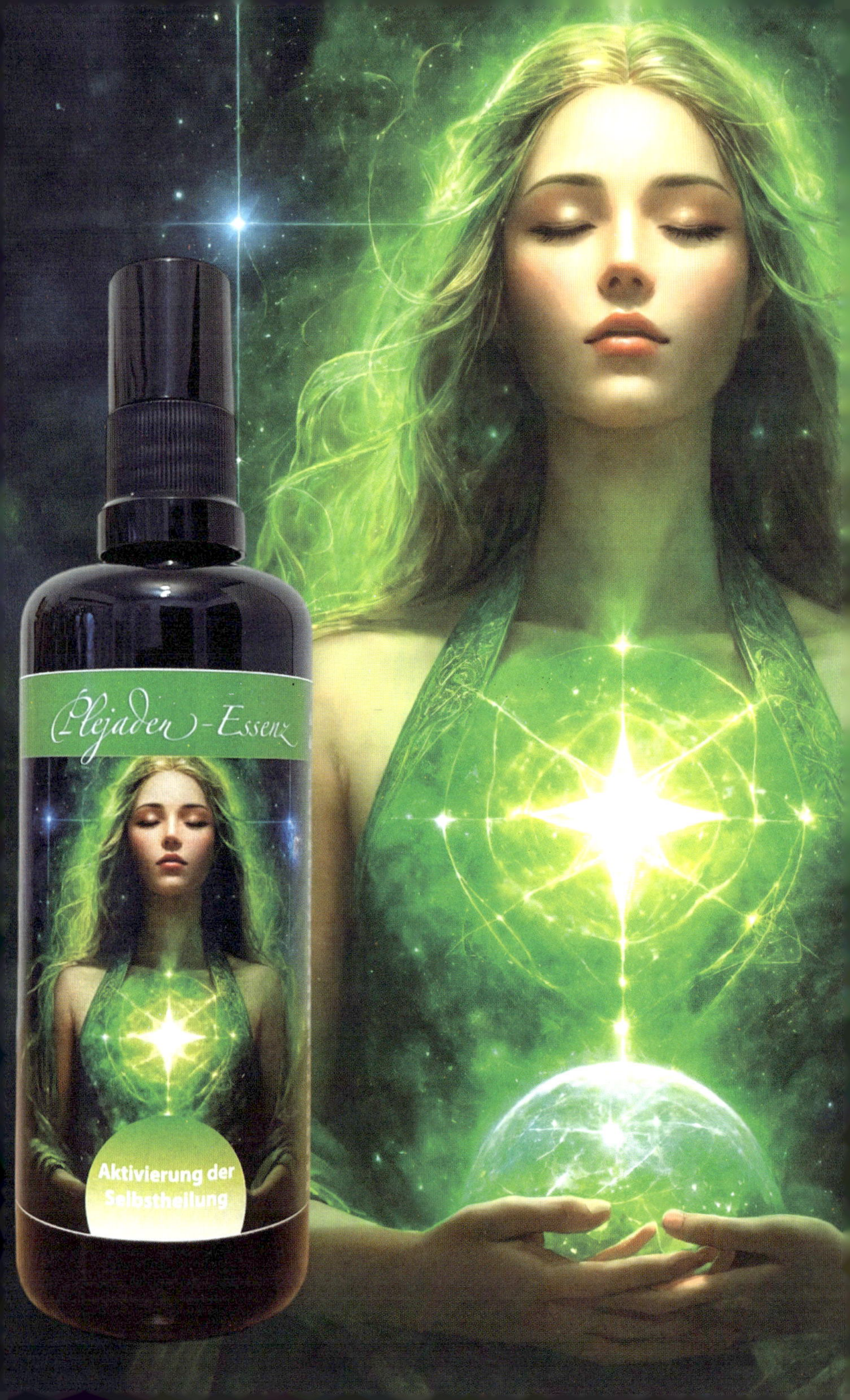
Plejaden-Essenz
Aktivierung der
Selbstheilung

Kosmisches Herz & Höchste Transformation & Kosmische Seelenverbindung

Drei weitere Plejaden-Essenzen
Je 100-ml-Flasche € 34,99 inkl. Versand

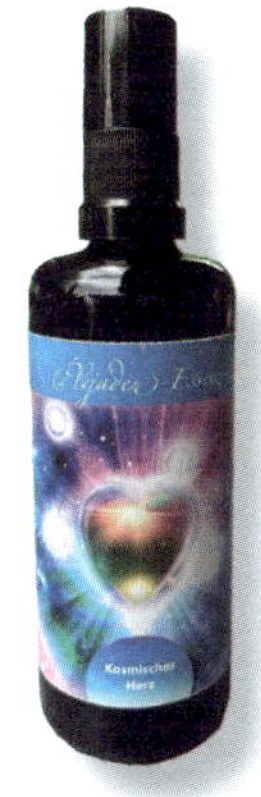

»Diese Essenz öffnet den Heiligen Raum deines Herzens so, dass du dich an das Lichtfeld des ewigen Seins anbindest und im Takt mit dem kosmischen Herzen schwingst. Spüre, wie die fünfte Herzkammer in dir weit über dein Dasein hinaus erstrahlt und deine Seele dir Lichtcodes überträgt, die dir enormes Wissen und ungeahnte Möglichkeiten bieten.«

Pavlina über das Auraspray KOSMISCHES HERZ

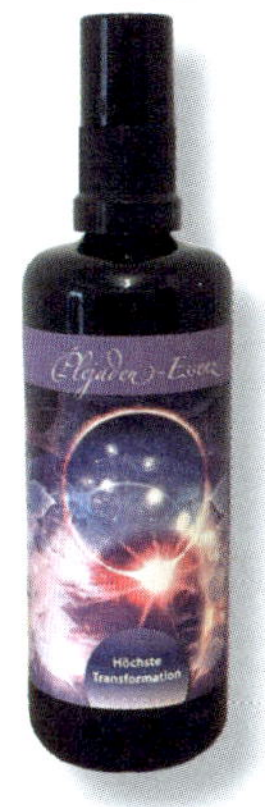

»Diese Essenz trägt die Schwingung der siebten und neunten Bewusstseinsdimension in sich. Sie hilft dir, dich von niedrig schwingenden Energien abzutrennen, die lichtvolle Energie der Plejader auf dich zu übertragen und neue Heilimpulse zu setzen. Sie transformiert und neutralisiert die energetischen Abdrücke einer nicht mehr gewollten Vergangenheit.«

Pavlina über das Auraspray HÖCHSTE TRANSFORMATION

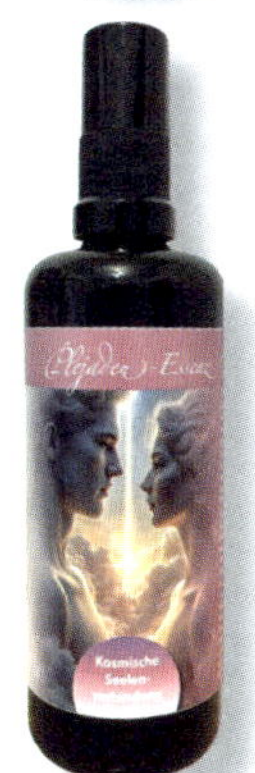

»Diese Essenz trägt die reinsten Frequenzen in sich, die dich mit allem Reinsten in und um dich verbinden. Die Plejader haben auch verschiedene Zahlenreihen einprogrammiert, die Portale zu deiner Seelenfamilie öffnen. Sie können dich zum Christusbewusstsein führen und alle Teile deiner Seele zurückholen, die vielleicht verloren gegangen sind.«

Pavlina über das Auraspray KOSMISCHE SEELENVERBINDUNG

Einfach bestellen und sich einsprühen!
Kunden-Telefon: +49 (0) 61 81 – 18 93 92
Info@AmraVerlag.de • www.AmraVerlag.de

Hilfreiche Anmerkungen

1. Allgemein möchte ich noch darauf hinweisen, dass alle in diesem Buch verwendeten Heilsymbole und Zahlenreihen auf Wasser übertragen werden können. Stelle dazu einfach ein Glas mit Wasser auf ein Blatt Papier, auf das du das Heilsymbol deiner Wahl gezeichnet oder die Zahlenreihe, mit der du arbeiten möchtest, geschrieben hast, und lasse das gefüllte Glas mindestens drei Minuten lang darauf stehen. Trinke das Wasser oder die Flüssigkeit danach je nach Bedarf und deiner Intuition gemäß über den Tag verteilt. Deine Zellen übernehmen die Informationen und helfen dir bei deinem Bewusstseinsprozess.

2. Die Heilsymbole und Zahlenreihen der Plejader sind äußerst kraftvoll. Beim Übertragen auf Wasser solltest du immer nur ein Symbol benutzen. Falls du mehrere Heilsymbole oder Zahlenreihen verwenden möchtest, solltest du diese auf Wasser in verschiedenen Gläsern oder Krügen programmieren und zeitlich versetzt trinken. Dein System verträgt zur Umprogrammierung in der Regel höchstens drei verschiedene Informationen. Sonst könnte es vielleicht passieren, dass dein System überlastet wird. Spüre in dich hinein und verlasse dich auf deine Intuition.

3. Ich möchte hier noch auf die Montagsmeditation von 21:00 Uhr bis 21:20 Uhr Ortszeit hinweisen, die jetzt schon seit vielen Jahren stattfindet. Tausende von Teilnehmern haben inzwischen ein großes gemeinsames Energiefeld aufgebaut und finden darin innere Ruhe und Heilung. Jeder kann sich anbinden und seine Themen betrachten und heilen und erhält dabei Unterstützung von den Plejadern selbst, die ebenfalls an diesen Montagsmeditationen teilnehmen. Die Wirkung ist äußerst stark – und wir freuen uns alle darüber, dass wir auf diese Weise zur Heilung unserer Essenz und der Lage der Welt beitragen können.

4. Die Plejader haben die Menschen auch sonntags um 16:00 Uhr Ortszeit zur gemeinsamen Ausdehnung von Licht und Liebe aufgerufen. Jeder, der möchte, kann dann den heiligen, göttlichen Ton OM singen. Das Singen erzeugt ein wunderschönes, kraftvolles Feld, das nicht nur uns Menschen untereinander verbindet, es verbindet uns auch mit der göttlichen Liebe, Heilung und Energie. Das Singen heilt, durchleuchtet und segnet unsere individuelle Aura und die menschliche Gesellschaft. Es hilft auch der Erde, ihre eigenen Themen und Bereiche zu heilen. Mehr dazu findest du im Plejadenbuch 4, Seite 143, oder im eBook unter dem Suchbegriff »Ein dringender Aufruf«.

5. Alle Heilsymbole, Zahlenreihen, Affirmationen und in diesem Buch verwendeten Worte sind wie immer von den Plejadern energetisch aufgeladen. Sie tragen entsprechend lichtvolle und liebevolle Schwingungen in sich.

Nachwort von Pavlina

Ich danke euch allen, meine Lieben, für eure Verbundenheit und euer Vertrauen über die vielen Jahre hinweg. Euer Vertrauen in meine Arbeit und in meine Verbindung mit den Lichtwesen schenkt mir große Motivation, an weiteren Projekten zu arbeiten. Es schenkt mir Motivation, die Informationen der Plejader und der Lichtwesen zu empfangen, die uns über alles lieben und uns bei unserer Bewusstseinsentwicklung begleiten.

Sicher ist euch aufgefallen, durch was für eine atemberaubend schnelle Bewusstseinsentwicklung wir gerade gehen.

Sicher ist euch aufgefallen, wie viel kosmisches Licht sich in unseren physischen und feinstofflichen Systemen befindet und wie viel liebevolle Lichtinformationen unser Geist, unsere Seele und unser Körper inzwischen täglich aufnehmen.

Sicher ist euch aufgefallen, dass momentan fast jeder Mensch seine verborgenen göttlichen Fähigkeiten in sich entdeckt oder sich gerade in der Phase des Wiederentdeckens befindet.

Sicher ist euch aufgefallen, dass das kollektive Bewusstsein der Menschheit sich immer mehr durchleuchtet und uns Schritt für Schritt Kraft gibt, weiter unser aller Ziele zu verfolgen.

Sicher ist euch aufgefallen, wie viele bisher unbekannte Phänomene auf unserem Planeten zu beobachten sind.

Sicher ist euch aufgefallen, welch eine beispiellos heilende Kraft uns die Natur zur Verfügung stellt, denn die Natur und ihre Wesen haben sich an die unendliche Energie der göttlichen Quelle angebunden, die sie nährt und ihnen ihre Natürlichkeit gibt.

Sicher ist euch aufgefallen, wie viele hoch entwickelte menschliche und kosmische Seelen in dieser Zeit auf diesem Planeten, der unsere Erde ist, inkarniert sind und wie viele kindliche Seelen durch ihr lichtvolles Eintreffen und ihre lichtvolle Gegenwart gerade jetzt ihre Familie und ihr Umfeld heilen.

Unsere feinstofflichen Sinne entwickeln sich und finden zu ihren ursprünglichen Fähigkeiten zurück. Sie verbinden uns mit der Magie des Kosmos und seiner lichtvollen Ordnung.

Wir werden immer mehr zu entdecken haben. Es öffnen sich uns wieder die unzähligen Räume und Dimensionen, zu denen wir über Jahrtausende hinweg keinen Zugang hatten. Es öffnen sich uns Räume, in denen Frieden, Freude, Liebe und Licht auf uns warten. Auf uns warten Lichtwesen, zu denen wir dank unserer feinstofflichen Fähigkeiten und dank eines entwickelten Bewusstseins nach und nach Zugang erhalten.

Ich bin überzeugt davon, dass die Arbeit mit den Symbolen der Kosmischen Heilapotheke jedem von uns bei unserer Entwicklung und bei unserer Rückkehr zur Heilung und zur Anbindung an unsere Natürlichkeit hilft. Sie hilft uns bei der Rückkehr zu unserer göttlichen Vollkommenheit.

Sie hilft uns vor allem beim Finden unserer individuellen Selbstliebe, die jedem Menschen, jedem Einzelnen von uns, ungeahnte Möglichkeiten auf seinem Lebensweg beschert.

Ich wünsche euch viel Freude und ein segensreiches Leben auf diesem Planeten, auf dem ihr inkarniert seid.

In Liebe,

Eure Pavlina

Danksagung

Ich danke allen kosmischen Lichtwesen und Plejadern, die mich beim Schreiben der Texte begleitet haben und die mir diese unendlich wichtigen Informationen über die Existenz der Kosmischen Heilapotheke übermittelt haben.

Ich danke allen meinen kosmischen Begleitern, die mich immer so liebevoll motivieren, ohne Unterlass weiter ihre lichtvollen Informationen zu empfangen und weiterzugeben.

Ich danke all meinen Familienangehörigen, die mich seit langer Zeit unterstützen und mir die nötige Energie und den Freiraum dafür geben, dass ich mich fast täglich der Niederschrift von Informationen aus der kosmischen Welt widmen kann.

Ich danke meinem Verleger Michael Nagula und seiner Lebensgefährtin Heike Ceska für ihre Freundschaft und professionelle Begleitung. Ich danke auch allen Lichtwesen, die zu Michael gehören und die ihm Informationen für seine Schöpferkraft und Ausdauer übergeben, für ihr unablässiges Wirken.

Ich danke sehr meiner Tochter Nicole für die Übersetzung meiner Texte, die ich auf Tschechisch niederschreibe. Ich danke ihr für die Zeit und die Liebe, die sie hineingibt.

Und natürlich danke ich euch allen, liebe Leserinnen und Leser, jedem Einzelnen von euch, dafür, dass wir gemeinsam dank der Informationen und Heilsymbole der Plejader auf diesem Planeten ein Feld des Lichts, der Liebe und der Heilung erschaffen.

Ohne euch, liebe Leserinnen und Leser, könnten diese Projekte gar nicht entstehen, ohne euch, liebe Leserinnen und Leser, könnten sie energetisch nicht diese Wirkung entfalten.

Ihr seid Lichtarbeiter, Mentoren der Menschheit.

Ich danke jedem von euch, und ich sende jedem meine Dankbarkeit und meine Liebe. Ich sende Frieden zu euren Herzen.

In Liebe,

Eure Pavlina

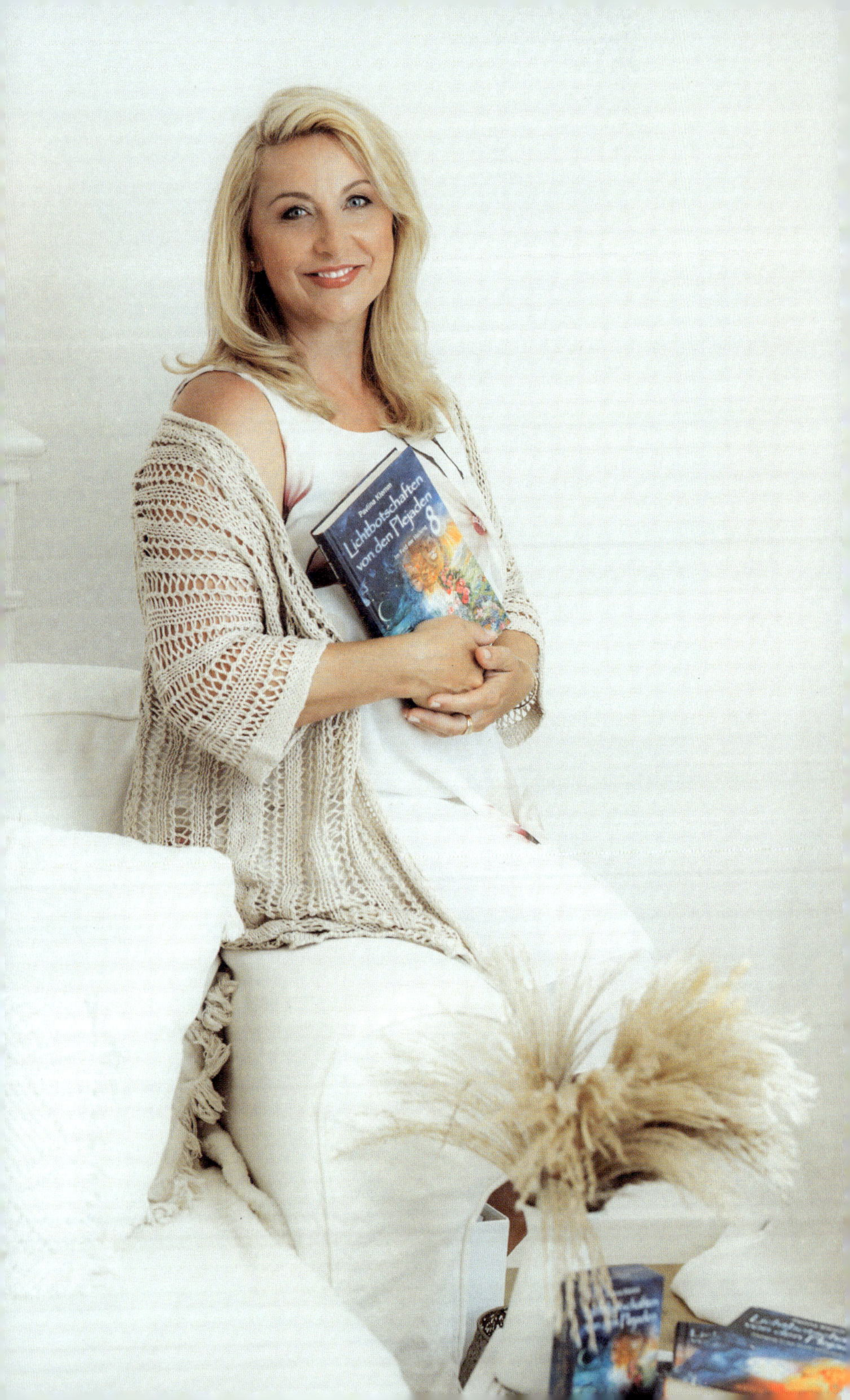
Lichtbotschaften
von den Plejaden
8

Verzeichnis der auf den Plejaden-CDs enthaltenen Übungen und Meditationen

Gechannelt von Pavlina Klemm, eingesprochen von Kathrin Mayer, musikalisch begleitet von Sayama; beim Einsprechen im Tonstudio war Pavlina immer persönlich anwesend, um die Energie zu halten.

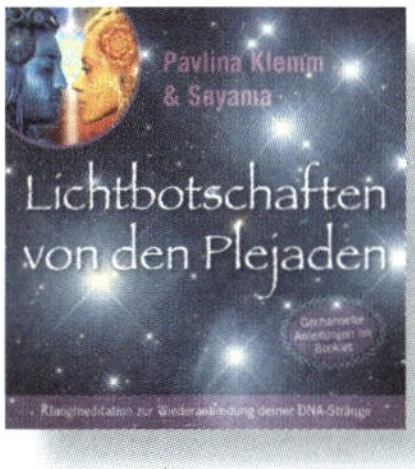

Klangmeditation zur Wiederanbindung der DNA-Stränge

Lichtbotschaften von den Plejaden (Reiner Klang)
70 Minuten, ISBN 978-3-95447-332-8,
ein durchgehendes Klangfeld

für Behandlungen und die Energiearbeit sowie zur Raumreinigung – mit gechannelten Meditationsanleitungen von Pavlina im Booklet.

»Der göttliche Strahl für die Wiederanbindung der DNA schwingt hoch aufgeladen mit kosmischer Musik und wunderschönen Klängen. Nimm den Strahl mit Dankbarkeit an und integriere ihn in deinen ganzen Körper. Die liebevollen Klangfrequenzen helfen dir bei deinem Prozess.« – Die Plejader

---

Energetische Reinigung und Harmonisierung von Körper und Seele

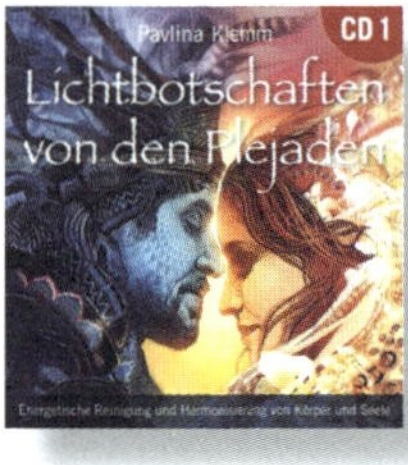

Lichtbotschaften von den Plejaden (Übungs-CD 1)

62 Minuten, ISBN 978-3-95447-291-8,
noch ohne Musik, gehört zu Buch 1 & 2

1. *Anbindung an die reine Essenz des Plejadengestirns und die Verschmelzung mit Gott (7:22)*
2. *Ablegen des Egos und Reinigung des Körpers (10:20)*
3. *Verbindung von Körper und Seele (8:48)*
4. *Reinigung deines Lichtkörpers durch die Plejader (9:04)*
5. *Reinigung des Blutkreislaufs mithilfe von Lichtenergie (6:42)*
6. *Die heilende Kraft des Ozeans (10:16) – erstmals hier auf CD*
7. *Die Liebe des Universums (9:00)*

Neue gechannelte Übungen und geführte Meditationen

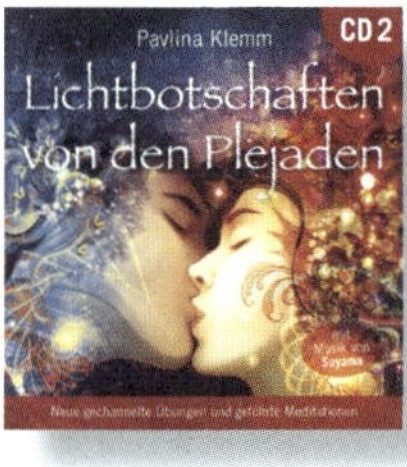

Lichtbotschaften von den Plejaden (Übungs-CD 2)

79 Minuten, ISBN 978-3-95447-318-2,
Musik von Sayama, gehört zu Buch 3

1. *Worte der Lichtwelt an dich (5:00) – eingesprochen von Pavlina, nur hier auf CD*
2. *Anbindung an die kosmische Christusenergie (10:25)*
3. *Anbindung an die liebende Seele von Mutter Erde (10:20)*
4. *Anbindung an deine ursprüngliche göttliche Essenz (17:20)*
5. *Anbindung an den Fluss der positiven Geldenergie (10:43)*
6. *Ritual zur Vergebung aller Menschen und deiner selbst (11:22)*
7. *Worte der Plejader an dich (5:38) – eingesprochen von Pavlina, nur hier auf CD*
8. *Lichtklänge aus Shambhala (7:17) – Reiner Klang, nur auf dieser CD*

Zur positiven Umprogrammierung deiner Informationsfelder

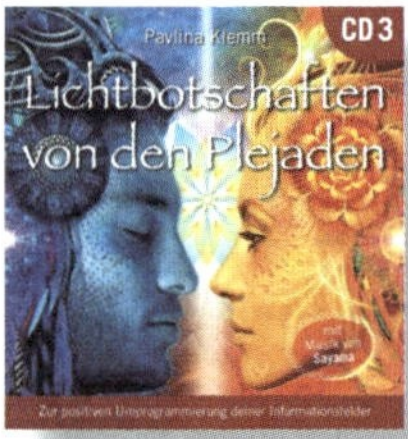

Lichtbotschaften von den Plejaden (Übungs-CD 3)

79 Minuten, ISBN 978-3-95447-331-1,
Musik von Sayama, gehört zu Buch 3

1. *Wachsenlassen von Licht, Liebe und Dankbarkeit (8:24)*
2. *Anbindung per Zahlenreihe an deine kosmische Familie (14:40)*
3. *Positive Umprogrammierung deiner Informationsfelder (17:14)*
4. *Affirmation & Klang zur positiven Umprogrammierung (37:32)*

Heilung von Körper und Seele durch kosmische Liebe

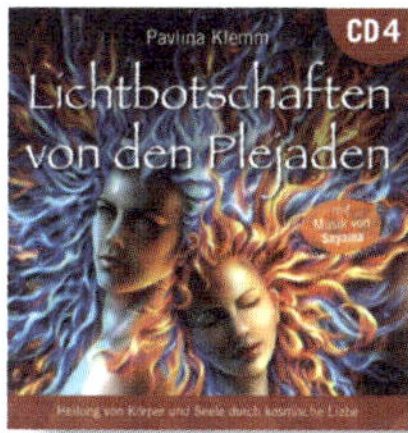

Lichtbotschaften von den Plejaden (Übungs-CD 4)

78 Minuten, ISBN 978-3-95447-351-9,
Musik von Sayama, gehört zu Buch 4

1. *Einleitende Worte zur Heilung (4:51) – eingesprochen von Pavlina*
2. *Aktivierung des Zugangs zur Lichtwelt (10:06)*
3. *Ehre deinen Körper, deine Organe und Zellen (9:56)*
4. *Durchlichtung der Atmosphäre deines Planeten (7:14)*
5. *Erhöhter Photonenstrom durch Segen (9:00)*
6. *Sprich mit den Organen deines Körpers (8:31)*
7. *Lichtwesen verbinden dich mit der Natur (12:23)*
8. *Liebe und Dankbarkeit für die Feen (6:03)*
9. *Aufruf der Wesen des Planeten Venus (8:52) – eingesprochen von Pavlina*

Rückholung verlorener Seelenanteile und Heilung von Mutter & Kind

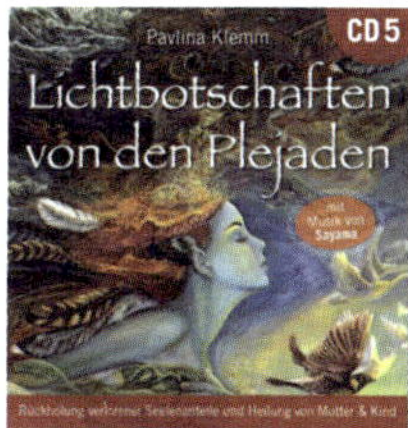

Lichtbotschaften von den Plejaden (Übungs-CD 5)

78 Minuten, ISBN 978-3-95447-366-3,
Musik von Sayama, gehört zu Buch 4

1. *Rückholung deiner verlorenen Seelenanteile (33:57)*
2. *Reinigung des Wirbelsäulenkanals von Mutter und Kind (32:20)*
3. *Heilung durch die Frequenz gesprochener Worte (11:33)*

Meditationen und Übungen für das Goldene Zeitalter

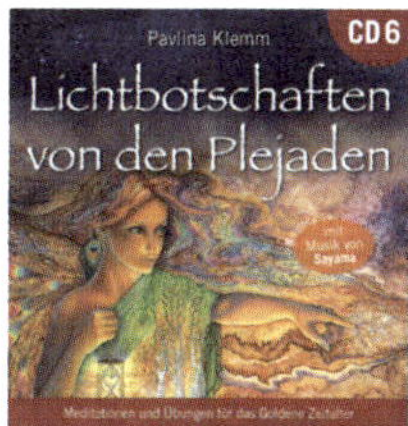

Lichtbotschaften von den Plejaden (Übungs-CD 6)

78 Minuten, ISBN 978-3-95447-369-4,
Musik von Sayama, gehört zu Buch 5

1. *Einleitende Worte des Lichtrats (4:17) – eingesprochen von Pavlina*
2. *Meditative Anbindung an die Blume des Lebens (4:41)*
3. *Geleiten einer Seele ins Licht (6:41)*
4. *Anbindung an Erzengel Metatron (6:15)*
5. *Rückkehr der Gesundheit deines physischen Körpers (6:30)*
6. *Transformation von negativen Grundinformationen (9:17)*
7. *Erschaffung deiner neuen Realität durch eine Zahlenkombination (6:45)*

8. *Heilung der weiblichen Anteile in deinem System (7:06)*
9. *Schutz und energetische Harmonisierung deines Zuhauses (5:43)*
10. *Wiederanbindung an lichtvolle Naturwesen (8:55)*
11. *Affirmation zur Aufhebung aller Belastungen in dir (5:28)*
12. *Abschließende Worte von Mutter Erde (5:31) – eingesprochen von Pavlina*

Heilung durch die kosmische Energie der Zentralsonne

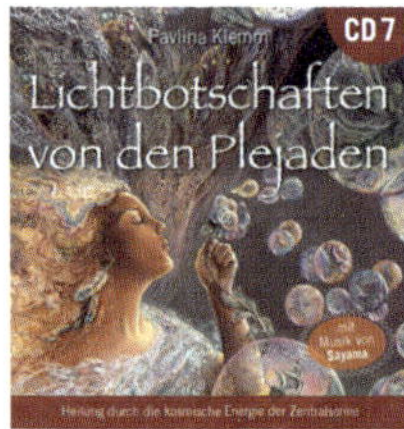

Lichtbotschaften von den Plejaden (Übungs-CD 7)

78 Minuten, ISBN 978-3-95447-447-9,
Musik von Sayama, gehört zu Buch 6

1. *Die Seele eurer Sonne meldet sich zu Wort (9:18) – eingesprochen von Pavlina*
2. *Erhöhung des Lichts in deinem Herzen (10:39)*
3. *Anbindung an die Bewusstseinsebene der Plejader (3:36)*
4. *Wie du dein Unterbewusstsein von Belastungen befreist (7:38)*
5. *Positive Umprogrammierung einer physischen Krankheit (4:51)*
6. *Befreiung von Belastungen nach einer Narkose (5:42)*
7. *Heilung deines Herzens und deines Seins (10:26)*
8. *Anbindung an das Reich der Delfine (4:24)*
9. *Anbindung an die Frequenz von Lemurien (4:47)*
10. *Lemurische Meeresklänge (4:56) – Reiner Klang, nur auf dieser CD*
11. *Wir bewundern jeden Einzelnen von euch (6:22) – eingesprochen von Pavlina*
12. *Wir danken euch für euer Vertrauen (4:38) – eingesprochen von Pavlina*

Heilung von Körper, Geist und Seele in der Neuen Zeit

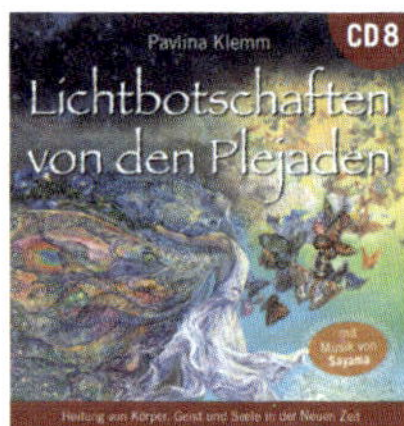

Lichtbotschaften von den Plejaden (Übungs-CD 8)

79 Minuten, ISBN 978-3-95447-454-7,
Musik von Sayama, gehört zu Buch 7

1. *Allgemeines über die Kosmische Apotheke (5:59) – eingesprochen von Pavlina*
2. *Anleitung für die Übertragung von Präparaten (6:35)*
3. *Empfehlung der Kosmischen Apotheke für Tiere (3:44)*
4. *Programmierung von Wasser für dein Lieblingstier (7:03)*
5. *Meditation zur energetischen Unterstützung von Mutter Erde (12:18)*
6. *Meditation zur Anhebung deines spirituellen Bewusstseins (9:13)*
7. *Affirmation zur Erlangung deiner kosmischen Freiheit (7:18)*
8. *Reinigung aller Chakren und energetische Fixierung (7:52)*
9. *Stabilisierung und energetische Reinigung deines Systems (12:02)*
10. *Ihr seid die Schöpfer dieser Welt! (6:44) – eingesprochen von Pavlina*

Dies ist die offizielle Übungs-CD zur Kosmischen Heilapotheke.

Gnade Gottes und Beistand für Seelen, Familie und alle Kinder der Welt

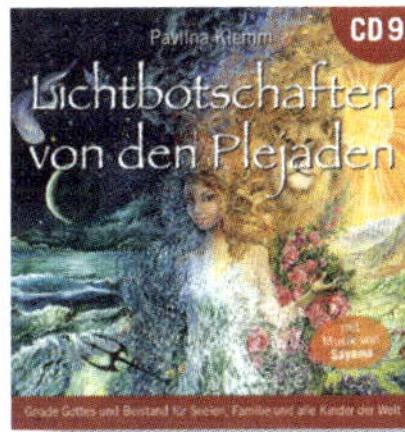

Lichtbotschaften von den Plejaden (Übungs-CD 9)
79 Minuten, ISBN 978-3-95447-569-8,
Musik von Sayama, gehört zu Buch 8

1. *Gnade Gottes – das hellblaue Heilungslicht (6:15) – eingesprochen von Pavlina*
2. *Aufnahme der Gnade Gottes in dein System (5:40)*
3. *Affirmation zu deiner energetischen Stärkung in dieser Zeit (4:08)*
4. *Meditation für die umfassende Stabilität und energetische Reinigung deines Systems (13:35) – eingesprochen von Pavlina, nur hier auf CD*
5. *Allgemeines zur übergeordneten Seele deiner Familie (5:23)*
6. *Verbindung mit der übergeordneten Seele deiner Familie (17:57)*
7. *Heilsames Wissen über die Situation der Kinder (5:50) – eingesprochen von Pavlina*
8. *Meditation für alle Kinder des Planeten Erde (8:27) – eingesprochen von Pavlina*
9. *Orellas Botschaft: Auch an deiner Seite sind Lichtwesen (5:27)*
10. *Kontakt zu Engeln der positiven Zukunft (4:36) – eingesprochen von Pavlina*
11. *Lichtheilung durch die Plejader (1:06) – Reiner Klang, nur auf dieser CD*

Dein Weg zum Erwachen im Licht der Freiheit

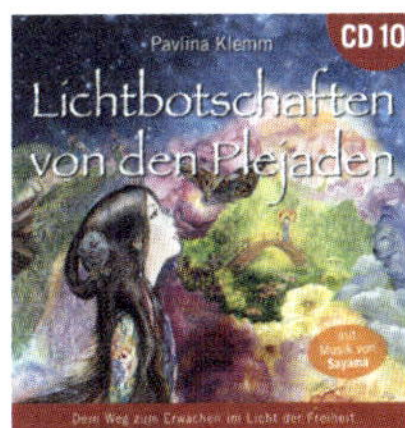

Lichtbotschaften von den Plejaden (Übungs-CD 10)
78 Minuten, ISBN 978-3-95447-574-2,
Musik von Sayama, gehört zu Buch 9

1. *Grußworte der Plejaderin Orella (4:10)*
2. *Herzöffnung durch die Affirmation der Liebe (2:26)*
3. *Umprogrammierung deines Herzens auf Freude (13:34)*
4. *Kontaktaufnahme mit den kosmischen Farbwesen (5:21)*
5. *Befreiung von belastenden energetischen Verträgen (24:39)*
6. *Ausstieg aus niedrigschwingenden Dimensionen (8:33)*
7. *Anhebung der Lichtschwingung deines Körpers (5:00)*
8. *Affirmation zur Anbindung an das Göttliche (4:39)*
9. *Fixierung des neuen Energiezustands (4:53)*
10. *Abschließende Worte des Mediums (5:07)*

Erstmals sind alle Beiträge von Pavlina selbst eingesprochen.

Weitere Veröffentlichungen von Pavlina Klemm

1. Kartensets

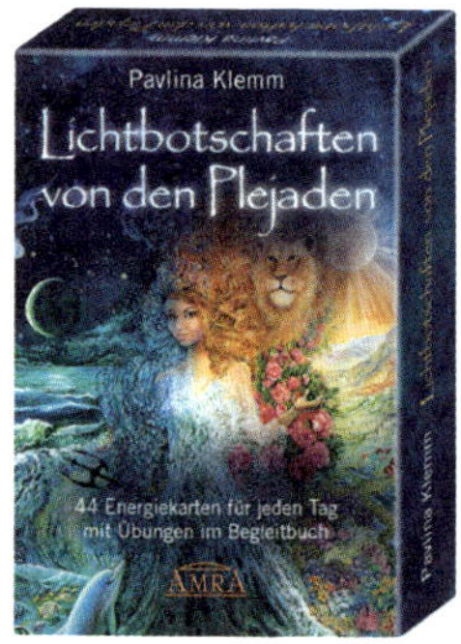

Lichtbotschaften von den Plejaden
44 Energiekarten für jeden Tag • 128 Seiten
Begleitbuch mit Übungen und Affirmationen
ISBN 978-3-95447-570-4

»Wir, deine plejadischen Begleiter, können dir helfen, dein ganz persönliches Feld der Heilung aufzubauen. Aktiviere die Karten mit unserer Hilfe. Ziehe für dich oder andere die aktuelle Botschaft. Mache die dazugehörige Übung, sprich die Affirmation und nutze die Karte, mit der du energetisch verbunden bist, auf vielfältige Weise. Stärke durch sie deine Anbindung und lass die Heilfrequenzen zu dir strömen.«

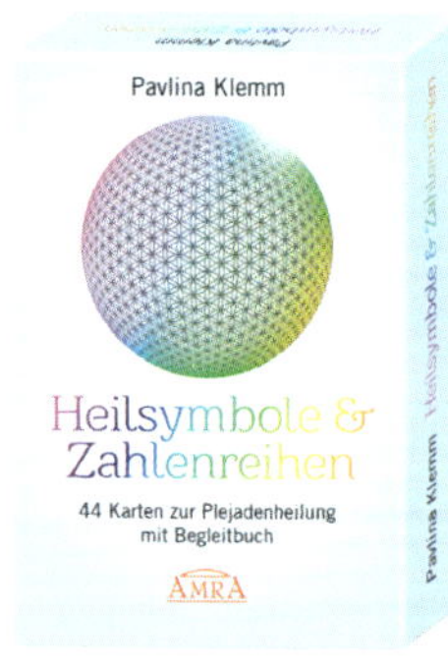

Heilsymbole & Zahlenreihen 1
44 Karten zur Plejadenheilung • 112 Seiten
Begleitbuch mit Übungen und Meditationen
ISBN 978-3-95447-376-2

»Wir, deine plejadischen Begleiter, sind sehr dankbar dafür, dass du dich mithilfe dieses Kartensets selbst heilst. Du hältst hiermit die materialisierte, manifestierte Energie von Symbolen, Zahlenreihen und Affirmationen in Händen. Durch dein Heilen hilfst du anderen Menschen, und es gelingt dir leichter und schneller, dich in der fünften Bewusstseinsdimension zu verankern. Vertraue bei dieser Arbeit auf deine Intuition.«

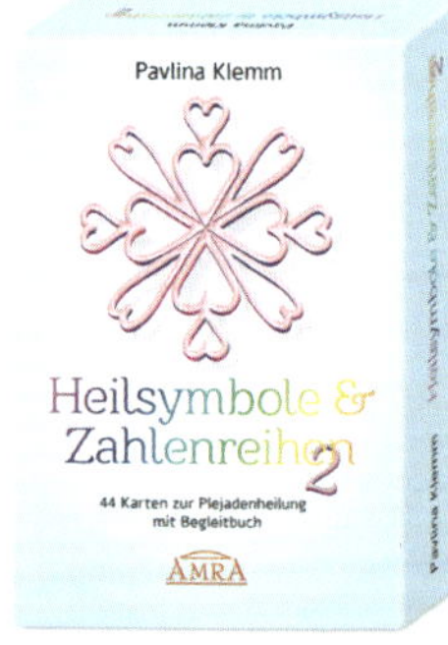

Heilsymbole & Zahlenreihen 2
44 Karten zur Plejadenheilung • 144 Seiten
Begleitbuch mit Übungen und Meditationen
ISBN 978-3-95447-579-7

»Wir, deine plejadischen Begleiter, sind überglücklich, dir und deinen Liebsten weitere Symbole, Zahlenreihen und Übungen übergeben zu dürfen, die unser Medium teilweise eigens für dieses neue Kartenset gechannelt hat. Gleichzeitig versammelt es alle hilfreichen Werkzeuge, die seit dem ersten Set für Bücher, CDs und Veranstaltungen entstanden sind. Es trägt energetisch den Beginn der Neuen Zeit, in den ihr liebevoll eintreten dürft.«

Kosmische Heilapotheke
44 Aktivierungskarten für jeden Tag • 144 Seiten
Begleitbuch mit Übungen und Meditationen
ISBN 978-3-95447-450-9

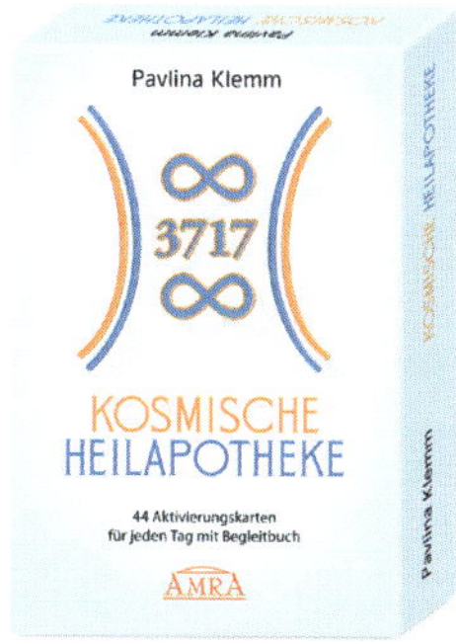

»Bis zum Untergang von Atlantis warst du an die Kosmische Heilapotheke angebunden. Jetzt hat sich der Zugang erneut geöffnet, und wir, deine plejadischen Begleiter, führen dir die gechannelten Werkzeuge zu deiner Heilung wieder zu. Jede einzelne Karte ist ein Lichtwesen, das mit dir kommuniziert. Jede einzelne Karte trägt spezifische Lösungen in sich, deren Frequenz dich erreicht und an deine Blaupause anbindet.«

2. Gechannelte Bücher

Die bisher 9 Bände der »Lichtbotschaften von den Plejaden« liegen auch als eBook, CD-Hörbuch und Audio-Download vor. Außerdem sind noch die folgenden Bücher erschienen:

Heilsymbole & Zahlenreihen 1
Arbeitsbuch der Plejadenheilung
208 Seiten • Vorwort von Jeanne Ruland
ISBN 978-3-95447-580-3

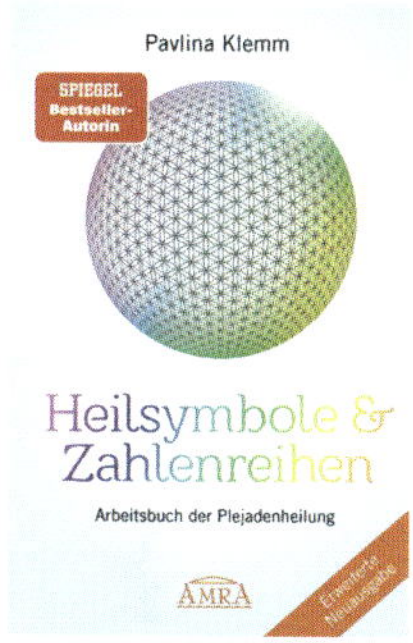

Enthält das vollständige Arbeitsmaterial aus den ersten sechs Büchern und physischen Veranstaltungen des Mediums, das mit Heilsymbolen und Zahlenreihen zusammenhängt – und es kann ohne jede Vorkenntnis eingesetzt werden!

Heilsymbole & Zahlenreihen 2
Arbeitsbuch der Plejadenheilung
224 Seiten • mit Anleitung zum Channeln
ISBN 978-3-95447-577-3

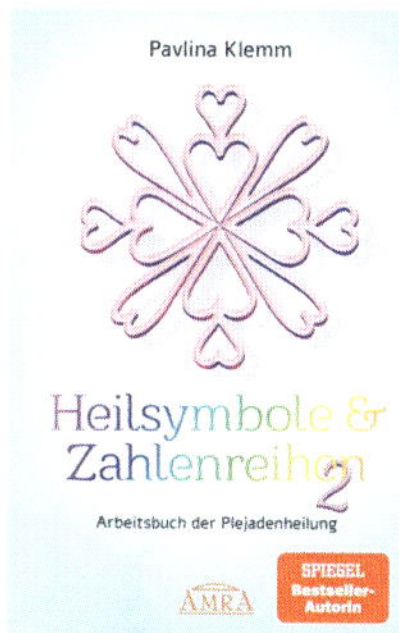

Enthält das Material aus den neuen Plejadenbüchern und CD-Booklets, das seit Band 1 entstanden ist. Es umfasst mehr als dreißig Symbole und Zahlenreihen mit den dazugehörigen Übungen, von denen viele hier erstmals erscheinen!

Kosmische Heilapotheke
Das Praxisbuch für jeden Tag
256 Seiten • durchgehend farbig
ISBN 978-3-95447-663-3

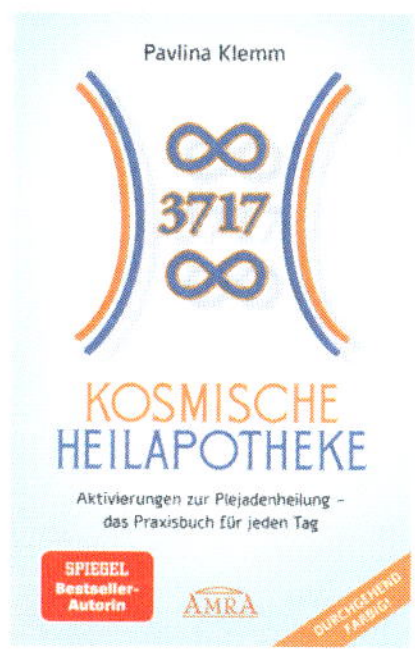

Ein wunderschön gestaltetes Praxisbuch der Plejader, das alle Heilsymbole für den Zugang zu feinstofflichen Präparaten in der Heilapotheke enthält, ergänzt durch zahlreiche Übungen, wertvolle Tipps und Channelings sowie Reflexionsfragen, die dem Benutzer lichtvolle Frequenzen zur Heilung bringen.

3. Weitere CDs

Teil 1: *Von Pavlina ausnahmslos selbst eingesprochene Übungen und Meditationen.*

Selbstliebe. Zur Heilung auf allen Ebenen

Der plejadische Schlüssel für die Reinheit deines Herzens

159 Minuten, 2 CDs, ISBN 978-3-95447-375-5

Musik von Sayama, aus den Workshops entstanden

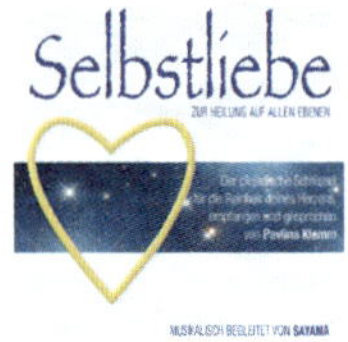

CD 1: Begrüßung durch die Plejader (5:44) • Bevor du anfängst … Erdung! (5:59) • Du darfst dir selbst vergeben (3:15) • Vorbereitung auf das Ritual (4:56) • Übung: Das Vergebungsritual (7:59) • Vergebung und Selbstvergebung (2:30) • Die Bedeutung deiner Eltern für dich (3:14) • Aktivierung deiner Handchakren (3:21) • Energetische Arbeit mit deinen Eltern (9:56) • Der Zugang zu deinem inneren Kind (3:18) • Arbeit mit deinem inneren Kind (11:55) • Rückkehr in deine Kindheit (2:57) • Arbeit am Halschakra … Frieden! (8:08) • Hilfsmittel für die Arbeit am Herzchakra (5:57)

CD 2: Arbeit am Herzchakra … reine Liebe! (11:00) • Kleine Einführung in die Quantenheilung (2:29) • Transformiere, was deine Selbstliebe blockiert (15:46) • Näheres zur Integration positiver Frequenzen (2:27) • Integration positiver Frequenzen in dein System (21:26) • Energetische Arbeit für deinen Körper (6:42) • Allgemeines zum energetischen Schutz (3:01) • Lichtdusche und energetischer Schutz (6:14) • Schlussworte der Plejader (4:12) • Nachwort des Mediums (5:08) – *mit einem Heilsymbol im Booklet*

Energetischer Schutz und Rückkehr der Gesundheit deines Körpers

Geführte Meditationen mit Botschaften der Plejader

79 Minuten, ISBN 978-3-95447-385-4

Musik von Sayama, gehört zu Buch 5 und 6

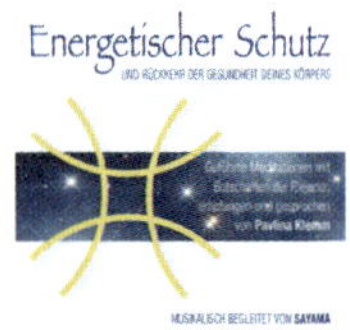

Enthält: Begrüßung der Plejader (2:39) • Erlaubnis und Absicht (4:27) • Du erteilst die Erlaubnis (4:38) • Affirmation zur Heilung (2:38) • Du sprichst die Affirmation (7:49) • Rückkehr der Gesundheit (5:23) • Du führst die Übung aus (2:44) • Ehrung deines Körpers (4:10) • Du segnest deinen Körper (6:41) • Erreger im menschlichen Körper (6:18) • Erklärung des Heilsymbols (8:30) • Du leitest die Erreger aus (13:24) • Schlussworte der Plejader (1:49) • Heilfrequenzen von Sayama (7:51) – *Reiner Klang, nur auf dieser CD; mit einem Heilsymbol im Booklet*

Heile deine Chakren. Reinigung für das Große Erwachen

Anleitungen der Plejader zur Klärung deiner Energiefelder

158 Minuten, 2 CDs, ISBN 978-3-95447-499-8

Musik von Sayama, gehört zu Buch 7

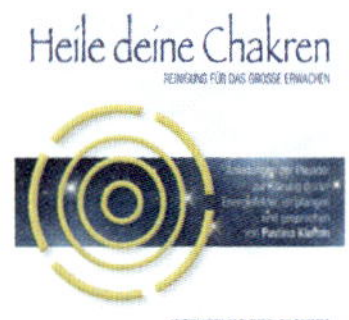

CD 1: Einführung der Plejader (4:28) • Aktivierung deiner Handflächen (7:08) • Die Lichtchakren unter deinen Füßen (10:52) • Heilung deines Wurzelchakras (11:14) • Heilung deines Sakralchakras (16:26) • Heilung deines Solarplexus-Chakras (12:55) • Heilung deines Herzchakras (15:36)

CD 2: Heilung deines Halschakras (16:00) • Heilung deiner Ohrenchakren (17:50) • Das Chakra deines Dritten Auges (16:30) • Heilung des Kronenchakras (13:35) • Die Lichtchakren über deinem Kopf (14:58) – *mit neuem Heilsymbol im Booklet*

Neuanbindung der Seele. Rückholung verlorener Anteile
Energetische Heilarbeit mit Unterstützung der Plejader
159 Minuten, 2 CDs, ISBN 978-3-95447-549-0
Musik von Sayama, gehört zu Buch 8

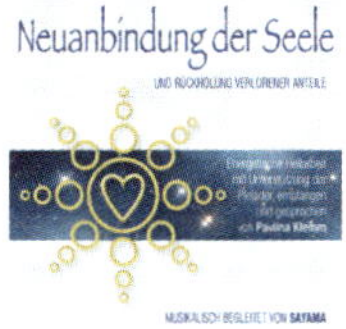

CD 1: Einleitende Worte der Plejader (11:53) • Gruppenübung: Neuanbindung der Seele (18:12) • Deine Seelenanteile bei deinen Schutzengeln (2:15) • Neuanbindung der Seele mithilfe deiner Schutzengel (8:43) • Übermittlung der plejadischen Zahlenreihe 57819 (4:38) • Loslassen von Belastungen aus dem System deiner Seele (5:05) • Loslassen von Belastungen aus dem System deines Geistes (4:06) • Loslassen von Belastungen aus dem System deines Körpers (3:59) • Loslassen von Belastungen aus dem System deines Energiekörpers (4:06) • Stabilisierung deines Systems durch die Übung »Lichtfontäne« (4:15) • Aktivierung der lichtvollen Kraft deines Herzens (11:44)

CD 2: Anbindung an die kosmische weibliche und männliche Kraft (8:57) • Verstärkung der Schwingung der Liebe in deinem System (7:18) • Verstärkung der Schwingung des Schutzes in deinem System (4:24) • Affirmation und Segnung zur Gesundung deines Geistes (7:51) • Affirmation für ein bewusstes Sein im Hier und Jetzt (5:57) • Heilung, Regeneration und Schutz durch die Zahlenreihe 4374 (6:10) • Meditation zur Frequenzheilung durch die göttliche Quelle (15:57) • Die Zahlenreihe des Erinnerns – 34345781 (6:29) • Anbindung an die plejadischen Heilfrequenzen (4:37) • Aufnahme der Lichtfrequenzen deiner positiven Zukunft (4:27) • Abschließende Worte der Plejader (6:38) – *mit neuem Heilsymbol im Booklet*

Channeln lernen unter Einbezug der 5. Herzkammer
Deine Anbindung über den heiligen Herzensraum
78 Minuten, ISBN 978-3-95447-681-7
Musik von Sayama, gehört zu Buch 9

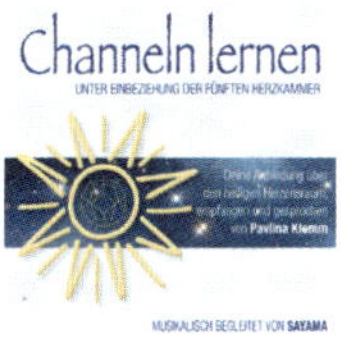

Enthält: Begrüßung durch Vilalata (6:56) • Mache dich mit den Symbolen vertraut (3:56) • Erdung und Schutz durch das Erdsymbol (1:47) • Informationsfluss durch das Sonnensymbol (2:03) • Aktivierung der Zirbeldrüse durch das Sonnensymbol (5:40) • Kontaktaufnahme mit Unterstützung der Zirbeldrüse (3:19) • Die göttliche Quelle befindet sich in deinem Herzen (4:23) • Der Heilige Raum des Herzens ist der Schlüssel zu Allem (6:15) • Dein Herz ist der Ausdruck der göttlichen Intelligenz (3:01) • Affirmation für den Herzenskontakt mit Lichtwesen (4:39) • Deine erste Kommunikation mit Lichtwesen (3:56) • Deine ganz persönliche Channeling-Übung (28:30) • Vilalatas Wünsche für deinen Erfolg (3:26) – *mit neuem Heilsymbol im Booklet*

Sonnenklang. Lichtheilung durch die Plejader
Energiereiche Musik zur Anbindung an unsere Sonne
79 Minuten, ISBN 978-3-95447-508-7

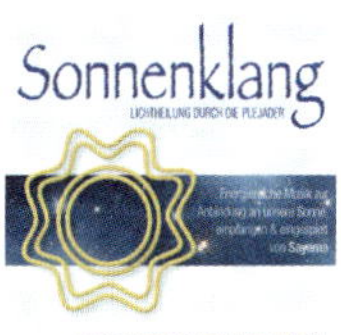

Bezauberndes Klangfeld auf der Grundlage des Sonnentons, komponiert von Sayama, gechannelte Meditationen und ein neues Heilsymbol von Pavlina im Booklet.

Auch diese sechs Audio-Heilkurse der »Weißen Reihe« sind sofort lieferbar als CD oder Download im **AMRA Shop** auf **www.AmraVerlag.de**.

Hotline: +49 (0) 61 81 – 18 93 92 • Service: Info@AmraVerlag.de

Die Blume des Lebens
Eine Botschaft der Plejader mit geführter Meditation
44 Minuten, ISBN 978-3-95447-427-1
Musik von Michael Reimann, gehört zu Buch 5
Enthält: Die Blume des Lebens (14:03) • Geführte Meditation (7:30) • Heilsame Harmonien (22:27) – *Reiner Klang, nur auf dieser CD*

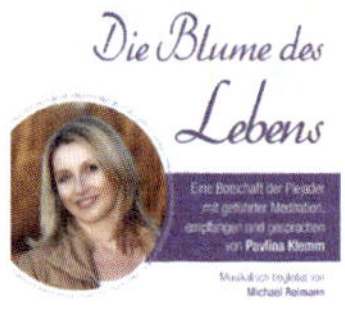

Die folgenden drei CDs mit Meditationen aus den Workshops von Pavlina Klemm sind nicht im Handel erhältlich, sondern nur auf www.AmraVerlag.de:

Heilung des Herzens
78 Minuten, keine ISBN; mit Klängen von Sayama
Enthält: Energetische Reinigung des Herzens (12:03) • Bewusstes Abgeben störender Programme und Negativitäten sowie Programmierung der positiven Zukunft (27:07) • Heilung verlorener Seelenanteile (28:19) • Erdung durch die Kraft und schützende Frequenz von Gaias Seele (10:16)

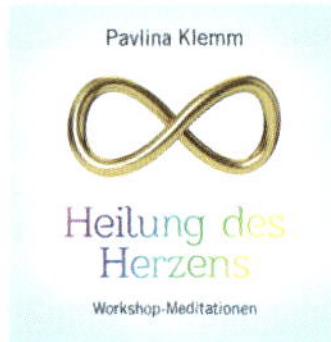

Anbindung an die Lichtwelt
78 Minuten, keine ISBN; mit Klängen von Sayama
Enthält: Anbindung an die Lichtwelt und die Lichtwesen (19:37) • Befreiung deiner Thymusdrüse (19:43) • Befreiung des Chakras deines Dritten Auges (11:09) • Energetischer Schutz für dein ganzes Sein (12:56) • Wiederanbindung an die DNA (14:14)

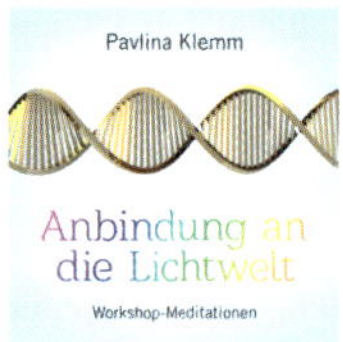

Anbindung an Gaia
78 Minuten, keine ISBN; mit Klängen von Sayama
Enthält: Anbindung an Gaia (18:26) • Programmierung deines Kristalls (12:56) • Anbindung deines inneren Kindes an das Reich der Delfine (25:37) • Energetische Arbeit für Mutter Erde (20:54)

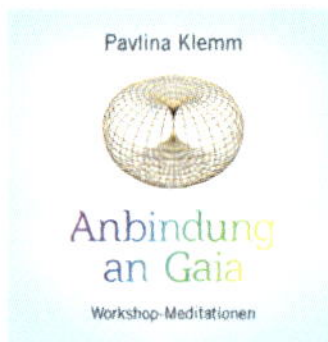

Teil 2: *Die Heilmusik auf den folgenden CDs wurde gechannelt mit Unterstützung der Plejader, das jeweils achtseitige Booklet enthält Hintergrundinfos und Meditationsanleitungen von Pavlina.*

ONITANI & Pavlina Klemm
Intergalaktische Verbindung. Lichtkanal Plejaden
Kontaktaufnahme und Erhöhung der Schwingungsenergie
45 Minuten, ISBN 978-3-95447-360-1; ein durchgehendes Klangfeld für Meditation, Energiearbeit, Behandlungen, Channelings und Raumreinigung.

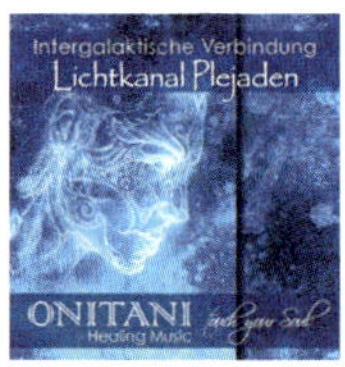

Michael Reimann & Pavlina Klemm
Chakren Aktivierung [8 Solfeggio-Frequenzen]
Heilmusik zur Reinigung und Stärkung der Energiezentren
73 Minuten, ISBN 978-3-95447-370-0; acht aufbauende Kompositionen für Meditation, Energiearbeit, Behandlungen und Raumreinigung.

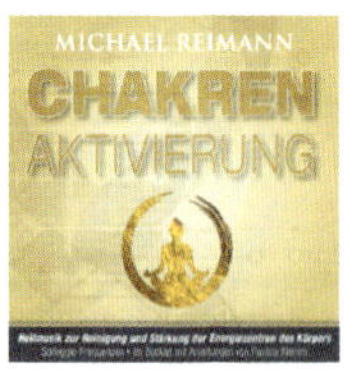

Michael Reimann & Pavlina Klemm
Leber Aktivierung [Liebesschwingung 528 Hertz]
Reinigende Klänge mit der Organfrequenz zur DNA-Reparatur
74 Minuten, ISBN 978-3-95447-498-1; drei Kompositionen zur Reinigung, Anregung und Unterstützung der Leber bei Meditationen und jeder Art von Energiearbeit.

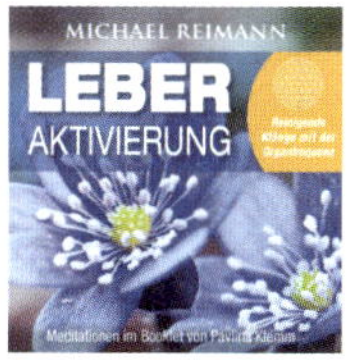

Michael Reimann & Pavlina Klemm
Kolloidales Germanium [Rife & Solfeggio]
Heilmusik zur Zellregeneration und Stärkung des Immunsystems
74 Minuten, ISBN 978-3-95447-680-0; drei Kompositionen mit Meditationsanleitungen und Channeling der Plejader sowie einem neuen Heilsymbol im Booklet.

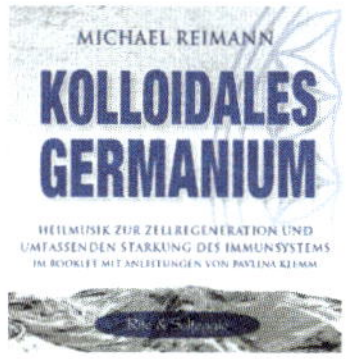

Michael Reimann & Pavlina Klemm
Kolloidales Magnesium [432 Hertz]
Stärkende Klänge für Herz, Kreislauf und Nerven
76 Minuten, ISBN 978-3-95447-215-4; ein durchgehendes Klangfeld mit Kurzfassung zur Meditation mit Botschaft und Anleitungen der Plejader im Booklet.

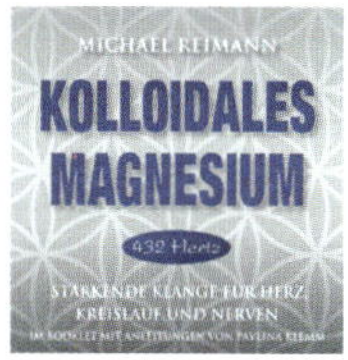

Michael Reimann & Pavlina Klemm
Kolloidales Platin [Alpha Flow Antiviral]
Für Gewebe, Thymus, Endokrine und geistige Anbindung
76 Minuten, ISBN 978-3-95447-437-0; zwei 30-minütige Klangfelder plus Kurzfassung zur Meditation mit Botschaft und Anleitungen der Plejader im Booklet.

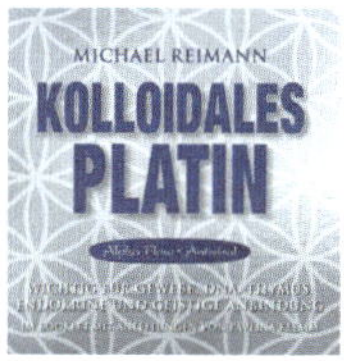

Michael Reimann & Pavlina Klemm
Kolloidales Silizium [528 Hertz & Sauerstoff]
Mentale Stärkung und Aktivierung der Kristallsonne im Herzen
79 Minuten, ISBN 978-3-95447-647-3; drei Kompositionen mit Meditationsanleitungen und Channeling der Plejader sowie einem neuen Heilsymbol im Booklet.

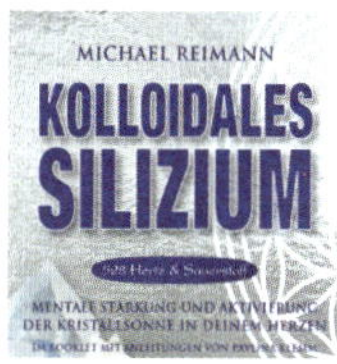

Michael Reimann & Pavlina Klemm
Freude [Solfeggio Heilmusik 396 Hertz]
Angst und Schuldgefühle loslassen, positive Gedanken fördern
76 Minuten, ISBN 978-3-95447-686-2; drei Kompositionen mit Meditationsanleitungen der Plejader im Booklet.

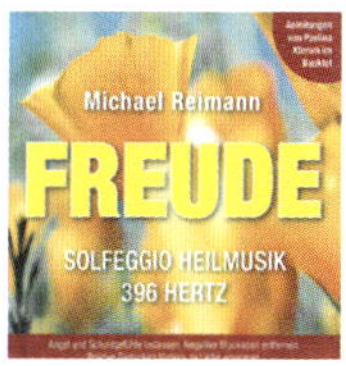

Michael Reimann & Pavlina Klemm
Channeling [Solfeggio Heilmusik 853 Hertz]
Bewusstsein öffnen, Rückkehr der spirituellen Ordnung
77 Minuten, ISBN 978-3-95447-691-6; zwei Kompositionen mit Meditationsanleitungen der Plejader im Booklet.

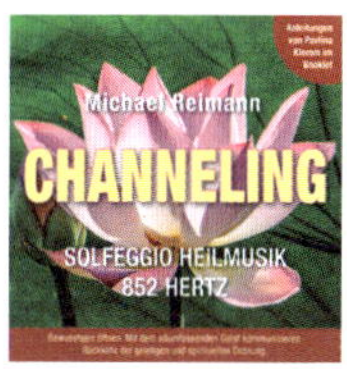

Michael Reimann & Pavlina Klemm
Herzöffnung [Solfeggio Heilmusik 639 Hertz]
Liebe anziehen und manifestieren, Beziehungen stärken
79 Minuten, ISBN 978-3-95447-689-3; drei Kompositionen mit Meditationsanleitungen der Plejader im Booklet.

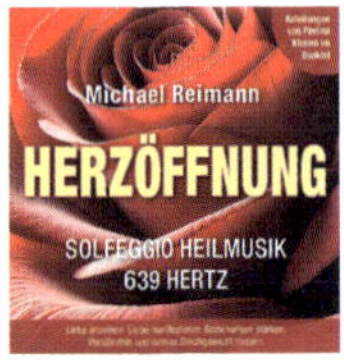

***Teil 3:** CDs mit Meditationen und Übungen anderer Heiler, die Pavlina durch selbst eingesprochene Beiträge unterstützt hat.*

Eva Marquez & Pavlina Klemm
Heilungscode der Plejader [Übungs-CD 1]
Aktivierung atlantischer Schwingungen und des Seelensymbols
78 Minuten, ISBN 978-3-95447-384-7
Track 5: »Die Menschheit darf heilen!« (Nachwort)

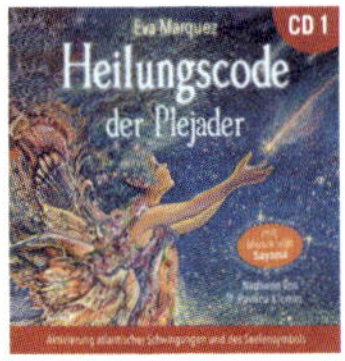

Eva Marquez & Pavlina Klemm
Heilungscode der Plejader [Übungs-CD 2]
Meditationen zur kosmischen Liebe und Heilung der Zeitlinien
78 Minuten, ISBN 978-3-95447-388-5
Track 1: »Liebe ist das Wichtigste, was es gibt!« (Vorwort)

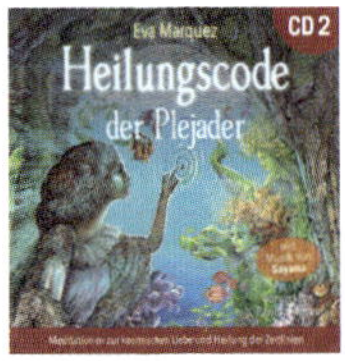

Eva Marquez & Pavlina Klemm
Heilungscode der Plejader [Übungs-CD 3]
Selbstheilung und Anbindung deiner außerirdischen Seelenanteile
79 Minuten, ISBN 978-3-95447-392-2
Track 7: »Deine außerirdischen Anteile« (Nachwort)

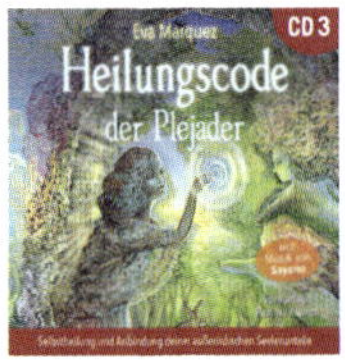

Eva Marquez & Pavlina Klemm
Seelenheilung und energetischer Schutz
Anleitungen der Plejader zur Durchlichtung mit kosmischer Liebe
78 Minuten, ISBN 978-3-95447-381-6
Track 1: »Kosmische Liebe durchleuchtet jegliche Existenz auf der Erde« (gechannelte Botschaft der Plejader)

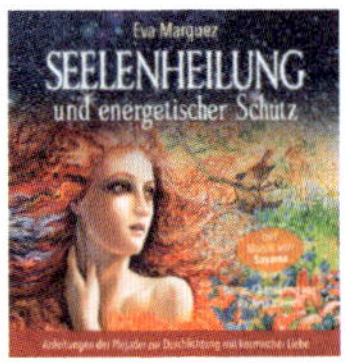

Drunvalo Melchizedek, Daniel Mitel & Pavlina Klemm
Lebe im Licht deines Herzens
Geführte Meditationen für den Zugang in den heiligen Raum
78 Minuten, ISBN 978-3-95447-371-7
Track 13: »Geh in den unendlichen Raum des Herzens« (Nachwort)

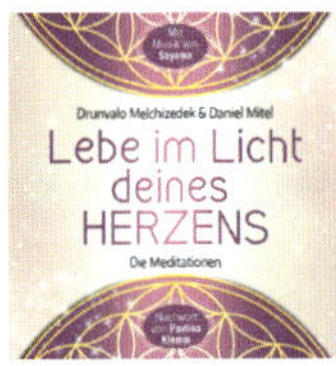

Barbara Marciniak & Pavlina Klemm
Schlüssel zum Wissen der Erde
Geführte Energieübungen der Plejader
79 Minuten, ISBN 978-3-95447-548-3
Track 7: »Tipps und Ratschläge für deine Stabilität« (exklusiv eingesprochener Beitrag)

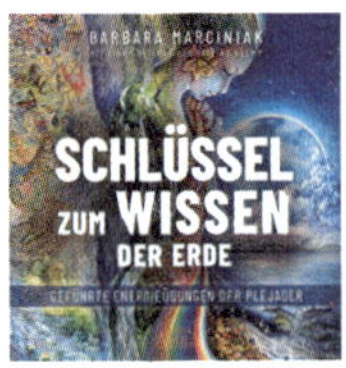

Bücher und Kartensets von Pavlina Klemm wurden bisher nach Tschechien, Polen, Frankreich und in die Vereinigten Staaten lizensiert.

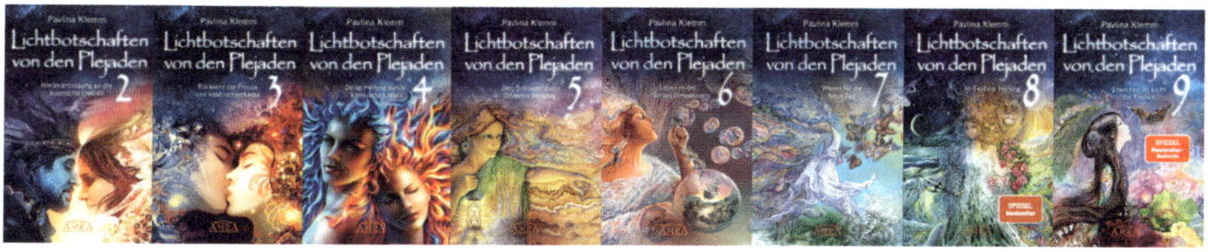

Alle neun Bücher der Plejadenreihe liegen im AMRA Shop auch als eBook und Hörbuch auf CD sowie zum Download vor.

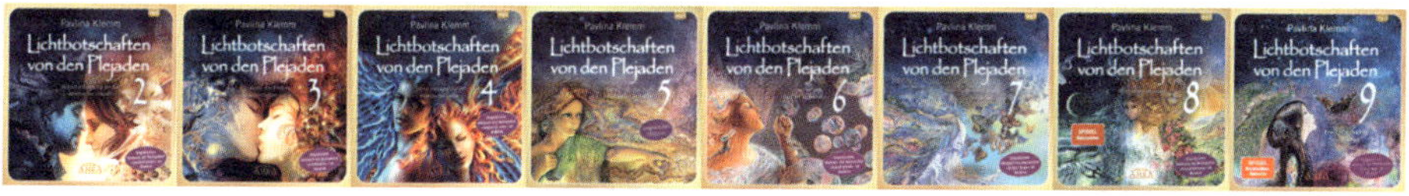

Alle hier aufgeführten Übungs-CDs und Heilmusiken liegen im AMRA Shop auch als Audio Sets mit Farbbooklet zum Download vor.

Mit neu gechannelten Texten der Plejader …

Pavlina Klemm's Plejadenkalender 2025

Durchsagen für jeden Monat mit Grußbotschaft

14 Monatsblätter, DinA3, Bilder von Josephine Wall

ISBN 978-3-95447-662-6; letzte Bestände für 19,99 €

Zwölf energetisch starke Gemälde, die als Titelbilder der Bücher von Pavlina Klemm und Barbara Marciniak verwendet wurden, mit einem umfassenden Kalendarium aus Feiertagen, Mondphasen und ausgewählten Festtagsdaten der Kelten, Buddhisten und Hindu.

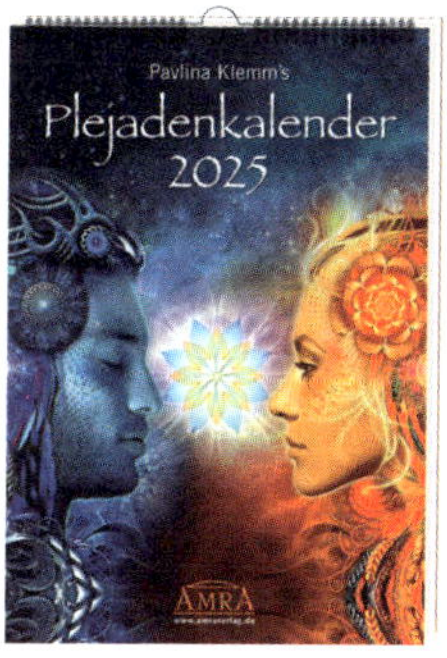

Pavlinas Bühnenauftritt beim Channeling-Kongress

Transformation gemeinsam erleben

Botschaften der Plejader und weiterer Lichtwesen

Doppel-DVD, Wendecover, 368 Minuten Laufzeit

ISBN 978-3-95447-404-2; 19,99 €, bei uns nur 9,99 €

Und wer Pavlina Klemm gern live im Channeling erleben möchte, hat hier die einmalige Möglichkeit: Ihr imposanter Bühnenauftritt wird ergänzt durch Auftritte von Varda Hasselmann, Bettina Büx, Siglinda Oppelt, Sayama und anderen. Insgesamt 6,5 Stunden!

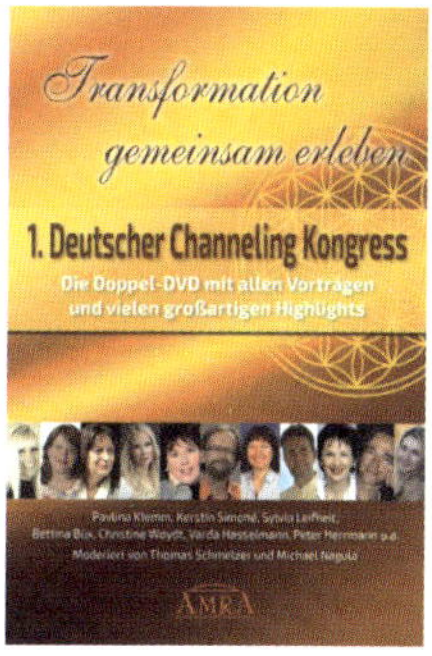

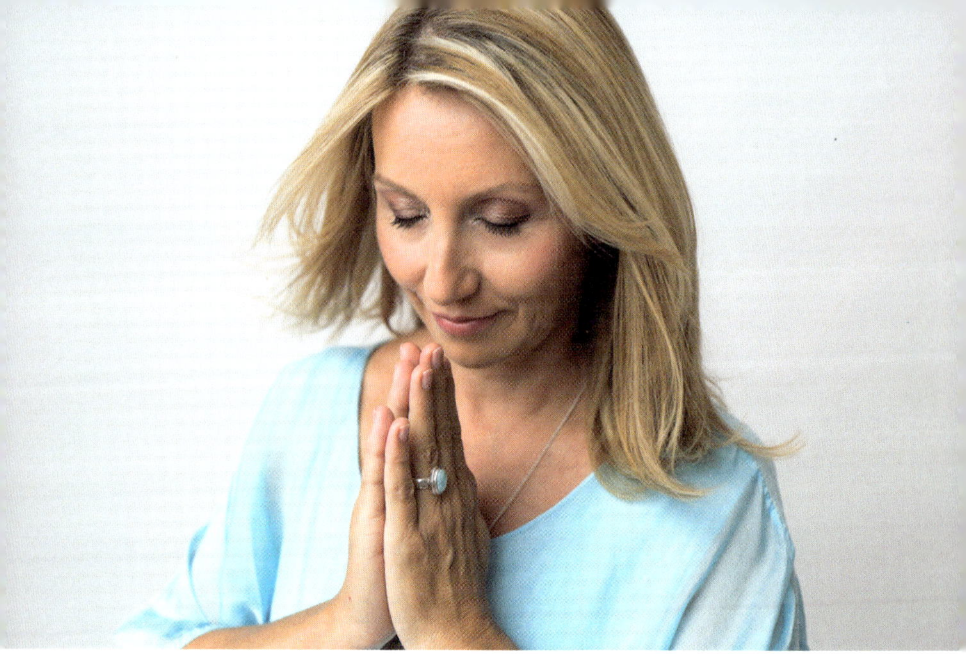

Pavlina Klemm wurde in der Tschechischen Republik im Riesengebirge geboren. Als 19-Jährige kam sie nach München, das lange Zeit ihre Heimat war. Heute lebt sie am Chiemsee. Schon als kleines Kind hatte sie Kontakt zur Lichtwelt, und als junge Erwachsene war ihr absolut klar, welche Richtung ihr Lebensweg nehmen würde. 1999, kurz vor der Zeitenwende, begann sie dann, intensiv mit alternativen Heilmethoden zu arbeiten. Durch die Arbeit mit der heilenden universellen Energie entwickelten sich bei ihr nicht nur heilerische Fähigkeiten, sondern es erhöhte sich auch ihre Anbindung an die Lichtwelt und das Engelreich. Dank dieser Anbindung sieht sie es heute als ihre größte Aufgabe an, Informationen über die universellen Gesetze und kosmischen Entwicklungen weiterzugeben. Das Ergebnis ihrer Channeling-Kontakte mit der plejadischen Zivilisation sind die Bücher, Hörbücher, eBooks und Übungs-CDs sowie das Kartenset *Lichtbotschaften von den Plejaden* und die Praxisbücher *Heilsymbole & Zahlenreihen* (Band 1 & 2) sowie *Kosmische Heilapotheke*, zu denen auch drei Workshop-CDs und noch drei weitere Kartensets vorliegen.

Bei ihren Seminaren, die Pavlina regelmäßig überall im deutschsprachigen Raum und in Tschechien abhält, werden die Teilnehmer in der spirituellen Entwicklung ihrer Persönlichkeit stets fürsorglich begleitet. Dabei setzt Pavlina nicht nur ihre Ausbildungen als Lebens-Energie-Beraterin® nach Körbler und Reconnective Healing® Practitioner nach Eric Pearl ein, sondern auch ihre Schulungen durch Andrew Blake in Quantenheilung sowie eine Vielzahl russischer Heiltechniken. Außerdem wird sie von der Geistigen Welt ständig in neuen plejadischen Heiltechniken unterrichtet, die sie an die Teilnehmer weitergibt.

Pavlina widmet sich auch weiterhin dem Schreiben über spirituelle kosmische Gesetze, ihre Komplexität und ihren direkten Einfluss auf unsere menschliche Gesellschaft, denn wie sie selbst sagt: »Das Lehren und Erkennen der universellen Gesetze ist so unendlich wie das Universum selbst. Es bringt Freude, Bewusstwerden, Frieden und Reinheit im Herzen.«

Kontakt:
www.PavlinaKlemm.de

Lebens-Energie-Beraterin® nach Körbler
Reconnective Healing® Practitioner
Alternative Heilmethoden

Zur Plejaden-Buchreihe gibt es auch ein Kartenset …

Pavlina Klemm

Lichtbotschaften von den Plejaden

44 Karten mit 128-Seiten-Begleitbuch
26,99 € [D] • Klappschachtel
ISBN 978-3-95447-570-4

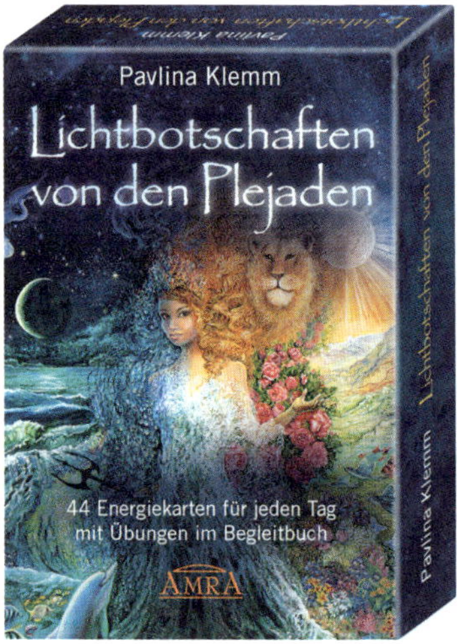

Wir, deine plejadischen Begleiter, können dir helfen, dein ganz persönliches Feld der Heilung aufzubauen. Aktiviere die Karten mit unserer Hilfe. Ziehe für dich oder andere die aktuelle Botschaft. Mache dann die dazugehörige Übung, sprich die Affirmation und nutze deine Karte, mit der du energetisch verbunden bist, auf vielfältige Weise. Stärke durch sie deine Anbindung und lass die Heilfrequenzen zu dir strömen.

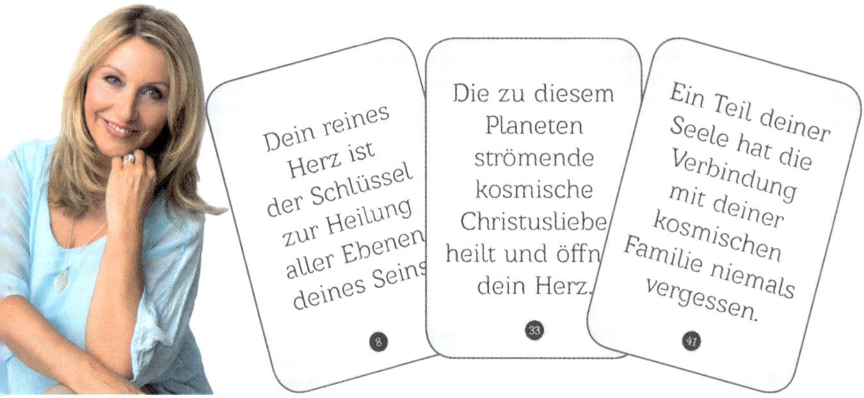

Ob es um die Heilung deines inneren Kindes geht, die Programmierung deiner positiven Zukunft, kindliche Unbeschwertheit und Vertrauen oder die Arbeit mit Ahnen, Lichtwesen und Verstorbenen, zur Aktivierung der 44 Karten genügt die reine Absicht. Anleitungen und durchgängig exklusiv gechannelte Texte enthält das 128 Seiten umfassende Begleitbuch.

»Diese Karten helfen euch, unsere Welt klarer zu erkennen. Sie binden euch an die morphogenetischen Felder der Botschaften und Worte an, die auf der jeweiligen Karte stehen – an ihre Heilfrequenzen.« – *Die Plejader*

Pavlina Klemms Gesamtwerk auf www.AmraVerlag.de